新・社会福祉士シリーズ 2

心理学と心理的支援

福祉臨床シリーズ編集委員会編

責任編集＝岡田　斉・小山内秀和

弘文堂

■ はじめに

　本書の前身は 2006 年に刊行された社会福祉士・精神保健福祉士養成のためのテキストである福祉臨床シリーズ 4『臨床に必要な心理学』であった。その後、社会福祉士・精神保健福祉士のカリキュラム改定が行われたため、2008 年に社会福祉士シリーズ 2『心理学理論と心理的支援』に名称を変更し、2014 年には第 2 版、2018 年には第 3 版となった。

　前書の編集を依頼された頃、心理学概論等の教科書には納得できるものが少なかった。基礎的な理論や概念の説明が主であり、臨床的・実践的・応用的な観点からの記述は限られていたためである。そう考えていた折に臨床現場の観点から社会福祉の現場を捉え直す教科書発刊の企画へのお誘いがあり二つ返事でお引き受けすることになったのだった。この方針に沿って、具体的な臨床的な事例や障害の事例などから始めて基礎的な概念の理解へ進む、従来とは逆の方向性を持つような構成を試み、半分程度は実現できたように思う。

　しかし、2019 年に行われたカリキュラム改定の結果、求められる内容が大幅に変更され、従来の内容では対応が難しく全面改訂をせざるを得なくなった。改訂にあたり、編者に新進気鋭の小山内秀和先生を迎え編集の中心となっていただくと同時に執筆陣も一新して世代交代を図ることとした。出来上がったテキストはカリキュラム改定にあわせて『心理学と心理的支援』となった。新たなテキストがこれまで以上に多くの授業で末永く利用していただけることを祈念している。

　緻密で的確ながらも常に穏やかな世古宏様、パワフルでありながら緻密で明るい水川瑞穂様、弘文堂編集部のお二人なくしてこのテキストはあり得ません。厚く御礼申し上げます。

2021 年 12 月

岡田　斉

　本書の前身である『臨床に必要な心理学』が出版されてから、16 年が経とうとしている。その間に社会福祉の領域ではさまざまな変化があった。介護保険法の改正や後期高齢者医療制度、スクールソーシャルワーカーの整備など、福祉専門職に対するニーズはますます高まっている。そして、2022 年に誕生してから 25 年という節目を迎える精神保健福祉士は、広く国民の精神的健康をサポートすることの重要性が増しており、2021 年にはその英語表記も Mental Health Social Worker（MHSW）へと変更

された。一方で心理学領域においても 2016 年に公認心理師法が制定され、心理職の養成に盛り込むべき内容について大いに議論された。かつて、心理学は基礎研究と臨床実践との間に乖離があったが、現在は基礎領域と臨床領域ともに、双方の知識が臨床実践には必要であるということが共有されつつある。

　このような流れの中で、今回、社会福祉士と精神保健福祉士のカリキュラムが改定されるのにともない、新しい時代の福祉職の養成に資することができるよう、本書は内容を一新したテキストとして出版することとなった。その編者の一人として加わることができたことに、身が引き締まる思いである。

　本書を出版するにあたり、私たちは以下のような方針を立てて臨むこととした。第 1 に、福祉臨床に役立つ本格的な心理学の概論となること、第 2 に、「臨床」に必要とされる心理学の基礎知識を網羅すること、第 3 に、「臨床」から「基礎」と「基礎」から「臨床」への視点のバランスに配慮すること、第 4 に、海外の標準的な心理学概論のテキスト構成に準拠すること、第 5 に、近年の学術的展開にも対応した新鮮な知識に触れること、第 6 に、新進気鋭の若手の研究者を中心に執筆者を構成すること、そして第 7 に、心理的支援の最近の動向にも目を向けること、というものである。7 つもの目標を一度に盛り込むというのは、いささか欲張りに過ぎたかもしれない。しかしながら、本書は福祉職を目指す人へ心理学の知見を紹介すると同時に、広く大学や短期大学等における心理学概論のテキストとしても利用できることを目指した。それは、基礎と臨床を幅広く網羅した心理学テキストこそ、複雑化する現代社会において求められる心理学の知識の姿ではないかという信念からである。こうしたこともあり、今回は執筆者も一新し、各領域の第一線で活躍する方々に執筆いただいた次第である。

　本書の特徴としては大きく 3 つが挙げられる、まず、心理学の概論における基礎的なトピックを過不足なく解説するとともに、それに関連する最新の知見を盛り込むことに努めた。各章の内容はこれによって、基礎的な内容でありながら最新の知見にも触れるという、厚い構成にすることができたと考える。次に、各章のトピックの関連性を把握できるよう、側注において多くの解説と相互参照を配した。広範囲に及ぶ心理学の研究は、そのさまざまな領域が相互に影響を与え合いながら発展してきたものである。そうした知見の背景を学ぶとともに、基礎と臨床が密接に関連しているということを理解してもらえればと思う。そしてなにより、社会福祉士と精神保健福祉士の養成テキストとして両資格の受験にも役立てられるよ

う、巻末に重要なキーワードについての解説をまとめた。これは福祉の領域で必須となる心理学的な知識であると同時に、心理学の基礎的な概念をほぼカバーするものである。これらの特徴が、福祉職を目指す学生、そして心理学を専攻する学生、さらには現代社会における新たな心理学のニーズを把握したいと考える全ての読者にとって有益となることを願ってやまない。

　最後に、本書の編集にあたり、株式会社弘文堂の世古宏様、水川瑞穂様の多大なるご助力をいただいた。本書をこうして世に送り出すことができたのは、ともすれば脱線し、あるいは作業が滞りがちになる編者に適切な軌道修正とアドバイスをいただいたことが極めて大であると信じている。心より感謝申し上げたい。

2021 年 12 月

小山内秀和

心理学と心理的支援 （30 時間）〈2021 年度からのシラバスと本書との対応表〉

シラバスの内容　ねらい
①人の心の基本的な仕組みと機能を理解し、環境との相互作用の中で生じる心理的反応を理解する。 ②人の成長・発達段階の各期に特有な心理的課題を理解する。 ③日常生活と心の健康との関係について理解する。 ④心理学の理論を基礎としたアセスメントの方法と支援について理解する

教育に含むべき事項	想定される教育内容の例		本書との対応
大項目	中項目	小項目（例示）	
①心理学の視点	1 心理学の歴史と対象	●心理学の起源 ●心理学の発展と対象	第1章
	2 心を探求する方法の発展	●生態学的心理学 ●進化心理学的アプローチ ●認知行動科学 ●行動遺伝学	第2章
②人の心の基本的な仕組みと機能	1 心の生物学的基盤	●脳の構造 ●神経機能 ●遺伝	第3章
	2 感情・動機づけ・欲求	●感情の仕組み・機能 ●動機づけ理論	第4章
	3 感覚・知覚	●知覚の情報処理過程 ●感覚モダリティ ●アフォーダンス	第5章
	4 学習・行動	●馴化・鋭敏化 ●古典的条件づけ ●道具的条件づけ	第6章
	5 認知	●記憶・注意 ●思考 ●認知バイアス	第7章
	6 個人差	●知能 ●パーソナリティ	第8章
	7 人と環境	●対人関係 ●集団・組織 ●自己	第9章
③人の心の発達過程	1 生涯発達	●発達の定義 ●ライフステージと発達課題	第10章
	2 心の発達の基盤	●認知発達理論 ●言語発達 ●アタッチメント理論 ●道徳性の発達	第11章
④日常生活と心の健康	1 心の不適応	●不適応の理論 ●ストレス理論（コーピングを含む） ●燃え尽き症候群 ●トラウマ ●依存症	第12章 （コーピングについては第13章）
	2 健康生成論	●レジリエンス ●首尾一貫感覚（SOC）	第13章
⑤心理学の理論を基礎としたアセスメントと支援の基本	1 心理アセスメント	●心理アセスメントの方法 ●事例定式化	第14章

教育に含むべき事項	想定される教育内容の例		本書との対応
大項目	中項目	小項目（例示）	
	2 心理的支援の基本的技法	● ソーシャルワークにおける心理的支援 ● 支持的精神療法 ● マイクロカウンセリング ● 動機づけ面接	第15章
	3 心理療法におけるアセスメントと介入技法の概要	● 精神分析 ● 認知行動療法（SST を含む） ● 応用行動分析 ● 家族療法 ● ブリーフ・セラピー ● 対人関係療法	第16章
	4 心理の専門職	● 公認心理師	第17章

注）この対応表は、厚生労働省が発表したシラバスの内容が、本書のどの章・節で扱われているかを示しています。
全体にかかわる項目については、「本書との対応」欄には挙げていません。
「想定される教育内容の例」で挙げられていない重要項目については、独自の視点で盛り込んであります。目次や索引でご確認ください。

目次

第1章 心理学の歴史と対象

現代的な心理学がどのような時代背景をもとに生まれてきたのか確認し、心理学であることにとって何が重要であると考えられているのかを学ぶ。心に対する複数の異なる考え方が並立していた時代について概観し、現在の心理学のあり方の由来を尋ねる。結果として、現在の心理学における研究の対象がどのようであるのかを顧みる。

1

現代に至る心理学の歴史的展開を学ぶことを通して、現代の心理学の基本的な姿勢や研究のあり方の背景を理解する。

2

学派時代の心理学の考え方を比較することによって、科学的な見地からの心の捉え方としてどのような可能性がありうるのかを探る。

3

具体的な心理学の研究対象がどのようなものであり、それがどのようにして決まっていくのかについて考える。

1. 現代的な心理学のはじまり

経験科学
empirical research
実証的なデータに基づいて研究を行う学問領域。直接的または間接的に観察可能な事実や現象によることを重視する。自然科学、社会科学などが含まれる。

メスメル
Mesmer, Franz Anton
1734–1815

メスメリズム
mesmerism
メスメルが唱えた説。動物磁気説ともいう。すべての生物は、目に見えない自然の力（動物磁気）を持っており、これを操作することによってさまざまな病気を治療できるという考え。患部に磁石や手をかざすことによって治療を行う。

骨相学
phrenology
頭蓋骨の隆起からその人の性質や能力が読み解けるとする、ドイツ人医師のガル（1758–1828）が唱えた学説。科学的には支持されないが、大衆には占いのようなものとして人気を博した。

心霊主義
spiritualism
伝統的な宗教が力を失い、物質主義が台頭したことに伴って19世紀後半の西洋世界では死後の生についての関心が高まった。降霊術や霊魂の存在、テレパシーなどが具体的な関心の対象であった。1882年には心霊現象研究協会が設立され、ジェームズが会長を務めたこともある。

A. 現代的な心理学のはじまりとその背景

現代的な心理学のはじまりといえば、1879年の**ヴント**によるライプツィヒ大学での心理学実験室の設立を挙げることが多い。この年に正確に何が起こったのかははっきりしない。実験室の設立そのものは**ジェームズ**のほうが早い（1875年）。ヴントによって数年前に作られた実験室が大学によって公式に認められた（あるいは、国からの補助が受けられるようになった）のがこの年だとか、授業用のデモンストレーションではなく本格的に研究に使われるようになった年だとか、講義のみであった授業に実験を取り入れた年だとか、1879年の位置づけは文献によってまちまちである。しかし、いずれの説をとるにしても、ヴントの実験室設立は、心理学が実験を行う学問であること、また、それが公的に認められたことを象徴する出来事であり、そのことが心理学の成立のメルクマールとして評価されてきた点に注目すべきである。

現代的な心理学がそれ以前の心についての学問（哲学など）と異なるのは、実証的なデータに基づいて探求を進めるところである。賢人の優れた意見や合議の末に得られた結論をよしとするのではなく、心に関するデータを集め、それをもとに理論の正否を判断するのである。ここで、実験はデータを得るための手段である。現在の視点から言えば、調査や観察に基づく行動記録なども含めて考えてよいだろう。

19世紀のヨーロッパではこのような実証主義に基づく**経験科学**の機運が高まっていた。なかでも心理学の成立と直接的に関係するのは、生理学の発展であった。生理学は生物の身体のしくみや働きを扱う学問であり、医学の基礎分野として扱われることが多い。ルネサンス以降、過去の文献や伝承によるのではなく、解剖によって人間や動物の身体のしくみを明らかにする機運が高まり、19世紀には脳の大まかな構造や感覚神経と運動神経の区別などが明らかになった。それとともに、脳や神経系の働きについての関心も高まった。**メスメリズム**や**骨相学**、**心霊主義**が流行したのもこのころであり、大衆の中でも心への興味が広がっていたことがうかがえる。

以上のように、19世紀には経験科学としての心理学が生まれる下地ができていたが、すぐに心理学という看板のもとに人々が集まったわけでは

なかった。ヴントの前にも、心理学に極めて近い研究は行われていた。その1つに、**フェヒナー**の**精神物理学**がある。フェヒナーは刺激の強度とその刺激から生じる感覚の強さの関係に興味があった。たとえば、重りの重さを100グラム増やしたら前よりも重くなったことに気がつきそうだが、1グラムならどうか。無音から音の大きさを1デシベルずつ上げていったらどの時点で聞こえるようになるだろうか。物理学が物体の運動とその法則性を記述するように、計測できる対象であるならば、刺激とそこから生じる反応の関係を数学的に記述することができるはずである。これが精神物理学の発想である。このように、データの測定に基づいて心の働き（この場合は、感覚）を明らかにしようとするのだから、精神物理学は前述の経験科学としての心理学に当てはまりそうである。精神物理学の測定法はのちに心理学に取り入れられ、今でも活用されている。同様に、**ヘルムホルツ**も心理学に分類しても不自然ではない、視覚聴覚に関する研究を行っている。ヘルムホルツは**知覚の恒常性**を成立させているしくみを、当人には意識されない不随意的な過程であるという意味で無意識的推論と呼んだ。

B. 心理学の学問としての独立

　心理学と呼べそうな研究が行われるようになっても、心理学が独立した学問領域となるまでにはまだ時間が必要だった。心理学は哲学と生理学から生まれたと評されることがある。生理学に由来する実験的手法を用いて哲学のように心という抽象的な対象に取り組む分野だからである。この関係は、研究の枠組みにだけでなく、研究者の職業的地位にも現れている。草創期の心理学者は哲学や生理学の講座で職に就いたり、生理学の実験室を間借している例が少なくなかった（今田，1962）。ヴントにしても医学の博士号をとり、ライプツィヒ大学で哲学の教授に就いた。ジェームズも医学博士であり、心理学の教授になった後に再び哲学の教授になったりしている。このようななかで心理学専用の実験室の存在を大学や国家に正式に認めさせることは、心理学が独立した学問領域であること、また、心理学の研究には実験（実証データの収集）が必要であることを公に認めさせる意味があったのであろう。さらに、ヴントはこの実験室の設立とともに、心理学だけで独立に博士号をとれるようにした。心理学を哲学や医学の一部門としてではなく、1つの学問領域として成立させることに大きく貢献したからこそ、研究内容についてはほとんど知られていないにもかかわらず、ヴントは「実験心理学の父」と呼ばれることになったのだろう。

第1章 ● 心理学の歴史と対象 ── 1・現代的な心理学のはじまり

フェヒナー
Fechner, Gustav Theodor
1801–1887
ドイツの哲学者、物理学者。精神物理学を確立し、1860年に『精神物理学原論』を出版した。『実験心理学の歴史』で有名なボーリングはこの年を実験心理学のはじまりとして挙げている。

精神物理学
psychophysics
物理刺激とそれに応じた感覚の変化を定量化し、その関数関係を記述する研究領域。また、その測定方法。現在も、感覚・知覚心理学、工学などの分野で精神物理学的研究は行われている。歴史的な議論の文脈では精神物理学と訳すことが多いが、現代の研究を指す場合には心理物理学と訳すことが多い。

ヘルムホルツ
Helmholtz, Hermann Ludwig Ferdinand von
1821–1894
➡ p.240 キーワード集

知覚の恒常性
perceptual constancy
➡ p.234 キーワード集、p.52 参照。

2. 心理学の歴史

　ここでは、現在の心理学の基本的な姿勢が固まる以前の19世紀末から20世紀半ばあたりまでの流れを大まかに紹介する。この間にはさまざまな学派が異なる考え方のもとに研究を行い、互いに批判したり考え方を取り入れたりしてきた。各学派の活動時期は前後し重なり合って複雑なので、それぞれが活発であったと思われるおよその時期を**図1-1**にまとめた。学派は便宜的に3つの系統に分けて捉えた（Leahey, 1980 宇津木訳 1986）。なお、以下では実験系の心理学の動向が話題の中心となるが、それは**心理学史**が整備されているのが主にこの領域だからである。

心理学史
history of psychology
心理学の歴史を扱う研究領域。

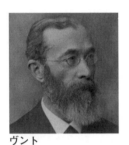

ヴント
Wundt, Wilhelm
Maximilian
1832–1920
➡ p.222 キーワード集

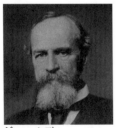

ジェームズ
James, William
1842–1910
➡ p.228 キーワード集

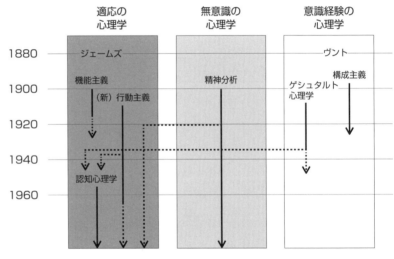

図1-1　20世紀前半ごろまでの心理学の各学派
出典）Leahey, 1980. 宇津木訳 1986. の区分を参考に作成

A. 意識経験の心理学

　ヴントの実験室設立が起源とされるように、初期の心理学はドイツで盛んであった（フェヒナー、ヘルムホルツもドイツの人である）。これらの心理学は大きくまとめると意識経験の心理学と呼べそうである。いずれも外界の刺激や自分の中にある観念が意識においてどのように経験されるかということに焦点を当てたからである。

［1］ ヴント

　ヴントは**内観法**を用いて意識経験を捉えようとした。内観法とは、自身の内的過程において、すなわち意識において直接起こっていることに手を加えず、そのまま報告することである。たとえば、窓の外から鳥のさえずりが聞こえた場合、「スズメだ」と報告することには判断が加わっている。スズメの存在そのものは聴覚では捉えられない。この場合、どのような音が聞こえたのか、音の高さやリズムをできる限り正確に報告することが求められる。後の構成主義では、ノイズを避けて適切なデータを提供するためには訓練された参加者が必要であると考えられた。

　ヴント自身は内観法のみにこだわらず、反応時間の測定などを併用し、意識を1つの全体としてまとめる統覚の働きに関心を示した。また、ヴントは、個人の意識を捉えるだけでなく、特定の文化に属する言語、神話、慣習などを扱う**民族心理学**についても著作を残している。しかし、ヴントのこうしたわかりにくい側面はのちの世代にあまり引き継がれなかった。

［2］ 構成主義

　ティチェナーはイギリスの人だがヴントに学び、のちにアメリカに渡った。彼はヴントの心理学の内観法に基づく側面をより徹底化した。直接観察できない統覚などの概念は排して、内観の分析によって、さまざまな感覚領域における意識経験を構成する感覚要素を特定しようとした（視覚には 30,500 個、味覚には 4 個の感覚要素があるなど）。この考え方を**構成主義**と呼ぶ。ティチェナーは当時のアメリカにおける心理学の動向を否定して**機能主義**と名付け、自らの構成主義と対比した。生物学では生物の器官や筋肉を調べ身体の構造を明らかにしようとする解剖学的アプローチと、それぞれの器官や筋肉の機能を説明しようとする生理学的アプローチがある。心理学において前者に相当するのが構成主義で、後者に相当するのが機能主義であるとティチェナーは位置づけた。当時において心理学は未熟な段階にあり、心の機能を調べるよりもまずその構成要素を明らかにすることが重要であると主張された。しかし、この考えは受け入れられず、構成主義はティチェナーの他に有力な支持者を得なかった。

［3］ ゲシュタルト心理学

　構成主義は心の要素を明らかにすることが心理学の出発点になると考えた。しかし、**ゲシュタルト心理学**は、ばらばらになった要素を組み合わせれば全体としての意識と同じものが得られると考えること（要素主義）は誤りであると主張した。代わりに、意識の全体は要素の総和とは異なると

内観法
introspection
自分自身の意識経験を省みて感覚や感情などの心的状態について報告する研究手法。心理学では、ヴントやティチェナーの用いた研究手法を指すことが多い。現在では、報告者に自身の意識の分析を求める内観法がそのまま用いられることは少ない。意識的な反省が必要な課題においても、意識の特定の側面についてのみ回答を求めることがふつうである（前に見たことのある単語か、自分の知り合いに似た顔かなど）。
➡ p.191 参照。

ティチェナー
Tichener, Edward Bradford
1867-1927
イギリス出身でアメリカに渡った心理学者。構成主義の提唱者。機能主義のエンジェルや行動主義のワトソンとは親しい友人関係にあったが、それらの考えを受け入れることはなかった。弟子に心理学史で有名なボーリング（Boring, E. G.）がいる。

構成主義
structuralism
➡ p.226 キーワード集

機能主義
functionalism
➡ p.224 キーワード集

ゲシュタルト心理学
gestalt psychology
➡ p.225 キーワード集、p.53、p.135「ゲシュタルト療法」、p.160「ベンダーゲシュタルトテスト」参照。

論じた。Gestalt とは、ドイツ語で形を意味する語である。ゲシュタルト心理学の初期の中心人物は、**ウェルトハイマー**、**ケーラー**、**コフカ**であった。ゲシュタルト心理学の扱う内容は多岐にわたるが、初期に発表され有名になったのがウェルトハイマーの**仮現運動**の研究である。仮現運動とは、実際には運動していない刺激から運動が知覚される現象である。たとえば、2枚の紙に少し位置をずらして円を描き、それらを交互に見えるようにすると円が動いて見える（パラパラ漫画と同じ）。ここには、静止した円という要素には含まれていない運動が知覚されるというわけである。

ゲシュタルト心理学では感覚・知覚の研究が多く行われたが、記憶や洞察、問題解決、パーソナリティなどの幅広いテーマも扱われた。力学になぞらえた説明が好まれ、この点が動機づけや目標といった、意図や意志に関わる心の働きの研究につながったのかもしれない。この学派のなかでも、**アッシュ**、**ハイダー**、**レヴィン**などの人々は対人印象や対人関係、原因帰属、動機づけや集団力学などの研究を行い、これらのテーマに関係する社会心理学領域の研究の基礎を築いた。

ゲシュタルト心理学の発展は長くは続かなかった。学派の中心人物の多くがユダヤ系であったこともあり、ナチスドイツの台頭とともにそのほとんどがアメリカに移った。その後は広く適応の心理学に影響を残し、そのなかに吸収されたとみられる。

B. 無意識の心理学

精神分析が現代的な意味での心理学に含まれるかは議論を残すところである。臨床経験に基づいて議論を組み立てるが、系統的な実験や調査に基づくデータ収集を根拠とするものではないからである。しかし、精神分析が現代の心理学に影響を与えたことは間違いない。精神分析がそれ以前の心理学と異なるところは無意識に焦点を当てたことにある。当人に意識できない心の領域が実効性を持ち、その人の振る舞いに影響を及ぼすことを精神分析は強く印象づけた。

[1] 精神分析

フロイトはオーストリア出身の医師で生理学の研究者でもあった。催眠に興味を持ち、フランスの**シャルコー**のもとに留学しヒステリーの治療を行うようになった。ウィーンで開業して治療を続けるうちに、催眠から離れて自由連想や夢の分析を用い、患者自身が抑圧された感情や思考を認識することが重要であると考えるようになった。フロイトの理論は神経症の

治療にとどまらず、文化の分析などにも応用された。多くの共同研究者や弟子がいたが、**アドラー**や**ユング**など、袂を分かち異なる理論を唱えるようになった者も少なからずいた。フロイトはユダヤ系であったため、ナチスに追われるようにして晩年はイギリスに移った。娘の**アンナ・フロイト**はイギリスで活動を続け、精神分析は英米圏で大衆の人気を博し、素朴心理学や育児法に広く影響を与えることとなった。

C. 適応の心理学

　意識経験の心理学がドイツを中心とする流れであったのに対して、アメリカには別の流れがあった。この流れは抽象的な背景思想や厳格な方法論に基づく他の2つの流れに比べてリベラルであり、実用志向であった。すなわち、思想の正当性や論理よりも実際に何ごとかをなしうることのほうが優先される傾向があった。この傾向はいまなお心理学の背景にある。

　適応の心理学がおおまかに共有する思想的背景として**進化論**がある。イギリスの哲学者**スペンサー**らを通して流行した社会的進化論の影響から、広く社会や個人、そして心も進化するものと捉えられた。このことは一種の等級づけの根拠として働いた。すなわち、環境に適応したものほど優れているという見方である。この見方はよそからアメリカに流入した心理学も変質させた。たとえば、**知能検査**は特殊教育を必要とする児童を早期に特定するためにフランスの**ビネー**が開発したものだった。知能検査はアメリカで翻訳・改定された末に、軍隊への入隊試験や移民の審査に**不適切な形**で用いられるようになり、差別を助長する結果となった。このような形での知能検査の利用は強く批判されているが、適性検査や遺伝子診断によって人材や能力の優劣を測ろうとする発想は現代にもまれでない。また、心理療法によって適応を改善・回復するという発想とも親和性が高い。

　この流れを象徴する人物として**ゴルトン**がいる。ゴルトンは体系的な研究や統一的な理論を提示しなかったが、心理学その他の領域にさまざまな面で大きく貢献した。相関係数の概念を発案し、平均への回帰を見出し、人間のパーソナリティや知能に及ぼす遺伝の効果を調べた。また、種々のテーマについて独自の研究手法を考案した。たとえば、複数の人の顔写真を重ね焼きすることで任意の集団の平均顔を作り出す、講演中の聴衆の退屈を1分あたりの貧乏ゆすりの回数によって測るなどである。これらの背景に統一的な思想や方法論があるわけではないが、それぞれの例には、何とか測定可能な指標を得ようとする工夫と熱意、人の関心を呼び共感を誘う興趣がある。それを支持する雰囲気は適応の心理学全般においてその後

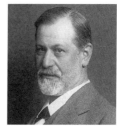

フロイト, S.
Freud, Sigmund
1856–1939

スペンサー
Spencer, Herbert
1820–1903
イギリスの哲学者、社会学者。ダーウィンの自然選択説をもとに適者生存という表現を発案し、議論を社会学や倫理学の分野に適用して盛んな著述活動を行った。著作はさまざまな分野で広く読まれ、各国語に翻訳された。ロンドンに留学していた夏目漱石もその著作に触れ、『文学論』に引用している。

知能検査
intelligence test
➡ p.235 キーワード集、p.86 参照。

ビネー
Binet, Alfred
1857–1911
➡ p.239 キーワード集

知能検査の不適切な実施
被検者の様子を確認しながら個別に丁寧に実施すべき検査を肩が触れ合うほどの過密な状況で集団で実施したり、英語の理解が十分でない移民の被検者に対して英米文化の理解を前提とした問題を提示するなど。

ゴルトン
Galton, Sir Francis
1822–1911
イギリスの統計学者、社会学者、人類学者。チャールズ・ダーウィンのいとこ。統計学と遺伝、個人差の心理学に関するさまざまな研究を行った。

も引き継がれていく。

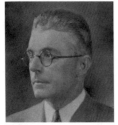

[1] ジェームズ

　ジェームズはヴントに学び、哲学者としての活動のほうが長いためか、彼自身の心理学は適応の心理学全般の傾向からはやや外れる。意識は要素に分解して理解できるものではなく、それ自体を流れとして捉えるべきであるという考えが有名である。アメリカではじめて心理学の実験室を設立し、最初に心理学の博士号を学生に授与した。「心理学の父」と呼ばれる。

[2] 機能主義

　ティチェナーが批判的な意図で命名した**機能主義**を逆に積極的に支持したのがジャストローやエンジェルである。しかし、もともとアメリカに見られた適応の心理学の雰囲気にこの名称が与えられたのであり、適応の心理学に確固とした思想やアプローチがあったわけではない。機能主義の看板のもとにこの立場を擁護した、狭義の機能主義者はすぐに歴史から姿を消した。しかし、広い意味では適応の心理学そのものが機能主義であり、その意味では心理学はいまも機能主義である。

[3] 行動主義

　ワトソンは構成主義をはじめとする内観法に基づく方法を批判して、観察可能な行動のみに基づく**行動主義**を主張した。曖昧な意識経験を尋ねたり、観察不能な心的概念によって現象を説明することを拒否した。そのため、精神分析やゲシュタルト心理学も批判の対象となった。代わりに、客観的に観察可能な刺激と反応の関係のみを扱うことを求めた。具体的な研究例としては、**パブロフ**の**古典的条件づけ**が挙げられる。犬にえさを与えるときに決まってベルを鳴らすようにすると、ベルの音という刺激に対してもともとは無関係であった唾液の分泌という反応が生じるようになる。行動主義では、経験に基づく行動の変容、すなわち、学習が主な研究の関心であった。動物の研究が念頭に置かれていたが、人間にも同様の原則が当てはまることが想定されていた。実際に、ワトソンは乳児に恐怖条件づけを行う実験を行った（今日では倫理的に問題があるとみられる）。その後、**スキナー**が**オペラント条件**づけもこの枠組みに付け加え、行動主義はしばらく強い影響力を持った。行動主義の流行により、"行動"という用語に独特の含意が生まれた。"行動"こそが科学的心理学の対象であると言われ、関連領域において心的概念に依拠しないことを強調したいときには"行動"の語を使うようになった（動物行動学、行動分析学、行動遺伝

学など）。

　行動主義は意識や内的過程による説明を否定する点で独特である。しかし、広い視点から見れば、これも適応の心理学の一種と言える（Leahey, 1980 宇津木訳 1986）。学習は環境への適応の結果であるし、心的概念の拒絶も実用主義の徹底として解釈できる（心的概念なしに現象の説明がつくのであればないほうがよい）。とはいえ、研究が進展しその対象が広がるにつれて、刺激と反応のみに依拠することは難しくなった。**ハル**や**トールマン**は刺激と反応の間を結ぶ媒介過程を想定した。同じ刺激でも文脈によって反応が変わることがあるが、刺激と反応の間に動機づけや心的表象などを仮定することで違いを説明しようとした。この立場を**新行動主義**と呼ぶ。

［4］認知心理学

　新行動主義は心的概念の自由化の兆しであった。心理学の外からも厳格な行動主義を疑問視させる動きがあった。1つは**チョムスキー**の生成文法である。同一の文を多義的に解釈できたり、直接経験したことのない文を無数に産出できることは、刺激と反応の複雑な連合を考え出すよりも、ルールのまとまり（具体的には、文法）があると仮定したほうが説明しやすい。コンピュータと**サイバネティクス**の実用化もこの流れを後押しした。刺激と反応を媒介する複雑なしくみは情報処理の過程として、さらにはプログラムとして捉えることができるのではないか。このような流れが集合した結果、1960年前後には**認知心理学**と呼べる動きが固まってきた。

　認知心理学では心についての説明体系をモデルと呼ぶことが多い。狭義には、かつて情報処理心理学とも呼ばれたように、**計算モデル**や**情報理論**に依拠したモデルを使うのが認知心理学である。実情としては、フローチャートや言語によるおおまかな記述的モデルや、さらには機械的な情報処理過程によるモデル化を拒むものまで認知心理学に含まれる。現代では、社会心理学や発達心理学、臨床心理学の研究においても認知心理学的なモデル化の考え方をそのまま踏襲していることが多い。認知心理学には心の捉え方について決まった主義・主張はないので、（教科書で特に対比させる場合を除いて）認知主義といった表記はふつう使われない。結局のところ、広義の認知心理学は適応の心理学とほぼ同義である。

ハル
Hull, Clark Leonard
1884-1952
アメリカの心理学者。刺激と反応の間を媒介する過程として、公理と公準からなる複雑な体系を考案した。著書として『行動の原理』がある。

トールマン
Tolman, Edward Chace
1886-1959
➡ p.237 キーワード集、p.69、p.72 参照。

認知心理学
cognitive psychology

チョムスキー
Chomsky, Avram Noam
1928-
➡ p.235 キーワード集、p.126 参照。

サイバネティクス
cybernetics
有目的システムの通信と制御を統一的に捉える学際領域。生物の神経系の機構と機械の自動制御をフィードバック回路などの同一の視点から捉えることを可能にする。

計算モデル
computational model
計算可能な形で定式化されたモデルのこと。一般にいうコンピュータ・シミュレーション。

情報理論
information theory
情報通信を数学的に扱う研究領域。情報量を形式的に定義して計算可能にしたことは、認知心理学において心を情報処理機械として捉えることを可能にし、計算モデルを用いた研究に説得力を与えた。

9

3. 心理学の対象

A. 心の世界と物の世界

心身二元論
mind–body dualism
➡ p.230 キーワード集

　心は物質とは異なる存在であり、異なる摂理にしたがうという考え方を**心身二元論**という。心が物質と同じであるとしたら、物理学や生物学とは独立に心理学という学問を立てる必要はない。そこで、心理学者は基本的に二元論の立場に立つことになる。その一方で、心と（物質である）身体は独立であるという考え方（心身並行説）は都合が悪い。実証研究が困難になるからである。そこで、心理学者は、心と身体には何らかの相関関係があるという心身相関説をとるのがふつうである。しかし、心と身体にどのような関係があるかについて現代の心理学は曖昧である。心が原因となり身体に結果的な影響を及ぼすのか、その逆か、それらの両方か、あるいは身体で起こっていることを心が感じ取るだけかなどの可能性があるが、適応の心理学はこの判断を個々の研究者に任せている（ときには研究者個人の中でもこれらの観点が混在している）。心とは何であるかが定まらないのだから、心理学の対象が何であるかが理論的に定まるわけもない。

B. 努力し試みることの中の心理学

　学派の時代には学派ごとにおよその研究対象が決まっていた。整理のためには、（行動主義の用語であるが）刺激と反応という枠組みを用いるのが便利である。意識経験の心理学では、物理的対象や観念を刺激として意識経験に生じる反応を観察した（ゲシュタルト心理学はこの枠組みに収まらないかもしれない）。無意識の心理学では、明確に刺激に相当するものがなく、因果関係を特定できない。自由連想や夢の報告から無意識の働きを推測するのみである。行動主義では、刺激を操作して観測可能な行動という反応を測定し、経験に伴う行動の変化、すなわち、学習に焦点を当てた。

　現代の心理学は実質的に適応の心理学である。すなわち、心の捉え方について強い思想的な拘束はない。厳格な行動主義は受け入れられなかったが、客観的に測定可能な行動を重視する態度はいまも維持されている。ただし、行動の意味は拡張されており、内観法を思わせる、意識経験に対する評定や状況をイメージして問題に回答するなども含む。思想的によりル

ーズになった（新）行動主義と言ってもよい。これによって、感情であれ、人間関係であれ、行動を測定可能なあらゆるものを研究の対象として扱うことが可能になった。面白いもの、役に立ちそうなもの、なるほどと思わせるものは特に受け入れられやすいようにみえる（➡ p.7　ゴルトン）。

　このように述べると、測定できれば何でも心理学の対象になるように思えてくる。最近では、刺激に対する反応として脳活動や皮膚電位などの生理指標を測定することもある（これらの研究では生理指標を測定していない研究を"行動研究"と呼んで区別するので、生理的応答は"行動"には含まれないようである）。皮膚電位を一例として考えてみよう。気温の変化によって発汗に違いが生じて電位が変化したとすると、これは明らかに心の働きを反映するものではない。同様に、心の働きに関する質問紙であっても、回答者が質問の内容を読まずに「はい」にばかり丸をつけたとしたら、その回答は研究者が測ることを意図した心の働きを反映しない。逆に言えば、測定するものは何であれ「心の働きを反映する」ものでなくてはならない。どのような条件下で何を測定すれば「心の働きを反映する」かについて一般的な答えはない。素朴心理学的な直感や研究者間のコンセンサスに基づいて、つまりは手探りと経験の蓄積によって研究が進められているのが実情である。しかし、それが実証研究であるならば、客観的に測定可能な何かが扱われていることは間違いない。そこで、現代の心理学を学ぶ者は、誰かの発言やテキストによって与えられた結論をうのみにするのではなく、きちんと知りたいと思ったならそれぞれの研究における測定に注目すべきである。何をどのように測ったかを知ることによって、その研究領域で扱われている心的過程が具体的にどのようなものなのか（何によって代表されているのか）がわかるし、その妥当性や研究に基づく結論がどのような状況に一般化できそうか想像できるようになる。経験科学としての心理学においては、各研究において何が心を反映するとみなされているのかを逐一確かめることができるし、また、逐一確かめる必要がある。

▌理解を深めるための参考文献

- リーヒー，T. H.（著）／宇津木保（訳）『心理学史─心理学的思想の主要な潮流』誠信書房，1986.
  心理学の歴史を科学史的な視点から論じている。思想的、文化的背景にまで分け入るため著者の解釈に頼るところもあるが、事象の流れや結びつきをイメージしやすい。
- 大芦治（著）『心理学史』ナカニシヤ出版，2016.
  心理学史に関する最近のテキスト。類書では手薄なことの多い臨床心理学の歴史についても大きく取り上げている。

コラム　ヴントの心理学

ヴント
Wundt, Wilhelm
Maximilian
1832–1920
ライプチッヒ大学の哲学・心理学の教授。心理学の創設者。

要素主義
elementalism
複雑な意識や行動を単純な要素に分解して理解しようとする立場。

民族心理学
ヴントは宗教、歴史、言語、芸術、法律など文化や社会からも影響を受け意識が形成されると考えその影響を研究する分野を文化心理学と呼んだ。

ウイットマー
Witmer, Lightner
1867–1956
臨床心理学（clinical psychology）を初めて使ったことから創設者と言われている。ヴントのもとでは実験心理学の研究で博士の学位を取った。

クレペリン
Kraepelin, Emil
1856–1926
ドイツの医学者、精神科医。

松本亦太郎
1865–1943

千葉胤成
1884–1972

　心理学はドイツのライプツィヒ大学の哲学の教授であった**ウイルヘルム・ヴント**が、心の仕組みを科学的に理解するために、直接経験される意識体験を対象に実験的手法を用いて研究することを目的として1879年に実験室を創設した年に始まったとされる。彼は、意識は外的な刺激によって生じる感覚の働きにより受動的に引き起こされる感覚体験とそれによって引き起こされる感情を**要素**として構成される知覚体験に基づくが、視覚や聴覚などの感覚モダリティごとに受動的に生成されるのではなく、注意の働きを含む「統覚」によって記憶の影響を受け能動的・意図的に作り上げられると考えた。内的に起こる意識体験を調べるためにはその内容を語ってもらうしかないが、統制できない要因の混入を避けるため訓練された被験者を対象にして、感覚体験については厳密に統制された刺激を提示し、「はい」「いいえ」といった単純な反応を求める精神物理学的な測定法を援用した実験的内観が用いられた。感情体験の研究には行動観察と生理指標の測定が、統覚の研究のためには反応時間を測度とした実験が、記憶に関しては再生法を用いた実験が行われた。ヴントは感覚刺激からだけでなく宗教、歴史、言語、芸術、法律など**文化や社会からも影響を受け意識が形成されると考えた（民族心理学）**（Hergenhahn, 2005）。

　ヴントの心理学は、その要素主義への批判からゲシュタルト心理学を、意識主義に対する批判から行動主義を生み出し心理学が発展する契機となった。さらに、彼のもとには世界中から学生が集まり、母国に戻って心理学研究室を創設していったことから彼は「心理学（実験心理学）の父」と呼ばれている。「臨床心理学」のクリニックを初めて開設した**ウイットマー**、精神病理学で有名な**クレペリン**もその１人である。

　日本においてもヴントのもとで学んだ**松本亦太郎**（またたろう）が東京大学に日本で初めての実験室を、京都大学に２番目となる心理学研究室を作った。松本亦太郎のもとで学んだ**千葉胤成**（たねなり）はヴントの死後ではあるがライプツィヒ大学に留学し、東北大学に３番目となる心理学研究室を創設した。彼はヴントの16,000冊に及ぶ蔵書（ヴント文庫）を購入し、創設した実験室はヴントの実験室を最も忠実に再現したといわれている。

第2章 心を探究する方法の発展

心理学では、意識や思考、内的な情報処理過程など、直接目で見たり手で触れたりして観察することができない「心の働き」を研究対象とするために、さまざまな方法論が提案され、発展してきた。本章ではそれらを具体例とともに概観する。さらにさまざまな研究領域を紹介し、どのような研究手法が採用されることがあるかを説明する。

1

実験法や質問紙法など、心理学的研究で実施されるさまざまな研究手法を学習するとともに、それぞれの手法の強みや限界もあわせて理解する。

2

特に実験法において重要となる、要因計画法について理解する。研究者が要因を操作し、実験参加者の反応が変化するかどうかを検証する際における、要因の操作方法や注意点を学習する。

3

認知行動科学や行動遺伝学など、さまざまな心理学的研究のアプローチについて理解を深めるとともに、それぞれの研究例を学習する。

1.「心の働き」を科学的に研究するためには

　第1章で説明したように、近代の心理学は「心の働き」を科学的に理解しようと発展してきた。高野・岡（2017）によれば、科学の主たる目的は説明することであり、特に因果的説明を志向する。よって心理学研究では、「心の働き」に因果的に影響するものを明らかにすることが重要となる。

　ただし、因果関係を明らかにすることは、容易ではない。睡眠不足に悩まされている人が、あるサプリメントを飲み始めたところ、快眠できるようになったとしよう。そのサプリメントの成分が睡眠に影響したと考えたくなるが、もしかしたら実際は薬理作用がないにもかかわらず、サプリメントが効果を発揮するだろうという思い込みにより安堵し、安眠できたのかもしれない。このような、思い込みによって影響が生じることを、**プラセボ効果**と呼ぶ。

プラセボ効果
placebo effect

　因果関係を主張するためには、達成しなければならない基準がいくつかある。たとえば、原因となるものが、結果よりも時間的に先行して生起する必要がある（詳しくは、上記の高野・岡（2017）を参照）。心理学は、後述するようにさまざまな研究法を採用することで「心の働き」の理解に迫ってきたが、因果関係を検証する上で最も効果的な方法が、実験法である（第1章 参照）。そこで以下では、まずは実験法から解説を行う。

2. さまざまな研究法

A. 実験法

　実験法の特徴は、ヒトの行動に影響すると考えられる**要因**を、研究者側が積極的に操作することにある。実験を実施する研究者のことを**実験者**、実験を受けていただく協力者のことを**実験参加者**と呼ぶ。すなわち実験法では、実験者が要因を操作したことにより、実験参加者の行動が変化するかどうかを検証する。

要因
factor

実験者
experimenter

実験参加者
participant

　たとえば学習時に音楽を聴くことが、テスト時の記憶成績に影響するか

どうかを知りたいとしたら、①静音環境で学習する、②学習中に音楽を聴く、のように音環境という要因を操作し、それにより記憶成績が異なるかどうかを調べることが、検証方法の1つである。

実験者が操作する要因（上の例では、音環境）のことを、**独立変数**と呼ぶ。一方、独立変数によって影響を受けると想定される実験参加者の反応（上の例では、記憶成績）のことを、**従属変数**と呼ぶ。

ここでは例として音環境という要因について2通りを設定したが、それぞれ異なる実験参加者が経験するのか、それともこれらすべてを各実験参加者が経験するのか、の選択肢がある。前者を**実験参加者間計画**、後者を**実験参加者内計画**の実験と呼ぶ。

[1] 実験参加者間計画

実験参加者間計画の場合、たとえばID番号1番・4番・6番の実験参加者は①静音環境で学習する、ID番号2番・3番・5番の実験参加者は②学習中に音楽を聴く、のように、各実験参加者はいずれか1つの**条件**のみを経験することになる。今回の実験計画では、音環境という1つの要因を操作し、その要因には2つの条件が存在したため、1要因2条件（もしくは2水準）の実験参加者間計画と呼ぶ。

①静音環境で学習する、のような実験的操作が施されない基準となる条件を**統制条件**、②学習中に音楽を聴く、のような実験的操作を施す条件を**実験条件**と呼ぶことがある。

実験を計画する際に重要なことは、操作する要因以外の要因が、条件の違いに混入しないことである。たとえば学習する刺激としてドイツ語の単語を使用した場合、条件によって実験参加者が知っているドイツ語の単語量が異なっていたら、条件間での記憶成績の違いは、音環境の影響なのか、知識の影響なのかが区別できなくなる。

この問題に対処する方法の1つが、完全無作為に実験参加者を条件に割り当てることである。仮に各条件で十分に大きな実験参加者数（サンプルサイズ）が確保できているとしたら、コンピュータ上で発生させた乱数に基づいて各条件に実験参加者を割り当てると、条件間で系統的なバイアス（たとえば、ある条件にのみ、学習内容に関する事前知識を持つ実験参加者が偏ること）は生じないと期待される。

なお、研究者が積極的に操作する要因以外にも、実験参加者の属性を実験参加者間要因として設定することもある。たとえば大学における専攻の違いが、ドイツ語の単語の記憶に及ぼす影響を調べるために、ドイツ語専攻の学生とフランス語専攻の学生の記憶成績を比較したとしよう。もちろ

独立変数
independent variable

従属変数
dependent variable

実験参加者間計画
between-participant design

実験参加者内計画
within-participant design

条件
condition

統制条件
control condition

実験条件
experimental condition

ドイツ語専攻群の実験参加者

なおこの場合は、厳密には実験参加者の無作為割り当てが実現されてない（ドイツ語専攻の学生は、必ずドイツ語専攻群に割り当てられる）。このような実験は「準実験（quasi-experiment）」と呼ばれる。準実験では、群間で実験参加者が注目した要因以外の点で同質であると保証することが難しい場合があるので、実験的統制やその他の工夫により、注目した要因の違いが因果的に実験参加者の行動に影響したことを主張できるようにしなければならない。

ん、研究者が実験参加者の専攻を任意に変更することはできないので、これらの専攻の違いは「操作した条件」とは呼べない。互いに比較される実験参加者の集団は、**群**と呼ばれる。たとえばドイツ語専攻の学生は、「ドイツ語専攻群の実験参加者」と呼ばれる。

前述の通り実験参加者間計画では、ある実験参加者はいずれかの条件のみを経験する。これには実験において望ましい性質と、研究者にとって悩ましい問題をあわせ持つ。

実験における望ましい性質の1つ目は、実験目的や仮説が実験参加者に推察されにくいことである。たとえば上述の、学習中の音環境の違いが記憶に及ぼす影響を検証する実験では、1人の実験参加者が複数の音環境を経験すると、「なるほど、この実験では、学習中の音環境の影響に注目しているんだな」と容易に推察することができる。そのことによって、実験参加者が実験者の期待に添うような反応をとってしまうとしたら、その実験で得られたデータは本当に迫りたい「心の働き」とは異なる機序に由来するものとなってしまう。

実験における望ましい性質の2つ目は、ある条件を経験したことの影響が、別の条件における反応に及ばないことである。上述の、学習中の音環境の違いが記憶に及ぼす影響を検証する実験では、1人の実験参加者が複数の音環境条件を経験すると、②音楽を聴きながら学習した後で、①静音環境で学習したとしたら、静音環境であっても先ほど聴いた音楽が思い出されてしまうかもしれない。

一方、実験参加者間計画の実験は、研究者の負担が大きくなることがある。条件ごとに異なる実験参加者を割り当てるので、条件が多くなるほど、必要となる実験参加者数が比例して増えることになる。そのため、実験参加者の募集条件が厳しい場合は、なかなかデータが集まらないということもありえる。

［2］実験参加者内計画

1人の実験参加者が、すべての条件を経験する実験計画が、実験参加者内計画である。上述の、学習中の音環境の違いが記憶に及ぼす影響を検証する実験では、1人の実験参加者が①静音環境で学習する条件、②学習中に音楽を聴く条件、の両方を経験することを意味する。

実験参加者内計画における望ましい性質の1つ目は、全ての実験参加者が全ての条件を経験するため、条件間の成績の違いは音環境の違いに帰属できる点である。もっとも、このことは実験参加者の募集において、あるいは分析において、属性や能力の個人差を無視してよいことを意味しない。

たとえばドイツ語の単語を記憶する実験では、ドイツ語専攻の学生は、他専攻の学生よりも知識を有していることで、学習中に音楽を聴いても聴かなくても、高い成績を示すかもしれない。

　実験参加者内計画の実験は、実験参加者間計画に比べて、必要な実験参加者数が少なくて済むという点で、研究者が実験参加者を募集する際の負担が小さいという利点もある。ただしこの点は、1人の実験参加者の負担が大きくなることの裏返しでもある。1つの条件を完遂するのに30分かかるとすると、3条件では1.5時間になる。当然、実験所要時間が長くなるにつれて実験参加者の身体的・精神的な疲労が増すことになるので、後に経験した条件ほど疲労によって成績が低下してしまうかもしれない。

　さらに実験参加者内計画の実験では、すでに実験参加者間計画の項で言及したように実験目的や仮説が推察されやすいことや、先に経験した条件が、後の条件における反応に影響しうることにも注意が必要である。つまり、実験参加者内計画の実験では、条件の順番が、条件そのものとは別に、反応に対して影響することになる。この順番の影響を、**順序効果**と呼ぶ。

　順序効果に対処する方法の1つが、条件を実施する順序のカウンターバランス化やランダム化である。**カウンターバランス**とは、相反する影響を相殺させることを指す。実験参加者内1要因2条件の計画の場合、ランダムに選んだ実験参加者の半数には一方の順序（条件1 → 条件2）で実験を経験させ、もう半数には他方の順序（条件2 → 条件1）で実験を経験させることで、順序効果を相殺させる。もちろん、カウンターバランス化やランダム化は、順序効果を完全に打ち消すことを保証するわけではないことに注意が必要である。

［3］実験の強みと限界

　通常、実験者は、因果関係を検証しようとしている要因とは別に、実験参加者の反応に影響を与えうるさまざまな要因（**剰余変数**）を排除したり、一定に保ったりする努力をする。たとえば部屋の照度や実験中に呈示する刺激の輝度を統一したり、防音扉によって室外の音が漏れ聞こえないようにしたりする。このような工夫を**実験的統制**と呼ぶ。実験的統制が適切に施された実験を行うことは、実験参加者の反応に影響した要因が実験中に操作した要因であるという因果関係を主張するうえで必須となる。

実験的統制
experimental control

　ただし、実験的統制が施された環境は、ヒトが日常的に生活する環境とは大きく異なる。また、実験中に呈示される刺激や、実験中に求められる反応も、日常生活の中で自然に遭遇するものとは異なることが多い。実験的統制を追求することにより、実験環境が日常環境から乖離し、実験で得

られた知見を日常生活に適用可能であること、すなわち**生態学的妥当性**が低下してしまうことがある。実験的統制と生態学的妥当性のバランスは、研究の目的によって異なる。

B. 観察法

　実験法は、実験的統制を施した環境下で、事前に教示した規則に基づいて実験参加者に反応を求める方法であった（例：画面上に赤い点が現れたら、なるべく早く正確にボタンを押す）。対照的に観察法では、生態学的妥当性を重視し、なるべく観察対象者に直接的に介入せず、その行動を記録する（観察法では実験的統制を行わないという意味ではない。この点については後述する）。

　実験法では、研究者が実験参加者に対して言語的に行動の規則を**教示**する必要があった。一方、観察法のうち**自然観察法**では、その名の通り、研究者側が環境に手を加えたり、観察対象者に特定の行動を求めたりせず、対象者の自然な行動を観察する。そのため自然観察法では、研究者と観察対象者が言語的にコミュニケーションできなくても、行動を記録することができる（たとえば生後間もない乳児や、野生環境におけるニホンザルの行動など）。

　また、要因計画法にのっとり観察を行う、**実験的観察法**も存在する。たとえば、乳児に2種類の刺激を呈示し、反応（例：どちらを長く注視するか）を観察することで、乳児の内的情報処理過程について理解を深めることができる。その際に、実験的統制を高める工夫も施せる。たとえば、各家庭を訪問して研究者が乳児に刺激を呈示するよりも、実験室（乳児が快適に滞在できるように工夫された部屋）まで乳児を連れてきてもらって実験を行うほうが、実験環境に関する実験的統制の観点では利点がある。

　特定の文化や集団が研究対象である場合、第三者として観察を行っただけでは、詳細な情報が得られない場合もある。あるいは、観察対象と交流することで初めて明らかになることもある。そのような場合、集団に研究者自らが入り、成員の一員として観察を行ったり、観察対象者と交流する中で記録を行ったりする、**参与観察法**もある（参加観察法ともいう）。参与観察法は**生態学的妥当性**の高さが特長であるが、実施において留意すべきことも多い。たとえば、観察を行うことを、観察対象者に伝えずに参与観察を行う場合、データを記録している様子が露わにならないように工夫しなければならない。仮に、観察対象者が参与観察を認めている場合であっても、観察という行為により対象者の行動が変容してはならない。

観察という行為自体は、誰しもが日常的に行っている行為であるが（例：毎日立ち寄るコンビニエンスストアで、新商品が陳列されているかどうかを観察する）、研究として観察を行う場合には、他の研究手法を採用する場合と同様に、研究に伴い倫理的な問題が発生しないように配慮する必要がある。たとえば、観察対象者のプライバシーを侵害することがあってはならない。

C. 調査法

いわゆるアンケートは、心理学研究では調査法で使用される材料であり、調査票や**質問紙**と呼ばれる。かつては、質問紙を紙媒体で印刷・配布し、ペンで記入して回答を求めることが一般的であったが、近年ではインターネット上でさまざまなアンケートフォームが手軽に作成できるようになったため、PCやスマートフォンを用いてインターネットブラウザ上で回答する、オンライン調査（またはウェブ調査）と呼ばれる手法も採用される。

異なる目的のために用意された質問項目群を同一の質問紙内で列挙することも可能であるが、心理学研究では**構成概念**を測定するために開発された**心理尺度**と呼ばれる質問項目群を利用することが多い。たとえば、「テスト勉強をしなければならないが、ドラマの最終回を観たい」のように葛藤が存在するとき、長期的あるいは社会的に望ましい行動（この場合はテスト勉強）を遂行することを、**セルフコントロール**と呼ぶ（尾崎・後藤・小林・沓澤，2016）。セルフコントロールという構成概念を測定する心理尺度として、尾崎らは、日本語翻訳版のセルフコントロール尺度短縮版を作成した。当然ながら、ある構成概念を測定するための質問項目やその数、計算方法などは、適当に決められたものではない。たとえば、ある構成概念に関する質問紙を作成することになったら、その構成概念と関係するであろう事柄について、研究者同士でブレインストーミングを行い、複数人で自由に意見を出し合う。十分な意見が出たら、似た意見を1つにまとめるなど、整理を行う。その整理方法として代表的な方法が、**KJ法**である。KJ法により、多様な意見がいくつかのカテゴリに分類できたら、それぞれのカテゴリから質問項目の例を考案していく。

調査法は、実験法や観察法に比べて、短時間に多くの回答を収集できる利点がある。一方で調査法では、一般的に研究者が質問を言語的に与え、それに対する回答を記録するため、質問に対してどのように回答するかを、回答者自身が制御しやすいという懸念がある。そのため、回答者が社会的な評価を懸念することで、より社会的に望ましい回答が表出されることが

質問紙
questionnaire
➡ p.159 参照。

構成概念
construct
観察可能な事象から理論的に構成される概念。

セルフコントロール
self-control

ある。たとえば、「急いでいるときは信号無視をしてもよい」という質問にどの程度賛同するかどうかを、「1. 全くあてはまらない」から「5. とてもあてはまる」の5件法で回答を求めたとしよう。仮に回答者がこの質問に強く賛同していたとしても、信号無視は社会規範に反することを理解していたとしたら、より低い得点を回答するかもしれない。この問題に対処する方法は、第8章のコラムで解説する。

D. 面接法

面接法
interview method
➡ p.242 キーワード集、
p.161 参照。

　面接法では、インタビュー、すなわち主に会話により、研究対象者から直接的にデータを得る。心理療法（➡ p.181 第16章）などを行う臨床心理学領域において採用されることが多いが、実験法を採用することが多い知覚や認知に関する研究領域など他分野においても、実験後に面接を行い、実験中に研究目的に気づいていたかどうかなどを質問することがある。面接法には、次の3種類がある。

構造化面接
structured interview

半構造化面接
semi-structured interview

非構造化面接
unstructured interview

　構造化面接法では、対象者にどのような質問をするかや、その順番を厳密に定め、全ての対象者に同様の手続きを実施する。いわば、最も統制を施した面接方法といえる。**半構造化面接法**では、おおよその質問を事前に定めておくものの、必要とあらば質問の仕方や順番を変更することを許容する。**非構造化面接法**では、さらに柔軟に面接することを認め、対象者の自由な発話を記録できる。

　構造化面接法では質問方法が厳格に定められていることにより、複数の研究者が面接を担当する場合であっても、研究者による違いが相対的に生じにくいという利点がある。一方で、事前に計画した質問次第では、面接中に得られる情報が限られてしまう恐れもある。反対に非構造化面接法では、より多様なデータが得られる可能性があるが、その分データの解釈が困難になることもある。

質的データ
qualitative data

グラウンデッド・セオリー・アプローチ
grounded theory approach

　面接法により得られたデータは、言語的なデータであることが多い。このようなデータは**質的データ**と呼ばれることがある。質的データの分析方法の1つに、**グラウンデッド・セオリー・アプローチ**がある。グラウンデッド・セオリー・アプローチでは、得られたデータをいくつかのまとまりに分割したのち、それらをカテゴリに分類していく。

3. さまざまな心理学分野

A. 認知行動科学

認知行動科学的な研究では、ヒトの「心の働き」を脳や神経系によって支えられる**情報処理**と捉え、刺激に対するヒトの反応から、情報処理過程を理解しようとする。つまり、ある入力情報が、ヒト内部でどのように情報処理された結果、反応に影響するのかを知ろうとする。

認知行動科学（あるいは認知心理学）における研究テーマの１つに、**注意**がある。世界には大量の情報が存在するにもかかわらず、我々は日常的にそれらの情報の海に圧倒されることなく生活できている。その理由の１つが、我々が情報を取捨選択し、ある情報を優先的に処理したり、反対に処理を抑制したりする能力を備えていることである。このような「心の働き」を**注意**と呼ぶ。たとえばPCのディスプレイ上に「→ → → → →」や「→ → ← → →」という文字列が表示され、実験参加者は中央の矢印の向きに応じて、左キーまたは右キーを押すことが求められるとする。後者では、中央と矛盾する矢印が周辺に存在するため、前者に比べて反応の正確性や速度は一般的に劣る。より反応の正確性や速度を向上させるためには、注意の働きにより、中央の矢印を適切に選択する必要がある。

ヒト内部の情報処理過程を正しく理解するためには、入力情報によって因果的に反応が変化したことを保証しなければならない。そのため認知行動科学的な研究では一般的に実験法が採用され、操作した要因とは無関係な影響をなるべく統制できるようにさまざまな工夫が施される。

B. 生態学的心理学

生態学的妥当性の重要性と関係が強いものとして、**レヴィン**による**場理論**や、**バーカー**による**生態学的心理学**がある。

レヴィンによれば、個人の行動は、その個人のみによって規定されるのではなく、個人をとりまく環境との相互作用の結果として生起する。レヴィンはこの場を**生活空間**（LS）と呼び、個人の行動（B）は生活空間の関数として生起することを B＝f（LS）と表した（同様に、行動は個人（P）と環境（E）の関数であることを B＝f（P, E）と表現した）。特にレヴィ

認知行動科学
cognitive and behavioral science
→ p.237 キーワード集

注意
attention

レヴィン
Lewin, Kurt
1890-1947
→ p.243 キーワード集

場理論
field theory
→ p.239 キーワード集

バーカー
Barker, Roger. G.
1903-1990
→ p.238 キーワード集

生態学的心理学
ecological psychology
同様の名称に、ギブソン（Gibson, J. J.）による生態学的心理学がある。知覚心理学者であるギブソンはアフォーダンス理論を提唱した。アフォーダンス（affordance）とは、環境が備え、それぞれの生体に対して与える意味や価値などの情報を指す。
→ p.232 キーワード集、p.115「生態学的システム理論」の項、p.163「生態学的妥当性」参照。

生活空間
LS: Life Space

ンは、物質的環境というよりは、個人が知覚した主観的な環境としての場に着目した。

また生態学的心理学では、ヒトの行動を理解するうえで、そのヒトを取り巻く環境を重視する。ここで環境とは自然環境に限らず、組織やコミュニティなどの社会的環境も含む。そのため生態学的心理学では、日常的環境においてヒトの行動を観察することで、環境と行動の関係について理解を深めようとする。生態学的心理学における環境の単位は**行動セッティング**と呼ばれ、特定の時間や空間で区別され、物理的要因が関わる。たとえば**ウィッカー**は公開講座を行動セッティングの例に挙げている（Wicker, 1979）。公開講座では、演台や座席という物理的要因が存在し、司会者が演者を紹介することや、聴衆が着席して静聴することなど、さまざまな行動のプログラムがある。

行動セッティング
behavior setting

ウィッカー
Wicker, Allan. W.
1941-

C. 行動遺伝学

「心の働き」には生得的な側面と後天的に獲得される側面、すなわち遺伝的な影響と環境の影響があると考えられている。**行動遺伝学**では、**双生児研究**によって人間の行動に及ぼす遺伝と環境の影響を理解しようとする。一卵性双生児は遺伝子を100％共有するふたごであり、二卵性双生児は遺伝子を50％共有するふたごを指す。双生児同士の行動やパーソナリティなどがどの程度類似しているかを評価することで、遺伝や環境の影響の強さを推し測ることができる。

ただし、ふたごの間で行動が類似していても、それは遺伝の影響ではなく、家庭や学校における教育など、環境の影響であるかもしれない。そこで、ふたご間の類似性を、一卵性双生児と二卵性双生児で比較することにより、遺伝と環境の影響のどちらが大きいかを検証できる。一卵性双生児でも二卵性双生児でも、ふたご同士の生育環境に違いはないとすると、一卵性双生児間の行動の類似性が、二卵性双生児間の類似性より大きいほど、その行動に対する遺伝の影響が強いと考えることができる。反対に、もしふたご間で行動に類似性があるが、一卵性双生児と二卵性双生児でその類似性に差が認められなければ、ふたごがともに経験した生育環境である、**共有環境**が影響したと考えられる。また、もし生育環境に違いのない一卵性双生児の間でも行動の類似性が低いとしたら、ふたごがそれぞれ個別に経験した環境である**非共有環境**が、その行動に影響したと考えられる。

双生児研究では、実験法や調査法、観察法など、さまざまな方法が用いられる。たとえばパーソナリティに関心がある場合は、質問紙法により心

行動遺伝学
behavioral genetics
➡ p.226 キーワード集、
p.7「ゴルトン」、p.33
「個人差の生物学的基盤」の項、p.116「遺伝説」の項 参照。

双生児研究
twin study
➡ p.233 キーワード集

共有環境
shared environment
➡ p.225 キーワード集

非共有環境
non-shared environment
➡ p.225 キーワード集

理尺度に回答を求めることがある。

D. 進化心理学

　共通の祖先から、**進化**の過程でゴリラやチンパンジーやヒトなどの種が枝分かれしたように、生物は長い時間をかけて身体的特徴などが変化することがある。たとえばヒトは、直立二足歩行によって移動するという特徴を持つ。直立二足歩行が可能であることが、ヒトの祖先が生息していた当時の自然環境において適応的であった（生存や繁殖などに有利であった）ことにより、直立二足歩行に適した身体的特徴が継承されてきたと考えられる。このような、適応による進化のメカニズムを**自然選択**（または**自然淘汰**）と呼ぶ。

　上述の進化論の考え方を心理学に導入し、「心の働き」や行動の傾向も自然選択などによる進化の産物であると考える心理学研究の方法が、**進化心理学的アプローチ**である。ヒトは血縁関係にない他者にとっても利益となる行動をとることがある。たとえば、大雨の中、友人が傘を忘れて帰宅できないとしたら、あなたの車に乗せて送り届けてあげたり、タクシー代を貸してあげたりするかもしれない。このように、あなた自身に時間や金銭的なコストが発生するにもかかわらず遂行される、他者（この場合は友人）にとって利益となるような行動は、**利他行動**と呼ばれる。上記の例に限らず、ヒトの社会において、さまざまな利他行動が存在する。ヒトの利他行動がどのような点で適応的であったことにより進化してきたかを、実験法などによって解明しようとする研究が、進化心理学的アプローチによる心理学研究の一例である。

進化
evolution
➡ p.230 キーワード集、
p.7 参照。

自然選択（自然淘汰）
natural selection
➡ p.229 キーワード集

進化心理学的アプローチ
evolutionary psychology
たとえば平石（2000）に
詳しい。
➡ p.230 キーワード集

┃理解を深めるための参考文献

●三浦麻子（著）『なるほど！　心理学研究法』北大路書房，2017.
　心理学の成り立ちや、本章で紹介したような研究法、統計的分析や研究倫理など、心理学研究に取り組むうえで重要なエッセンスが詰め込まれている本です。
●高野陽太郎・岡隆（編）『心理学研究法―心を見つめる科学のまなざし（補訂版）』有斐閣アルマ，2017.
　科学として心理学研究を実践するということはどういうことかから始まり、心理学的研究の方法について詳細に記載されている書籍です。

ヴント
Wundt, Wilhelm
Maximilian
1832-1920
→ p.12 参照。

直接経験
immediate experience
ヴントは自然科学の対象
は測定した結果から間接
的にしか理解ができない
が、意識体験を対象にす
れば直接経験を扱うこと
ができると考えた。

せん妄
delirium
→ p.120 参照。

感覚遮断
sensory deprivation
外部からの刺激をできる
限り遮断した状況に置か
れると人間の心理はどう
なるのか調べた実験。幻
覚体験や意識の変容が起
こる。

手続き的記憶、潜在記憶
→ p.79 参照。

潜在学習
→ p.69、p.72 参照。

ヴントは**直接経験**される意識を対象に科学的方法を用いて研究する学問として心理学を創設した。では意識とはどの様なものでどの様に研究されるのだろうか。意識についての定義はさまざまであるが、ここでは外的な環境と内的心的過程について有機体が気づくこととする。

意識を対象としたヴントの研究方法では対象が主観的にしか把握できないため、客観性を条件とする科学とは相いれない。このために行動主義では意識を対象から排除した経緯がある。しかし、この定義のように意識を気づきと置き換えると、気づきは注意の制御により統制可能であり、気づく前と後の脳の活動部位の変化を脳機能イメージングにより調べることで主観に頼ることなく意識に関わる脳内メカニズムを調べる研究が可能となった。科学の対象となりにくかった意識に科学のメスが入りつつある。

意識にはレベルがあり、**意識障害**はそれが低下した状態である。清明さが低下した意識混濁、狭くなる意識狭窄、幻覚、錯覚などの精神症状が加わった**意識変容**があり、最も重篤な状態が長時間わたって意識を失う**昏睡**である。睡眠・夢見・白昼夢などで体験されるように精神活動の質とパターンが通常の覚醒状態とは異なる状態になることがある。これは**変性意識状態**と呼ばれ、疲労、薬物摂取、**せん妄**、催眠、瞑想、**感覚遮断**、単調な作業などの特殊な状況でも起こる事が知られている。夢を体験しているにもかかわらず、夢だとわかる明晰夢のように覚醒時の意識と変性意識との中間に位置するものもある。**無意識**とは、精神分析では自覚はされていないが、思考や行動に作用する記憶、情動的葛藤、願望、抑圧された欲望を内包する精神の領域のことを指す。無意識に抑圧された内容を意識化することにより解決が可能な精神的問題があること、夢はそれが現れる場とされ重視された。

一方で認知心理学的視点からは、**手続き的記憶、潜在記憶、潜在学習の過程**、知覚心理学的な観点からは大脳皮質の視覚野の障害により部分的に見えなくなる盲視や脳梁が切断された分離脳の症例では、見えないはずのものの動きを正しく選択できるケースがあり、これらはフロイトの概念とは異なる無意識の捉え方と言えよう。

第3章 心の生物学的基盤

記憶、感情、意思決定などさまざまな心の働きやその個人差は、脳や末梢神経系、遺伝子といった生物学的基盤を持つ。これらの生物学的基盤について理解することは、人の心を理解することにつながる。本章では、感情や記憶を中心として、心の生物学的基盤にはどのようなものがあるのか、またそれらはどのように研究されているのかについて学ぶ。

1

神経科学と心理学の関係を理解する。また、人の中枢神経系や末梢神経系がどのように分類されているのかを知り、それぞれの分類と心の働きの関連について理解する。

2

脳や自律神経系と心の関係はどのようにして研究されるのか、その測定方法や特徴を理解するとともに、それらの研究からどのような研究知見が得られているのか理解する。

3

人の心の個人差に影響を与える遺伝的要因とはどのようなものかを知り、遺伝的要因と心の関係がどのように研究されているのかについて理解する。

1. 神経系の構造

神経科学
neuroscience
➡ p.230 キーワード集

神経細胞
neuron
➡ p.230 キーワード集

構成概念
➡ p.19、p.96 コラム、p.135「ロジャーズの自己理論」参照。

神経系は多数の神経細胞から構成されており、生体内の情報伝達を担う器官である。**神経科学**では、このような**神経細胞**や神経系の構造や機能、発達、病理による変化などが研究されている。その中には、人の感情や認知、社会活動と関連する神経メカニズムに関する研究のような、心理学と親和性の高いものある。しかし、それらの研究は心理学と同じ行動を研究対象にしていても、説明の仕方が異なる。具体的には、心理学では**構成概念**から人の行動の背景にある心の働きを説明する一方で、神経科学で焦点があてられるのは脳の働きである。しかし、同じ行動を対象としている以上、これら2つの説明には整合性があるべきである。したがって、心理学で提唱されたモデルと神経科学の知見の整合性を評価することで、そのモデルの妥当性を評価することが可能となる。

A. 中枢神経系

脳幹
brainstem

小脳
cerebellum

大脳
cerebrum

機能局在論
本章では「脳領域Aは心の働きaに関与している」と書かれてあることから、脳領域と心の働きが一対一対応であるような印象を与えてしまうかもしれない（このような考え方を機能局在論という）。しかし、心的活動はさまざまな脳領域間のネットワークにより実現されており、1つの脳領域がさまざまな心的活動に関与していることに注意していただきたい。

中枢神経系は脳と脊髄から構成されており、そのうち脳は**脳幹・小脳・大脳**に分類される。これら3つの構造のうち、人の心の働きと密接に関連しているのは大脳である。

脳幹は自律神経系の制御に関与し、呼吸や体温調節などの生命維持に重要な活動と関連している。歩行や走行などさまざまな運動をする際には各身体部位が協調して動くことが必要だが、このような協調運動を支えているのが小脳である。

大脳は左右対称の半球に分かれており、両半球は**脳梁**という神経線維で結合している。大脳は深部から順に大脳基底核・大脳辺縁系・大脳皮質から構成される。

[1] 大脳基底核

線条体
striatum
➡ p.233 キーワード集

大脳基底核は報酬、運動に関わる脳領域により構成されている。そのうち**線条体**は、報酬刺激の処理や報酬学習に関連する。線条体は食べ物のような物理的な報酬だけでなく、周囲の他者からの賞賛のような社会的報酬の処理にも関連する（Izuma, Saito & Sadato, 2008）。

26

［2］大脳辺縁系

大脳辺縁系は感情や記憶に関与する脳領域により構成されている（➡ p.40 第4章参照）。記憶に関与する脳領域には**海馬**があり（詳細は本章3節A. 参照）、感情に関与する脳領域には**扁桃体**がある（**図3-1**）。扁桃体はさまざまな感情の処理に関与するが、とりわけ恐怖との関連が多く検証されており、扁桃体を損傷すると**恐怖条件づけ**（➡ p.65 第6章参照）が困難になる（Bechara, Tranel, Damasio, Adolphs, Rockland & Damasio, 1995）。

海馬
hippocampus
➡ p.223 キーワード集

扁桃体
amygdala
➡ p.240 キーワード集

［3］大脳皮質

大脳皮質は脳表面部分であり、解剖学的構造により**前頭葉・頭頂葉・側頭葉・後頭葉**の4つの部位に分類されている（**図3-2**）。後頭葉は視覚情報の処理に関与する。側頭葉は聴覚情報の処理や記憶に関与する。頭頂葉は

大脳皮質
cerebral cortex
➡ p.234 キーワード集

前頭葉
frontal lobe

頭頂葉
parietal lobe

側頭葉
temporal lobe

後頭葉
occipital lobe

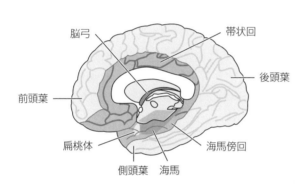

図3-1　人の辺縁系の構造
出典）Kandel, Schwartz, Jessell, Siegelbaum, & Hudspeth 2013, 金澤・宮下監訳, 2014, p.1060, 図48-4

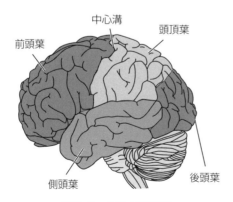

図3-2　人の大脳皮質
出典）Bear, Connors, Pradiso, 2007, 加藤・後藤・山崎監訳, 2012, p.154, 図7.22

体性感覚や空間情報の処理に関与する。前頭葉は実行機能や意思決定など高次な認知機能に関与する。

　言語野は大脳皮質の左半球に偏在しており、前頭葉左側にあるブローカ野を損傷すると発話に困難が生じ（ブローカ失語）、側頭葉左側にあるウェルニッケ野を損傷すると言語情報の理解に困難が生じる（ウェルニッケ失語）。

B. 末梢神経系

　末梢神経系は中枢神経系以外の神経系を指す。体性神経系と自律神経系に分けられ、体性神経系は知覚・運動を支え、自律神経系は内臓運動を制御する。自律神経系はさらに交感神経系と副交感神経系に分類され、興奮時には交感神経系が優位となり、心拍数が上昇したり皮膚の発汗が増加する。睡眠などの安静時には副交感神経系が優位となり、心拍数が減少したり免疫系の活動が増加する。

　脅威が目前に迫っているときには、すぐさま脅威へ対応することが必要である。その際には交感神経系が優位となり、脅威と闘う、脅威から逃げるなどの行動を起こす準備状態が作られる（闘争‐逃走反応；Cannon, 1932）。なお、脅威に対応ができない場合には副交感神経系が優位となり、身体反応が減少するフリージングが生じる（Roelofs, 2017）。

2. 神経系と心の関連についての研究法とその知見

A. 中枢神経系

　中枢神経系と人の心の働きの関係は、脳損傷患者の症例や死後解剖によって明らかにされてきた。このような方法からは脳と心の働きの因果関係が明らかになるものの、侵襲的な方法であるため容易に研究を行うことはできなかった。しかし現在では、中枢神経系の活動を非侵襲的に測定、刺激できる技術が発展し、心の生物学的基盤に対する知見は飛躍的に増加した。ここでは、その研究手法と知見について説明する。

言語野
language area

ブローカ野
Broca' s area

ブローカ失語
Broca aphasia
➡ p.143 参照。

ウェルニッケ野
Wernicke' s area

ウェルニッケ失語
Wernicke aphasia
➡ p.143 参照。

自律神経系
autonomic nervous system
➡ p.230 キーワード集、p.137「セリエのストレス学説」の項 参照。

闘争‐逃走反応
fight or flight response
➡ p.40 参照。

フリージング
freezing

［1］脳損傷研究

　前述のとおり、脳活動の測定や脳刺激の技術が開発される以前は、脳損傷患者の症例から脳と心の関係が明らかにされてきた。著名な例は、**フィニアス・ゲージ**という患者の症例である（Harlow, 1848）。彼は鉄道工事に従事しており、優秀で同僚からの信頼も厚い人物であったが、不運な爆発事故により前頭前野を損傷してしまった（Damasio, Grabowski, Frank, Galaburda, Damasio, 1994）。それ以降、彼の社会性は著しく低下し、粗暴な行動が目立つようになった。この症例から、前頭前野は感情制御に重要であることが示唆された。

　また、**H. M.** の症例からは脳と記憶の関係の理解が進んだ（Scovile & Milner, 1957; Squire, 2009）。H. M. はてんかんの治療のために側頭葉の内側部（海馬や海馬傍回）を除去する手術を受けた。彼は短時間の情報の保持に問題はなかったが、新しい記憶が定着しない**順向性健忘**が生じた。これらの症状から、記憶には**短期記憶**と**長期記憶**という異なるシステムが存在することや、海馬や近辺領域が長期記憶に関与することが示された。

［2］血流変化を捉える方法

　人の脳活動の測定法において、最も多く活用されているものの１つが**機能的磁気共鳴画像法（fMRI）**である。この手法では、高磁場を発生させるMRI装置の中に参加者の頭部を入れ、脳血流量の変化を計測する。簡略的に測定原理を説明すると、**神経細胞**の活動には酸素が必要であり、その活動上昇に伴い多くの酸素を供給するために局所的に血流量が増大する。それに伴い、酸素と結合していないヘモグロビン（脱酸化ヘモグロビン）の相対的な濃度が一時的に低下する。脱酸化ヘモグロビンは磁場を乱すため、その濃度が低下することで一時的に磁場が安定する。このような血流量の変化に伴う磁場の変化を捉えることで、課題中の脳活動を測定する。

　fMRIでは脳を各辺数mmの立方体（**ボクセル**）に分解し解析するため、活動に変化のあった空間的位置を細かく弁別できる。つまり、空間分解能が高い手法である。一方で、神経細胞の電気的活動の変化に比べ血流量は緩やかな速度で変化する。したがって、活動に変化のあったタイミングを細かく弁別することが難しく、時間分解能は比較的低い手法である。近年、抑うつ患者に特徴的な脳活動パターンが明らかにされつつあるとともに、脳活動データを含むさまざまな生物学的指標を測定し、機械学習により客観的に抑うつの診断を行うシステムが検証されている（山脇, 2016）。

　脳の血流変化を測定する方法としては、**近赤外分光法（NIRS）**も用いられる。これは、頭部に複数の波長の近赤外線光を射出する射光プローブ

損傷研究
lesion study

フィニアス・ゲージ
Phineas Gage
1823-1860
➡ p.240 キーワード集

H. M.
1926-2008

順向性健忘
anterograde amnesia

短期記憶／長期記憶
➡ p.77、p.78 参照。

機能的磁気共鳴画像法
fMRI: functional Magne-
tic Resonance Imaging
➡ p.224 キーワード集

ボクセル
voxel

近赤外分光法
NIRS: Near-Infrared
Spectroscopy

とそれを受け取る受光プローブを配置し、脳血流量の変化を測定する手法である。射光プローブから射出された近赤外光は皮膚や頭蓋を透過し、脳表面に到達する。近赤外光は脳血流中の酸化ヘモグロビンや脱酸化ヘモグロビンにいくらか吸収され、その光量は減少し、隣接する受光プローブに到達する。波長に応じた酸化・脱酸化ヘモグロビンの吸光度が既知であるため、その近赤外光の光量の差から、それぞれのヘモグロビンの濃度を推定することで脳活動の変化を捉える。

　NIRS は fMRI と同様に脳血流の変化から脳活動を測定しているため、時間分解能は低い。また、射光プローブと受光プローブの間隔が 3 cm 程度であるため、fMRI と比べて空間分解能が低い。しかし、fMRI は課題中に頭を動かしてしまうと脳の位置が変わってしまうために分析が困難になるのに対し、NIRS はプローブを頭部に装着するために比較的体動への耐久性が高い。したがって、体動の抑制が困難な人々の脳活動を測定しやすいという利点がある。

　fMRI を用いた研究知見は数多くあるが、ここでは**ミラー・ニューロン・システム**と**共感**についてとりあげる。映画で登場人物に痛みを与えられている場面を観ると自分も痛みを感じてしまうことがあるが、このような他者の知覚・感情状態の共有は共感の感情的側面の一部である（Zaki & Ochsner, 2012）。fMRI 研究により、自身に痛みが加えられる条件と他者の痛みを観察する条件の両者において、痛みや苦痛の処理に関与する**前島**や**前部帯状皮質**の活動が上昇することが明らかとなった（Singer, Seymour, O' doherty, Kaube, Dolan, & Frith, 2004）。この結果は、人には他者の痛みをあたかも自分の痛みのように感じる能力があることを示している。

　感情の共有については、ミラー・ニューロン・システムの働きも重要とされており、このシステムは観察された他者の経験と同様の表象を観察者にも喚起させることで、共感を支えているとされている（Preston & de Waal, 2002）。ミラー・ニューロンはサルの運動野に位置し、自分が把持<ruby>把持<rt>はじ</rt></ruby>行為（ものを掴む行為）を実行するときと他個体の把持行為を観察しているときの両者において活動する神経細胞群である（Rizzolatti, Fadiga, Gallese, & Fogassi, 1996）。fMRI を用いた研究から、人においては運動模倣と他者の運動の観察の両者に**下前頭回**<ruby>下前頭回<rt>かぜんとうかい</rt></ruby>や**下頭頂葉**が関与することが明らかとなり（Iacoboni, Woods, Brass, Bekkering, Mazziotta, & Rizzolatti, 1999）、これらの脳領域はミラー・ニューロン・システムとしてまとめられている（Rizzolatti & Fabbri-Destro, 2008）。

ミラー・ニューロン・システム
mirror neuron system
➡ p.241 キーワード集

共感
empathy
➡ p.176、p.188「共感的理解」、p.168 コラム 参照。

前島
anterior insula

前部帯状皮質
anterior cingulate cortex

表象
➡ p.123 参照。

下前頭回
inferior frontal gyrus

下頭頂葉
inferior parietal lobe

［3］脳の電気活動の変化を捉える方法

　頭部に複数の電極を装着し、脳の電気活動を捉える方法は**脳波（EEG）**である。脳波では脳の電気活動を継続して測定し、その波形に着目した解析が行われる。覚醒水準により脳波の波形の周波数が変化するが、閉眼時やリラックスした状態だと α 波（8–13 Hz）がみられる（詳しくは堀，2014）。神経細胞の過活性により生じる**てんかん**は非典型的な脳波パターンを示すことが知られており、EEG がその診断に活用されている（Scheffer et al., 2017 日本てんかん学会分類・用語委員会訳，2018）。

　人の心と脳の電気活動の関係については、**事象関連電位（ERP）**を用いて検討されることが多い。ERP では、刺激呈示などの事象の前後に生じた脳の電気活動の変化を検討する。生体反応にはノイズが多く、脳の電気信号も同様である。したがって ERP では、ある事象を繰り返し参加者に呈示し、それら複数試行の脳波を加算し平均をとることで、ノイズを相殺しその事象に関連する脳の電気的活動の変化を検出する。一定間隔で同じ聴覚刺激を呈示し、稀にランダムなタイミングでそれとは異なる聴覚刺激を呈示するオドボール課題では、その珍しい刺激に注意が捕捉されるが、その際には刺激呈示から約 300 ms 後にポジティブな電気活動（P3 成分）が生じる（Picton, 1992）。したがって、この P3 成分は注意と関連する脳活動であるとされている。

　脳波や事象関連電位は脳の電気信号を測定するため、細かい時間単位でその変化を弁別することができる。つまり、時間分解能の高い手法である。しかし、これらの手法は電気活動がどの脳領域から生じたか細かく特定することは難しい。つまり、空間分解能は比較的低い手法である。

［4］脳刺激法

　fMRI や EEG は脳活動を測定する手法であるが、脳と心の対応を研究する手法には、脳に外部から非侵襲的に刺激を与える方法もある。このような脳刺激法は、脳の活動に干渉することで心的活動にどのような影響が生じるかを検討することで、脳と心の因果関係を明らかにする。

　脳刺激法の代表的な手法は、**経頭蓋磁気刺激法（TMS）**である。この手法ではコイルにより強い磁場を発生させ、ターゲットとした脳領域活動を局所的に抑制・亢進させる。**前頭前野（PFC）**の背外側部への TMS による刺激により抑うつ症状（➡ p.141 第 12 章参照）が改善されることが示されており（Slotema, Blom, Hoek & Sommer, 2010）、日本でもその治療への活用が始まっている。

　脳刺激法には**経頭蓋直流電気刺激（tDCS）**もあり、tDCS では電極を

脳波
EEG: electroencephalo-
graph
➡ p.237 キーワード集、
p.180 コラム 参照。

てんかん
epilepsia

事象関連電位
ERP: Event-Related
Potentials
➡ p.228 キーワード集

経頭蓋磁気刺激法
TMS: Transcranial
Magnetic Stimulation

前頭前野
PFC: Prefrontal Cortex
➡ p.233 キーワード集

脳の空間的位置の詳細
脳の細かな位置を表現する際には、上部を背側（dorsal）や下部を腹側（ventral）、前部を吻側（rostral）、後部を尾側（caudal）、前方から見て内側（medial）、外側（lateral）という表現が用いられる。これは四足歩行の動物をイメージすると理解しやすい。

治療行為における TMS の使用の注意
2021 年現在では、TMS による治療の対象疾患は「既存の抗うつ薬による十分な薬物療法によっても、期待される治療効果が認められない中等症以上の成人（18 歳以上）のうつ病（p2; 日本精神神経学会　新医療機器使用要件等基準策定事業 rTMS 適正使用指針作成ワーキンググループ，2018）」とされている。

経頭蓋直流電気刺激
tDCS: transcranial Direct
Current Stimulation

脳表面に装着し、電流刺激を与えることで脳の活動に干渉する。tDCS は TMS と比べて刺激範囲が広く局所的に脳領域と心の働きの関係を検討することは比較的難しいものの、TMS と比べ安価で簡便に脳刺激が可能という利点がある。

tDCS の利用への注意
tDCS はその簡便さから比較的入手しやすいが、その効果や安全性については検証段階のものが多く、安易な利用をしないように注意喚起が行われている（日本臨床神経生理学会 脳刺激法に関する委員会，2016）。

B. 自律神経系

　自身に生じた感情を表現する際には、「胸が躍る」や「手に汗握る」などの身体反応を用いた表現を使用することがある。このように感情と身体反応の結びつきは強く、人の感情状態の指標として自律神経系の活動が用いられることが多い。ここでは自律神経系活動の測定法とその知見について説明する。

［1］ 心拍

　自律神経系活動の指標としてよく用いられるものに、心拍がある。心拍を測定する際には、**心電図（ECG）** により心臓活動に伴う電気信号の変化が測定される。心電図では身体に複数の電極を装着するが、心理学研究では手首や足首などに電極を装着する簡便な方法がとられることが多い。心電図では心室の収縮の直前に顕著な陽性の波（R 波）が生じるが、1 分間にその R 波が生起した数が心拍数である。また、2 つの R 波の間隔（R-R 間隔）から瞬時心拍数が求められる。心臓は交感神経系と副交感神経系の二重支配を受けており、交感神経系が優位となると R-R 間隔が短く（心拍が速く）なり、副交感神経系が優位になると R-R 間隔が長く（心拍が遅く）なる。感情画像（快感情や不快感情を喚起させる画像刺激）を呈示した直後に心拍が減少するが、この減少は快刺激と比べて不快刺激において大きくなることが明らかになっている（Bradley, Codispoti, Sabatinelli & Lang, 2001）。

　また、瞬時心拍数は呼吸などにより変動するが、その変動性に着目した指標として**心拍変動（HRV）** がある。HRV のうちその高周波成分（0.15-0.4 Hz）が副交感神経系の活動を反映しており、HRV の高さと不安症状や抑うつ症状が負の相関関係にあることが示されている（Chalmers, Quintana, Abbott & Kemp, 2014; Kemp, Quintana, Gray, Felmingham, Brown & Gatt, 2010）。

［2］ 皮膚コンダクタンス反応

　皮膚コンダクタンス反応（SCR） では、指尖に電極を装着し、極めて

心電図
ECG: electrocardiogram

心拍変動
HRV: Heart Rate Variability
➡ p.231 キーワード集

皮膚コンダクタンス反応
SCR: Skin Conductance Response

微弱な電流を与え、指尖の電気抵抗の変化を計測する。交感神経系の活動が上昇し指尖に発汗が生じると、電気抵抗は低下する。感情画像刺激を用いた研究から、**覚醒度**の高い刺激に対して SCR 振幅が増大することが示されている（Bradley et al., 2001）。SCR は心拍など他の自律神経系活動の指標と組み合わされ、犯罪捜査において事件に関連する記憶の有無を検出する手段として用いられている（ポリグラフ検査；小川・松田・常岡, 2019）。

　皮膚コンダクタンスと心の関係については、**ソマティック・マーカー仮説**をとりあげる。意思決定には各選択肢の価値や報酬・損失が生じる確率の計算が関与しており、高次な認知機能にのみ支えられているという印象を持つ人は少なくないのではないかと思う。しかし、ソマティック・マーカー仮説では、このような意思決定における身体反応の重要性が指摘されている（Damasio, 1996）。この仮説は、ギャンブリング課題を用いて検証が行われた（Bechara, Damasio, Tranel, & Damasio, 1997）。この**ギャンブリング課題**には、報酬獲得の期待値が低い悪いデッキ（低確率で大報酬、高確率で金銭没収）と、報酬獲得の期待値が高い良いデッキ（高確率で小報酬、低確率で金銭没収）があり、参加者はフィードバックを頼りにそれぞれのデッキがどのデッキか学習する。脳損傷のない健常群では意思決定が良いデッキに偏る前に悪いデッキを引く時の SCR 振幅が高くなった。一方で、**前頭前野腹内側部**を損傷した患者群では、認知機能検査には困難がみられないものの、悪いデッキをひく際の SCR 反応が生じず、良いデッキに選択が偏ることはなかった。この研究から、リスクに対する身体反応がリスク忌避行動に先んじて生じること、そのような予期的な身体反応の生起が意思決定に影響すること、前頭前野腹内側部がそれら一連のプロセスに関与することが示された。

覚醒度
arousal

ソマティック・マーカー仮説
somatic marker hypothesis
➡ p.233 キーワード集、p.41 参照。

ギャンブリング課題
gambling task
ギャンブルと心理学については
➡ p.68「強化スケジュール」参照。

前頭前野腹内側部
ventromedial prefrontal cortex

3. 遺伝

A. 個人差の生物学的基盤

　人の性格や運動能力、認知能力の個人差に**遺伝的要因が影響している**（➡ p.22 第2章参照）。二卵性双生児と一卵性双生児の比較を行う行動遺伝学的研究では、ほとんどの心理変数に遺伝的要因が影響することが明ら

遺伝的要因の影響の解釈における注意
このことは人の性格や認知能力は遺伝子により「決まる」ことを意味しない。遺伝的要因の個人間差の分散説明率を推定した場合にその推定値が0となる心理変数はない、つまり遺伝的要因の影響がない心理変数はないという意味である（安藤, 2011）。

かとなっているが（安藤，2011）、この遺伝的要因とは個々人の遺伝子情報の違いのことである。

　遺伝子はA（アデニン）・G（グアニン）・T（チミン）・C（シトシン）という4つの塩基の配列により構成されており、この塩基配列の違いが人の身体や心の個人差に影響する。塩基配列の個人差には、ある配列内の1つの塩基に置換が生じている**一塩基多型（SNP）**やある塩基配列の繰り返し回数が異なる**反復配列多型（VNTR）**などがある。爪や唾液、口腔細胞などからDNAを抽出し、**PCR**でターゲットとなる遺伝子の塩基配列を増幅することで、参加者の**遺伝子多型**解析が行われる。遺伝子多型のタイプにより参加者を群分けし、心理変数の群間差をみることで、遺伝子情報と心の関係について検証が行われる。

B. 遺伝子多型と脳機能、精神病理

　脳や心との関連が多く研究されている遺伝子多型に**セロトニン・トランスポーター（5-HTT）**遺伝子多型がある。これは、シナプス間隙のセロトニンの再取り込みを行うセロトニン・トランスポーターの発現に関与する遺伝子多型である。この遺伝子多型には塩基配列の違いによりshort多型やlong多型といった多型があるが、short多型はlong多型と比べ5-HTTの発現量が少なく（Lesch et al., 1996）、西洋と比べ東洋で、このようなshort多型を持つ人の割合が多い（Chiao & Blizinsky, 2010）。

　5-HTT遺伝子多型は**抑うつ**のリスクに関連するとされてきた。その初期の研究（Caspi et al., 2003）では、参加者を5-HTT遺伝子多型のタイプにより3群に分け（short/short多型群、short/long多型群、long/long多型群）、ライフストレスの数が多くなるほど抑うつの症状は大きくなるが、このような正の関係はshort多型を多く持つ人においてより顕著であることが示された。また、このような5-HTT遺伝子多型は、扁桃体の活動性への影響を介して、抑うつのリスクと関連する可能性が、遺伝子多型解析と脳イメージング研究を組み合わせた**イメージング・ジェネティクス**研究から示された。具体的な研究例（Hariri et al., 2002）をあげると、参加者を5-HTTのshort多型を1つでも持つ群（s群）とlong多型を2つもつ群（l群）に分け、fMRIで計測した恐怖表情に対する扁桃体活動を群間比較した。その結果、l群と比べs群のほうが扁桃体活動が大きく、short多型を持つ人はネガティブ刺激に対する扁桃体活動の感受性が高く、それが抑うつのリスクと関連すると指摘した。このような手法により、遺伝的要因が人のパーソナリティや精神疾患のリスクに影響を及ぼすメカニズム

一塩基多型
SNP: Single Nucleotide Polymorphism

反復配列多型
VNTR: Variable Number of Tandem Repeat

PCR: Polymerase Chain Reaction

遺伝子
gene
➡ p.221 キーワード集

遺伝子多型
gene polymorphism

セロトニン・トランスポーター
5-HTT: 5-hydroxytryptamine transporter

抑うつ
depression
➡ p.141「うつ病」参照。

イメージング・ジェネティクス
imaging genetics

が検証されている。

　しかし、上記の研究結果は後のメタ分析や追試において否定的な結果が報告されているため、慎重に取り扱われる必要がある。例えば、抑うつに対する5-HTT遺伝子多型とライフストレスの交互作用についてメタ分析が行われた結果、ライフストレスの主効果のみが有意だったと報告されている（Culverhouse et al., 2018）。また、5-HTT遺伝子多型と恐怖表情に対する扁桃体活動の関係を比較的大きなサンプルサイズにより追試した研究では、これらの間に有意な関係はみられなかった（Bastiaansen, Servaas, Marsman, Ormel, Nolte, Riese & Aleman, 2014）。また、ポジティブな結果がみられているメタ分析のデータセット（Murphy, Norbury, Godlewska, Cowen, Mannie, Harmer & Munafo, 2013）にこの追試研究のデータを加えて再度メタ分析をすると、5-HTT遺伝子多型と扁桃体活動の関係は非有意となったことが報告されている（Bastiaansen et al., 2014）。

　1つの遺伝子多型が脳活動や心理変数に与える影響の強さ（効果量）は比較的小さいため（Avinun, Nevo, Knodt, Elliott & Hariri, 2018; Chabris, Lee, Cesarini, Benjamin & Laibson, 2015）、その結果の頑健性には特に注意を払う必要がある。現在では、全遺伝子情報を解析する**ゲノムワイド関連解析（GWAS）**を用い複数の遺伝子多型が心理変数に与える影響や、後天的な遺伝子発現の変化（**エピジェネティクス**）の影響、さらには「differential susceptibility（Belsky & Pluess, 2009）」という概念に基づいた遺伝的要因と環境的要因の相互作用など、より複雑なメカニズムに着目した研究が行われている。

ゲノムワイド関連解析
GWAS: Genome-Wide
Association Study

エピジェネティクス
epigenetics
➡ p.119 参照。

▌理解を深めるための参考文献

● 堀忠雄・尾崎久記（監修）『生理心理学と精神生理学』北大路書房，2017.
　第1巻は生理指標の測定原理について、2巻以降は人の心と生物学的基盤の関連について詳細に説明されている。
● 林康紀（編）『脳科学辞典』https://bsd.neuroinf.jp/wiki/, 2020.
　神経科学者により作られた、神経科学を無償で学習できるウェブサイトである。Wikipediaのような形式で、神経科学に関する用語の解説記事が掲載されている。

多くの人にとって、1つのことに集中し続けることは難しい。授業中や仕事中、運転中でさえ、いつの間にか余計なことに思いを巡らせてしまう（注意の持続時間については第7章参照）。私たちは起きている間の実に 30 〜 50％もの間、このような思考のさまよい＝**マインドワンダリング**を経験しているらしいことがわかってから、この現象は「心のデフォルトモード」とも呼ばれ、大きな注目を集めている。そのような長い時間を費やしているのだから、マインドワンダリングはさぞかし重要な心の機能を担っているのだろうと考えるのが自然である。実際、マインドワンダリングは創造的思考を促進し（Baird et al., 2012）、より良い社会的問題解決を可能にし（Ruby et al., 2013）、将来の計画を精緻化し（Oettingen & Schworer, 2013）、退屈なときに精神的なリラックスを提供する（Mooneyham & Schooler, 2013）といったポジティブな機能を持つことが示唆されている。近年では、マインドワンダリング中に考えている内容によって効果が異なることもわかってきており、たとえば将来に関することを考える頻度が高いほど健康度や**ウェルビーイング**が高いという関係や（VanMeter et al., 2020）、パートナーに関することを考える頻度が高いほどパートナーとの関係に重きを置くようになるという関係も見出されている（Kajimura et al., in prep）。

ところが、それ以上に多くの研究で、マインドワンダリングが心の機能にさまざまな悪影響をもたらしていることがわかっている。マインドワンダリングは気分をネガティブにし（Killingsworth & Gilbert, 2010）、周囲に対する注意を妨げることで課題の遂行に干渉し（Barron et al., 2011）、学業に悪影響を及ぼし（McVay & Kane, 2009）、作業事故や交通事故の原因となる（He et al., 2011）。さらには、**注意欠如・多動性障害（ADHD）**や**不安障害**、**抑うつ**などの精神疾患との関連も明らかになってきた（Berman et al., 2011）。以上をふまえると、マインドワンダリングはうまく付き合えば人生を豊かにしてくれるが、付き合い方を間違えると人をダメにしてしまう、取り扱いに注意を要する現象であるといえる。

注意欠如・多動性障害
ADHD: Attention Deficit/Hyperactivity Disorder
➡ p.222 キーワード集、p.131 参照。

不安障害
anxiety disorder
➡ p.240 キーワード集、p.142 参照。

抑うつ
depression
➡ p.141「うつ病」参照。

第4章 感情・動機づけ・欲求

私たちは日常生活の中でさまざまな行動をとっている。これらの行動には、感情や動機づけが深く関わっている。本章では、感情や動機づけの仕組みについて、代表的な理論を取り上げながら解説する。さらに、感情の認知機能への影響や、感情表出機能としての表情について解説するとともに、動機づけに影響を及ぼすさまざまな要因についても解説する。

1

感情の種類や感情の生起について心理学で提唱されてきた理論について学ぶとともに、感情に関わる脳のメカニズムを学ぶことで、感情の仕組みについて理解する。

2

記憶や注意・思考などの認知機能に感情が及ぼす影響や、社会的シグナルとしての表情の特徴や影響を学ぶことで、感情が有している機能について理解する。

3

欲求の種類の違いや、行動の自律性の違いや程度、行動や価値の認知などのさまざまな視点から動機づけを理解するとともに、動機づけに影響するさまざまな要因について理解する。

1. 感情

私たちは、日常生活の中でさまざまな感情を経験する。感情は、誰しも経験したことのある現象だが、その定義は難しい。心理学においては、一過性で強い感情的変化を**情動**、比較的長時間続く弱い感情的変化を**気分**と言うことが多い。ただし、これらの区別も厳密なものではない。そのため、本章では最も包括的な概念と考えられる「**感情**」という用語を基本的に使用する。

情動
emotion

気分
mood

感情
affect

A. 感情の仕組み

[1] 感情の種類

我々が日常生活で経験する感情は多岐にわたる。たとえば、試験の点数が良かった時に経験するポジティブな感情は、喜びや安堵、さらには誇りとさまざまである。一方で、試験の点数が悪かった時に経験するネガティブな感情にも、悲しみや悔しさ、勉強が足りなかった自分への怒りや恥ずかしさなどのさまざまな種類が存在する。

日常生活において、感情はカテゴリに分類されて認識されることが多い。中でも、喜び・怒り・嫌悪・悲しみ・驚き・恐怖は**基本感情**と言われ、人類が共通して持っている感情であるとされている（Ekman, 1992）。一方で、感情はカテゴリのように離散的なものではなく、連続的なものであり、快・不快と覚醒・睡眠（不覚醒）という2次元上に布置することができるとする考え方もある（Russell, 1980; ➡**図4-1**）。先ほどの例では、喜びは快で覚醒度の高い状態、安堵は快で覚醒度の低い状態、怒りは不快で覚醒度の高い状態、悲しみは不快で覚醒度の低い状態を指すと言える。

基本感情
basic emotion
➡ p.225 キーワード集

感情の生起には、他者の存在も大きく影響する。たとえば、家の中で1人で踊っている時に恥ずかしさは感じなくても、それを誰かに見られていたら（もしくは、見られているかもと考えたら）恥ずかしいと感じることがあるだろう。このように、他者の存在が関与することで生起する感情を**社会的感情**と呼ぶ。恥（羞恥心）に加え、罪悪感や妬み、さらには誇りなどが社会的感情には含まれるとされる。

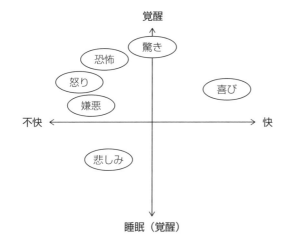

覚醒

驚き

恐怖

怒り

喜び

嫌悪

不快 ← → 快

悲しみ

睡眠（覚醒）

図 4-1　基本感情と快・不快、覚醒度の次元
出典）佐藤・魚野・鈴木, 2010. を一部改変

［2］感情生起に関する理論

　感情の生起メカニズムについては、その源泉が脳にあるのか、身体反応にあるのかという点が異なる2つの古典的な考え方が存在する（阿部, 2019）。この2つの**感情の理論**の違いは、「泣くから悲しいのか、悲しいから泣くのか」とまとめることができる。

　「泣くから悲しい」という考え方を支持する**ジェームズ・ランゲ説**では、身体反応を脳が知覚することによって生じるものが感情であると考えている。たとえば、突然暴漢に襲われるなどの恐怖が喚起されるような場面においては、心拍数の上昇などの身体反応が生じ、それが脳に伝わることによって恐怖という感情が生起するということである。このように、身体反応が感情の源であるという考え方から、ジェームズ・ランゲ説は**末梢起源説**とも言われる。

　一方で、「悲しいから泣く」という考え方を支持する**キャノン・バード説**は、状況が脳によって処理されることによって感情が作り出されるとともに、脳が身体反応をもたらすとする考え方である。つまり、恐怖場面においては、その状況を脳が処理することによって恐怖の感情が生起されるとともに、心拍数の上昇などの指令が脳から身体へと出された結果、身体的変化が生じるということである。このように、脳が感情の源であるという考え方から、キャノン・バード説は**中枢起源説**とも言われる。

　さらに、**シャクター**と**シンガー**は、身体反応の原因の認知という観点から感情の生起メカニズムを検討した（Schachter & Singer, 1962）。彼らは、心拍数などを上昇させる**エピネフリン**という薬剤の注射によって、人為的に参加者の身体を興奮状態にした。その後参加者は、楽しそうに振る舞う

感情の理論
theories of emotion
→ p.224 キーワード集

ジェームズ・ランゲ説
James-Lange theory
→ p.228 キーワード集、
p.8「ジェームズ」の項参照。

キャノン・バード説
Cannon-Bard theory

シャクター
Schachter, Stanley
1922-1997

シンガー
Singer, Jerome Everett
1934-2010

エピネフリン
アドレナリンとも呼ばれる。交感神経に作用し、心拍数や血圧の上昇などのように、身体を活動状態にする役割を担う。

他者、またはイライラしている他者がいる待合室で過ごし、その待合室で自身が感じていた感情をたずねられた。その結果、注射の影響についての情報を事前に与えられず、興奮状態が注射によってもたらされているものであると認識していなかった参加者は、周囲の他者が示している感情と同様の感情経験（他者が楽しそうにしていればポジティブな感情、他者がイライラしていればネガティブな感情）を報告した。これは、興奮状態という身体反応の原因を解釈する際に、周囲の状況を手がかりとしたためと考えられる。このように、身体反応だけでなく、その原因をどのように認知するのかも感情の生起に関わるという考え方を**二要因説**と言う。

［3］感情に関わる脳

　このように、感情の生起メカニズムについては、さまざまな理論が提唱されているが、その生起に脳が関わっているということは疑いようのない事実であろう。

　脳の中でも、情報の評価に関わっているとされるのが**大脳辺縁系**と言われる領域である。中でも、特に重要な役割を果たしていると考えられているのが、**扁桃体**である。扁桃体は、側頭葉の内側に存在する部位で、すべての感覚情報の入力を受け、その情報の評価を行っている。さらに、その結果を多くの領域の出力することで、身体反応や行動、認知処理に影響を及ぼしている。特に、扁桃体は恐怖などの不快感情の処理に強く関わっているとされ、扁桃体損傷患者は恐怖感情を感じにくくなったり、見知らぬ他者を信頼しすぎたりしてしまうことが知られている（Tranel, Gullickson, Koch, & Adolphs, 2006）。一方で、快感情の処理に主に関与しているとされるのが線条体である。線条体は、大脳の内部に存在する大脳基底核の一部であり、性的な画像などの生得的な報酬だけでなく（Sabatinelli, Bradley, Lang, Costa, & Versace, 2007）、金銭などの学習された報酬に対しても反応することが知られている（Breiter, Aharon, Kahneman, Dale, & Shizgal, 2001）。

　これらの大脳辺縁系や大脳基底核での評価の結果は、視床下部や脳幹などに伝えられ、自律神経系や内分泌系の身体的変化や、行動反応をもたらす。中でも、ストレス状況下に置かれた際には、自律神経系の中でも交感神経系の活動が高まり、身体が活動状態へと変化する。これは、ストレス状況に立ち向かったり、そこから逃げたりという必要な対処を可能とするための反応であり、**闘争－逃走反応**とも呼ばれる。

　ただし、これらの脳での評価の結果や、それに伴う身体・行動反応のすべてが感情経験として生起するわけではなく、前頭葉の前頭眼窩野や前部

二要因説
two-factor theory
➡ p.237 キーワード集

感情に関わる脳
➡ p.27 参照。

大脳辺縁系
limbic system
➡ p.27 参照。

扁桃体
amygdala
➡ p.240 キーワード集

闘争－逃走反応
fight or flight response
➡ p.236 キーワード集、
p.28 参照。

帯状皮質などによって、感情は制御されている。これらの領域は、生起した感情を適切なレベルに調整するなどの働きを担っているとされる。このような、情報の評価、身体・行動の変化、感情の制御に関わる脳領域の活動の過剰や低下などは、**不安障害**や**うつ病**などの感情に関わるさまざまな障害に関わっているとされている（佐藤・魚野・鈴木，2010）。

B. 感情の認知機能への影響

感情は、知的な心の働きである認知機能にさまざまな影響を及ぼしている。その1つが、記憶への影響である。たとえば、楽しい気分の時には過去の楽しい思い出が想起されやすいという経験はないだろうか。これは**気分一致効果**と呼ばれ、思い出す際の感情状態と一致した感情価を伴う情報が想起されやすいという現象であり（Bower, 1981）、特にポジティブな感情状態の際に強く見られるとされる（伊藤，2000）。さらに、記憶のされやすさには、記憶内容の感情的な強さ（覚醒度）も影響し、強い感情を含む内容のほうが記憶がなされやすくなる（Bradley, Greenwald, Petry, & Lang, 1992）。ただし、トラウマとなるような過度に強烈な感情を含む情報の場合には、その内容の記憶が抑制される場合もある（越智，1997）。

感情は、**注意**や**思考**のスタイルにも影響する。たとえば、ネガティブな感情が生じている状況においては、注意や思考の焦点化が生じやすくなる。ネガティブな感情が生起しているということは、そこに対処すべき何らかの問題が存在していることを意味する。注意や思考の焦点化は、その問題への対処を可能にするものであると考えられている。一方で、ポジティブな感情が生じている状況は、そのような対処すべき問題が存在しない状況と言える。そのため、注意や思考が拡張され、**ヒューリスティックス**な処理が行われやすかったり、創造的な思考が生まれやすくなったりするとされる（Schwarz & Clore, 2007）。

さらに、情動的な身体反応が意思決定を適切なものに導く役割を果たしているとする可能性も指摘されている（Damasio, 1994）。たとえば、過去に悪い結果をもたらした選択肢に直面した際には、過去の経験からネガティブな情動的な身体反応が喚起される。この身体反応はソマティック・マーカーと呼ばれ、悪い選択肢を避けるという適切な意思決定をもたらす信号として働いているとされる。このように、情動的な身体反応が適切な意思決定をもたらす信号としての役割を担っているという考え方を**ソマティック・マーカー仮説**と言う。

不安障害
anxiety disorder
➡ p.240 キーワード集、p.142 参照。

うつ病
depression
➡ p.222 キーワード集、p.141 参照。

気分一致効果
mood-congruent effect

注意
attention
➡ p.74 参照。

思考
thinking
➡ p.80 参照。

ヒューリスティックス
経験などに基づいた問題解決や思考の方略を指す。確実ではないものの、使用が簡単で処理の負担を減らすことができる。

ソマティック・マーカー仮説
somatic marker hypothesis
➡ p.233 キーワード集、p.33 参照。

C. 表情

　社会の中で生活していくためには、他者の感情状態を推測することが重要になる。それを可能にしている1つのツールが**表情**である。表情の特徴の1つとして、言語や文化が異なる他者であっても、その表情からおおよその感情の推測が可能であるという点が挙げられる。実際に**エクマン**は、欧米人との交流の無かったニューギニアのフォア族が、基本感情を示す欧米人の表情（喜び・怒り・嫌悪・悲しみ・驚き・恐怖）を理解できることを示した（Ekman & Friesen, 1971）。これは、ある種の表情は人類に共通した普遍的なものであることを示している。

　ただし、表情は常に同じように認識されるわけではなく、その認知は表情に付随するさまざまな情報の影響を受けて変化する。たとえば、嫌悪の表情に拳を振りかざすという怒りのジェスチャーを付加すると、表情が怒りであるという判断が増加することが知られている（Aviezer et al., 2008）。これは、表情がジェスチャーという文脈の影響を受けた上で認知されていることを示すものである。表情の認知は、ジェスチャー以外にもさまざまな**文脈**情報の影響を受けていると考えられる。

　また、表情認知や表出には、文化による違いも存在する。たとえば、文化によって識別されにくい表情が存在し、日本人を含む東アジア人は怒りと嫌悪の表情の判断を混同しやすいことが指摘されている（Jack, Blais, Scheepers, Schyns, & Caldara, 2009）。表情を認識する際に重視する部位に関しても、欧米人は口元、日本人は目元という違いが見られている（Yuki, Maddux, & Masuda, 2007）。さらに、どのような時にどのような表情を表出するかについてのルールである**表示規則**は、文化によって大きく異なっており、日本においては他者の前ではネガティブな表出が抑制されやすいという特徴がある（Ekman & Friesen, 1975）。

　表情は、注意や記憶にも影響する。たとえば、複数の顔の中に怒り表情が存在する場合には、怒り表情に注意が向き、見つけ出されやすくなる（Öhman, Lundqvist, & Esteves, 2001）。怒りを表出している人物は、自身に危害を及ぼす可能性のある対象である。そのような脅威となり得る対象に素早く対応するために、怒り表情の検出が促進されると考えられている。一方で、顔の記憶においては、喜び表情の顔が覚えられやすくなる（D'Argembeau, Van der Linden, Comblain, & Etienne, 2003）。これは、長期的な対人関係の構築においては、友好的な表情を示している顔を覚えておくことが重要になるためと考えられている。このように表情は、社会生活を円滑に進める上で、さまざまな役割を果たしている。

2. 動機づけ

　日常生活の中で私たちはその状況に応じた数多くの行動をとっている。たとえば、のどが渇いた状態では水を飲むという行動をとるだろうし、資格が取りたければ勉強するという行動をとるだろう。このように、欲求や目的などに基づいて行動を実行していく過程を**動機づけ**と言う。

動機づけ
motivation
➡ p.101「態度変容」、p.178 参照。

A. 欲求による違い

　動機づけは、それをもたらす**欲求**が生理的なものか、社会的なものかによって大きく２つに分けることができる。たとえば、「のどが渇いた」という状態は、生理的に不均衡で不快な状態である。そのような状態においては、不均衡な状態を正し、均衡な状態を取り戻そうとする欲求が生じる。渇き以外にも、空腹や睡眠などのように生存に必要不可欠で、生得的に備わっている欲求は、**一次的欲求**と呼ばれる。そして、のどが渇いた状態では水を飲もうとする、空腹状態では何かを食べようとするなどのように一次的欲求によってもたらされる動機づけを**生理的動機づけ**と言う。

欲求
need
➡ p.242 キーワード集、p.134「フロイトの心的装置と防衛機制」参照。

一次的欲求
primary need

生理的動機づけ
physiological motivation

　一方で、「資格を取りたい」という達成に関する欲求は、生理的にもたらされているものではない。達成欲求以外にも、「誰かと仲良くなりたい」「誰かに認められたい」などの生理的ではないさまざまな欲求を私たちは有している。これらの欲求は、社会生活の中で獲得されてきた欲求であり、**二次的欲求**と呼ばれる。そして、仲良くなりたいから話しかけようとする、認められたいから勉強を頑張ろうとするなどのように二次的欲求によってもたらされる動機づけを**社会的動機づけ**と言う。

二次的欲求
secondary need

社会的動機づけ
social motivation

　マズローは、人は自己実現に向かって成長していく存在であるという考え方に基づき、欲求を「①生理的欲求」「②安全欲求」「③所属と愛の欲求」「④承認欲求」「⑤自己実現欲求」の５つに分類した。そして、それら５つの欲求が階層的構造を成すとする**欲求階層説**を提唱した（Maslow, 1970; ➡図4-2）。この考え方では、所属と愛の欲求が満たされて、はじめて承認欲求が生じるといったように、より高次に位置する欲求が生じるためには、それよりも低次な欲求が満たされている必要があるとされる。

マズロー
Maslow, Abraham Harold
1908-1970
➡ p.241 キーワード集、p.135「ロジャーズ」の側注 参照。

欲求階層説
need-hierarchy theory
➡ p.242 キーワード集

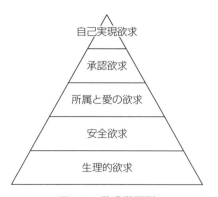

図 4-2　欲求階層説
出典）　Maslow, 1970.をもとに作成

B. 社会的動機づけ

[1] 内発的動機づけ・外発的動機づけ

内発的動機づけ
intrinsic motivation
➡ p.237 キーワード集

外発的動機づけ
extrinsic motivation
➡ p.237 キーワード集

　動機づけは、行動の源がその行動自体に内在化されているか否かという違いで、**内発的動機づけ**と**外発的動機づけ**に分類することができる。これは、その行動自体が目的となっているか否かによる違いと言い換えることもできる。たとえば、「戦国武将が好きで、ある武将について詳しく知りたいから、図書館で本を調べてみる」という状態においては、知識を得るという行動自体が目的となっている。このように、行動自体が目的となっている状態を内発的動機づけと言う。この状態においては、行動は自律的に生じていることになる。一方で、「ご褒美のために勉強する」「怒られないために勉強する」などのように、外的な報酬や罰によって行動がもたらされることもある。このように、行動の目的がその行動の外に存在し、行動が自律的に生起しているとは言えない状態を外発的動機づけと言う。

　ただし、その行動自体が目的となっている、つまりは内発的に動機づけられている場面はそう多くはない。たとえば、勉強の場合では、勉強自体が目的ということはあまりなく、「資格試験に合格するため」などのように、何らかの外的な目的のために行われる外発的動機づけである場合のほうが多い。しかし、「ご褒美を買ってもらうため」と「資格試験に合格するため」では、その動機づけの状態は異なると感じるだろう。その違いについて、**デシ**と**ライアン**は行動の自己決定の程度によって区分するという**自己決定理論**を提唱している（Deci & Ryan, 1985）。たとえば、「ご褒美を買ってもらうため」と「資格試験に合格するため」を比べると、「資格試験に合格するため」の勉強のほうが、行動の自己決定の程度は高い。さらに、「資格試験に合格するため」の中でも、「試験に落ちて恥をかかない

デシ
Deci, Edward L.
1942–

ライアン
Ryan, Richard M.
1953–

自己決定理論
self-determination
theory
➡ p.228 キーワード集

ため」よりも「その資格が自分にとって重要だと思うため」のほうが自己決定の程度は高くなる。このように、自己決定の程度が高まると、行動の理由や価値が次第に行動自体に内在化されていき、より自律的に行動が生起している状態、つまりは内発的動機づけに近い状態へと変化していく。このように自己決定理論においては、外発的動機づけと内発的動機づけは連続的に変化するものであるとされる。そのため、最初は外発的動機によって開始された行動であっても、その行動自体に価値を見出し、自律的に行動していくように変化させていくことが重要になると言えるだろう。

　内発的動機づけに関しては、報酬が与えられることによる影響についての検討も行われている。たとえば、デシは、大学生が自発的にパズルを解く時間が、報酬を与える前後で変化するかどうかを検討した（Deci, 1971）。その結果、報酬が打ち切られた後においては、報酬を経験する前よりも自発的にパズルを解く時間が短くなった。このように、報酬が一度与えられると、その報酬が取り下げられた後の内発的な行動の生起が阻害されてしまうことを**アンダーマイニング現象**と言う。これは、報酬を得るという経験によって、行動の目的が行動自体から外的な報酬へと変化してしまい、その報酬なしでは行動が生起しなくなるためである。ただし、報酬が必ずしも動機づけを低下させるわけではなく、動機づけを上昇させる効果を持つ場合もある点には注意が必要である（西村，2019）。

アンダーマイニング現象
undermining pheno-
menon

［2］期待・価値理論

　ある目標を成し遂げようとする達成動機づけは、自分がその目標を成功させられそうかについての期待や、その目標が有する価値の捉え方の影響を受ける。たとえば、合格する可能性が極めて低いと考えられる資格試験は、価値が高いと認識されるだろうが挑戦しようとは思わないだろうし、合格する可能性が極めて高いと考えられる資格は、取得してもあまり価値がないと考えられ、挑戦しようという意欲は湧きにくいだろう。このように、目標の成功可能性と目標の価値が連動し、それらによって達成動機の強さが決定されるとする考え方を**期待・価値理論**と言う（Atkinson, 1957）。この考え方においては、「頑張れば成功するかもしれない」という成功可能性が中程度の目標に対しての動機づけが最も高まりやすいとされる。

期待・価値理論
expectancy-value
theory

　ただし、どのような時に達成動機が高まりやすいかは、成功体験への動機と失敗を回避したいという動機のどちらが強いかどうかの影響も受ける。これらは、成功に伴う誇りなどのポジティブな感情に接近したいという欲求と、失敗に伴う恥などのネガティブな感情を回避したいという欲求のどちらが強いかと言うこともできる。そして、成功体験への動機のほうが強

い人では、成功可能性が中程度の場合に達成動機が最大となるが、失敗回避動機のほうが強い人では、成功可能性が極端に高く、確実に成功できる場合、もしくは成功可能性が極端に低く、失敗しても恥とはならない場合に達成動機が最大になるとされる。

帰属理論
➡ p.224 キーワード集、p.98 参照。

原因帰属
causal attribution
➡ p.83「対応バイアス」の項 参照。

［3］原因帰属理論

　ある結果となった原因を何だと考えるかという**原因帰属**も、その後の動機づけへと影響する。たとえば、資格試験に落ちた際の原因を、勉強不足だと捉えた場合には、勉強量を増やすことで対処が可能だと考えることができるため、次の試験に向けての勉強が促進されるだろう。一方で、自分自身の能力の低さが原因だと考えた場合には、頑張ってもどうにもならないという諦めが生じてしまい、さらなる勉強への動機づけを高めることは困難だろう。

ワイナー
Weiner, Bernard
1935–

　ワイナーは、原因帰属を、原因が自分自身の内側にあるのか外側にあるのか（**統制の所在**：内的・外的）と、その結果が安定的に期待できるかどうか（**結果の安定性**：安定・不安定）の組み合わせによって説明した（Weiner, 1980; ➡**表4-1**）。それによると、原因が自分自身にあり、その結果が安定的な場合には「能力」に、結果が不安定な場合には「努力」に原因が帰属され、原因が外的で結果が安定的な場合には「課題の困難度」に、結果が不安定な場合には「運」に原因が帰属されることになるとしている。そして、原因が内的で、かつ結果が変わり得る「努力」に原因が帰属された場合に、その後の動機づけが最も高まるとされる。

表 4-1　原因帰属の分類

		統制の所在	
		内的	外的
結果の安定性	安定	能力	課題の困難度
	不安定	努力	運

出典）Weiner, 1980. をもとに作成

［4］自己効力感・学習性無力感

　ある行動を実行するかどうかには、その行動について自分自身が抱く予期や確信も影響する。たとえば、「資格試験のための1日8時間の勉強」の実行には、「1日8時間の勉強」という行動が合格という結果をもたらすという予期と、その「1日8時間の勉強」という行動を自分自身が適切に実行できるだろうという確信が必要となる。このように、ある結果をも

たらすであろう行動を、自分自身が適切に実行できるという確信のことを**自己効力感**と言う（Bandura, 1977）。自己効力感が高い場合には、ある行動を成し遂げられそうと考えられるため、実際に行動が実行に移されやすくなるが、自己効力感が低い場合には、実行前に行動を諦めてしまうことが多くなる。自己効力感は、行動の結果としての成功体験によって維持・向上されるため、実際に行動を実行することが多く、成功体験の機会が多い自己効力感が高い人は、自己効力感を高い状態で維持しやすくなるとされる。

　一方で、行動の結果が伴わない状況を繰り返し経験することが、動機づけの低下をもたらすこともある。**セリグマン**と**マイヤー**は、電気ショックを与えられた犬が、それを回避するための行動をとるかどうかという実験を行った（Seligman & Maier, 1967）。その結果、事前に電気ショックを回避できないという状況を繰り返し経験した犬は、自身が行動すれば電気ショックを容易に回避できるように状況が変わったとしても、回避のための行動をとらず、電気ショックに耐えることしかしなかった。これは、「いくら行動しても、電気ショックから逃れられるという結果が伴わない」という経験の中で、無力感を学習してしまったためだと考えられる。これを**学習性無力感**と言う。学習性無力感は、人においても見られる現象である。たとえば、いくら勉強しても成績が上がらなければ、勉強への動機づけは下がり、無気力な状態になってしまうだろう。また、いじめや虐待などにおいても、自身ではどうしようもできない無力感を学習してしまうと、それ以上の行動を自分からとることができなくなってしまう恐れもあるため、注意が必要である。

自己効力感
self-efficacy
➡ p.228 キーワード集、pp.153–154「レジリエンス」の項 参照。

セリグマン
Seligman, Martin Elias Pete
1942–

マイヤー
Maier, Steven F.
1943–

学習性無力感
learned helplessness
➡ p.223 キーワード集

▌**理解を深めるための参考文献**
- ●大平英樹（編）『感情心理学・入門』有斐閣，2010.
　感情の理論や機能、その生物学的基盤について、わかりやすく解説されている。
- ●上淵寿・大芦治（編著）『新・動機づけ研究の最前線』北大路書房，2019.
　動機づけに関わるさまざまな理論やそれに関わる研究知見が解説されている。

⬤ コラム　　**フロー──成長を促すポジティブな没入経験**

　フローとは私たちがなんらかの活動に没入しているときに経験する、流れるような意識状態を指す言葉である。私たちは普段、なんらかの活動をしている時であっても幾らかは自己の内面を省みているが、フローの最中は全ての注意がその活動に対して向けられるため、あたかも自分がその活動そのものに融合してしまっているような感覚を経験する。フローは、人が内発的に動機づけられた活動に取り組んでいる最中の主観的経験を現象学的に捉えようと**チクセントミハイ**によって提唱された概念である（Csikszentmihalyi, 1990）。

　フローの生起条件の1つに、挑戦と能力のバランスがある。取り組もうとしている活動の挑戦のレベルと、自分がその活動を遂行するために持っている能力のレベルがともに高く、バランスが取れている状態において私たちはフローを経験しやすい。挑戦のレベルが能力のレベルを超えて高いと遂行できるだろうかと不安を感じる。逆に能力のレベルが挑戦のレベルを超えて高いと簡単すぎて退屈を感じてしまう。

　フローを求めることは、挑戦と能力のバランスが取れた最適な状態を求めることでもあり、人の成長・発達を促す働きを持つ。たとえば、はじめはフローを経験できていた活動も、何度も繰り返していくと能力が成長し、挑戦のレベルとは釣り合わなくなり、退屈なものになってしまう。また、新しい活動が以前よりも挑戦的なものであれば、能力のレベルと釣り合わなくなり、不安を感じる。こうした不安・退屈な状況に置かれたときに、再びフローを経験すべくハイレベルな活動に挑戦したり、能力を鍛えたりすることで、より高いフローを経験できる状態にシフトしていく。こうした、フロー→不安・退屈→フロー→…の繰り返しにより私たちはより挑戦的な活動にも取り組むことができる高い能力を身につけていくと考えられている（図1）。

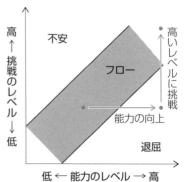

矢印はフローを通じた成長プロセスの例

図1　フローと挑戦・能力の関係

チクセントミハイ
Csikszentmihalyi,
Mihaly
1934–2021

48

第5章 感覚・知覚

私たちは、外界からさまざまな情報を得て行動している。その情報は、見える、聞こえる等、私たちに多種多様な経験をもたらす。このような対象や事物に関して知る経験を知覚といい、そのもととなる各感覚器（感覚器官）に適切な刺激が与えられた際の印象を感覚という。本章では、さまざまな知覚の現象について、感覚器の特徴とともに解説する。

1

眼や耳などの感覚器ごとの仕組みと特徴について知るとともに、物理的に記述することのできる外界の情報と、私たちの知覚経験との差異を通じて、知覚の特徴について学ぶ。

2

それぞれの感覚モダリティの情報を統合し、どのように外界を知覚しているのか、五感の相互作用について知ることで、われわれの日常的な行動の基礎となる情報の獲得の特徴について理解を広げる。

3

知覚機能に生じる不全について、主要な知覚における障害の特徴と、その仕組みについて知る。

1. 知覚の処理過程

知覚
perception
➡ p.234 キーワード集

A. 感覚

　私たちは外界の情報を五感（五官）によって知り、行動することができる。五感を通じて経験されるそれぞれに固有の性質を**感覚モダリティ**と呼び、物理的な性質とそこから予測される感覚的な性質に大きな違いがあるときを**錯覚**、視覚や聴覚における錯覚をそれぞれ**錯視**、**錯聴**と呼ぶ。

　私たちに何かしらの感覚が生じる、あるいは感覚が生じたことに気付くためには、感覚器に対応したある程度の物理的なエネルギーが必要である。このような感覚が生じるかどうかの境目を**刺激閾**あるいは**絶対閾**といい、感覚が生じる最小の物理的な強度を**閾値**という。閾値の逆数を**感度**という。感覚が生じている強度の刺激を**閾上刺激**、刺激閾の値よりも低い強度の刺激を**閾下刺激**という。同種の感覚が保たれる最大の物理強度を**刺激頂**という。同種の刺激の差異を感知できるかどうかの境を**弁別閾**といい、弁別できる最小の強度の差異を弁別閾値あるいは**丁度可知差異**という。また、2つの対象のある性質について、物理的に等価でなくても感覚的には等価であると感じた際の強度を**主観的等価点**という。

　外界の物理的な性質と、感覚器を通じた知覚経験との対応についてはさまざまな考え方がある。**ギブソン**は網膜像が原因となってその結果として知覚が生じるとする考えから脱却し、知覚は環境と動物との相互依存関係により成立するとし、このような動物との関係において規定される環境の持つ意味あるいは特性を**アフォーダンス**と呼んだ。

感覚モダリティ
sensory modality
➡ p.224 キーワード集

錯覚
illusion

錯視
visual illusion

刺激閾
stimulus threshold/
stimulus limen

絶対閾
absolute threshold

閾値
threshold/limen

閾上刺激
supraliminal stimulus

閾下刺激
subliminal stimulus

弁別閾
discriminative threshold/
differential limen

丁度可知差異
JND: Just Noticeable
Difference

主観的等価点
PSE: Point of Subjective
Equality

ギブソン
Gibson, James Jerome
1904–1979
➡ p.224 キーワード集

アフォーダンス
affordance
➡ p.220 キーワード集、
p.21「生態学的心理学」
の側注 参照。

B. 視覚

　私たちの眼は、波長がおよそ 380 ～ 780nm（ナノメートル（1 nm は 10^{-9} m））の電磁波のみを光として捉えることができる。この電磁波を**可視光線**といい、見える色は波長が長くなるにつれて菫、青、緑、黄、橙、赤と連続的に変化し、条件が良ければ 1000 万色以上の色の弁別ができる。また、波長によって光に対する感度（視感度）は異なる。昼間の様に光量が充分にある状況でものを見る（明所視）ときは、夜間のように光量が小さい状況でものを見る（暗所視）ときと比べると、全体的に視感度は低くなる。

50

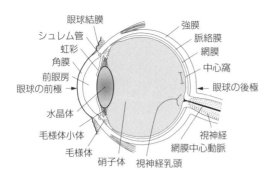

眼球結膜　　　強膜
シュレム管　　脈絡膜
虹彩　　　　　網膜
角膜　　　　　中心窩
前眼房
眼球の前極　　　　眼球の後極
水晶体
毛様体小体　　　視神経
毛様体　　　　網膜中心動脈
硝子体　視神経乳頭

図 5-1　眼球の構造

　物体からの光は、眼の角膜と水晶体で屈折し、**網膜**に焦点を結ぶ。このときの網膜像から視覚情報を得ることができる（**図 5-1**）。角膜から前眼房（ぜんがん）を通過し網膜に届く光の量は瞳孔で調整され、水晶体は毛様体筋により（ぼう）その厚みを調整し、硝子体を通って網膜に鮮明な像を映すための屈折光学系として働く。網膜の最も奥側には**視細胞**があり、光を受容し神経信号に変換する。視細胞には**桿体**（かんたい）と**錐体**（すいたい）の２種類がある。桿体は光に対する感度が高く、光量の少ない（暗い）環境内でも応答するが、環境内の光量が上がるにつれて応答は飽和し、変化に対し応答しなくなる。一方で錐体は光に関する感度が桿体に比べると低く、昼間のような充分な光量のある環境内での視覚に関与しており、応答は桿体に比べると速い。

　これら２種類の視細胞の網膜上での分布は異なり、錐体は網膜の中心部に、桿体は周辺部に多く分布している。特に、網膜の中心部の**視角**2°の領域（**中心窩**（ちゅうしんか））には錐体しか存在せず、そこから周辺部へ外れるに伴い桿体の数は多く、視細胞は大きく、細胞間の間隔は広くなっていく（エリック，R.，カンデルほか，2014）。中心窩を含む中心視で離れていることを見分けられる最小の視角を逆数で表したものが**視力**であり、視覚の解像度に相当する。

　霊長類では桿体は１種類だが、錐体は、短波長帯、中波長帯、長波長帯の光それぞれに最も高い感度を持つ S 錐体、M 錐体、L 錐体の３種類を持っている。この３種類の錐体細胞の反応の比率により、私たちは**多様な色を知覚している**。３種類の錐体を持っている３色型の色覚が多数だが、２種類の錐体のみを持つ２色型色覚、１種類の錐体のみを持つ１色型色覚の人も存在し、どの錐体があるかで**色光の感じ方が異なる**。

［1］暗順応と明順応

　私たちの眼は、**環境内の光の強度**に応じて感度を調整している。たとえ

網膜
retina

桿体
rod

錐体
cone

視角
visual angle
網膜上での視対象の大きさは対象の眼に対する角度で示す。

視力
visual acuity
視角が 1 分（1 度の 1/60）の切れ目を確認できれば視力は 1.0、2 分ならば 0.5、10 分ならば 0.1 となる。

色の知覚に関する説
3 種類の感覚器の反応の比率によりさまざまな色が知覚されるとする説を **3 色説**（trichromatic theory）と呼び、白─黒、赤─緑、黄─青の対立する関係にある色の組み合わせによりさまざまな色が知覚されるとする説を**反対色説**（opponent color theory）と呼ぶ。錐体細胞では 3 色説、それ以降では反対色説に相当する処理がなされている（段階説）。

色覚型の呼称
従来は 3 色型以外を「色弱」や「色盲」と呼んでいたが、現在は専門用語としては用いられない。

環境内の光の強度
夜間の街灯下では 1 〜 10 lx 程度、晴天の太陽光の下では 1 万 〜 10 万 lx 程と、大きく変化する。

ば、晴天の中から照明の点いていない暗い室内に入ると、直後は室内の様子がよく見えないが、徐々に周囲の様子が見えるようになってくる。このように暗所に対して、周囲がよく見えるように「眼が慣れてくる」ことを**暗順応**という。また、暗所から明所に移ると、はじめはまぶしく感じるが短時間でその状態に「慣れてくる」ことを**明順応**という。

［2］知覚の恒常性

　晴天の下でも、室内でも、また夜間の月明かりの下で白や黒の紙を見ても、それぞれで紙の明るさが変わったようには感じない。このように、照明光の強度や、視対象との位置や向きの関係が変化すると、物理的な特徴として視対象の面の輝度は変化するが、その対象の明るさの変化を感じない現象を**明るさの恒常性**という。

　同様に、視対象を照らす照明光が変化して分光分布が変化しても、視対象やその面の色が大きく変化したとは感じない現象を**色の恒常性**という。

［3］明るさの対比・同化

　視対象の物理的特徴が同様であっても、隣接する領域や空間的な配置などによって特徴が異なって知覚されることがある。たとえば、同じ灰色の領域であっても、周辺の領域によって明るさが変化することがあり、周辺領域の明るさと反対方向に、周囲との明るさの差が強調されるように面の明るさが変化する現象を**明るさの対比**、周囲との明るさの差が小さくなるよう同方向に面の明るさが変化する現象を**明るさの同化**という。図5-2のA、Bは明るさの対比の例であり、CとDは明るさの同化の例である。

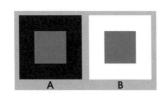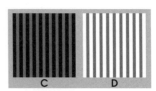

図5-2　明るさの対比と同化

［4］知覚体制化

　踏み切りの警告灯のように、2光点がある距離でタイミングよく点滅しているとき、2箇所を飛び移って往復する光点の運動を見ることができる。このように、位置が異なる2対象がある時間間隔で提示される際に、知覚される運動を**ベータ運動**という（Wertheimer, 1912）。このように物理的な運動がないにもかかわらず運動が知覚される現象を**仮現運動**と呼ぶ。

暗順応
dark adaptation

明順応
light adaptation

明順応と暗順応の時間
明順応は数十秒から1分程度で生じるのに対し、完全な暗順応は30分以上かかる。

知覚の恒常性
perceptual constancy
➡ p.234 キーワード集、p.3 参照。

その他の対比と同化
対比と同化は明るさだけではなく、色における色相や彩度、大きさなどさまざまな知覚に関して生じる。

明るさの同化と対比
AとBの灰色領域では明るさの対比が生じており、中央の領域はどちらも同じ灰色であるが、取り囲む周囲の領域が黒いAでは中央の領域は白っぽく、周囲の領域が白いBでは中央の領域は黒っぽく見える。CとDの灰色領域では明るさの同化が生じており、CとDの灰色の領域はどちらも同じ輝度であるが、黒い模様の間にあるCの灰色領域は黒っぽく、白い模様の間にあるDの灰色領域は白っぽく見える。

ファイ現象
Phi phenomenon
特に、ベータ運動において実際の運動と同様の滑らかな運動が見えているときをファイ現象という。

仮現運動
apparent motion
➡ p.6 参照。

対比・同化や仮現運動の例に見られるように、われわれの知覚は対象そのもの物理的特徴だけではなく、周囲との関係によって決まる。また、複数の対象は、ある種のまとまりを持ったものとして知覚される（**知覚体制化**）。知覚において、個々の対象の特徴では説明できない、まとまりのある全体が持つ性質（構造特性）を**ゲシュタルト**と呼び、対象のまとまり方に関する規則性・法則性は**群化の法則**と呼ばれる。知覚体制化は、なるべく簡潔で「よい」形にまとまる傾向があり、そのことを**プレグナンツの法則（プレグナンツの傾向）**と呼ぶ（Wertheimer, 1923）。

［5］奥行き知覚

網膜像は二次元的（平面的）であるが、私たちは三次元的な距離や形状、位置、前後方向の奥行きを知覚することができる（**奥行き知覚**）。奥行き知覚のための手がかりには、左右の眼の動きに関連する生理的手がかり（眼球運動性の手がかり）と、網膜像の情報による**視覚性の手がかり**がある。

左右の眼それぞれの中心窩に鮮明な像を映すために、視対象が近くにあるときは左右の眼を内側に、遠くにあるときには平行に近づくように眼球は回転するが、このときの両眼の視線がなす角度による手がかりを輻輳と呼び、視対象との距離により水晶体の厚みが調節されることによる奥行の手がかりを**水晶体調節**と呼ぶ。加えて、私たちの両眼は左右に 6 cm 程度離れており、この**両眼視差**のため、左右の眼の網膜像には対象の位置に関するズレ（両眼非対応）が生じることも、奥行知覚の手がかりとなっている。

絵画での奥行表現の技法に類似しているものを**絵画的手がかり**と呼び、重なり、大きさ、陰影、肌理の勾配、大気遠近法などがある。加えて、観察者からの奥行き方向の距離の違いに起因する網膜像上での速度差による手がかりは**運動視差**と呼ばれている。

C. 聴覚

私たちの耳は、空気の粗密波のうち、周波数がおよそ 20Hz〜 20kHz のものを音として捉えることができ、この範囲の周波数の波を音波という。音の高さ（ピッチ）は周波数が大きくなるに従って高く聞こえる。また、音の大きさ（ラウドネス）は、音波の気圧変動（音圧）により変化し、エネルギー量でおよそ 20 μPa〜 20 Pa の範囲の音を聴くことができるが、周波数によってその感度は異なり、2 〜 4kHz 付近が最も感度が高い。

外界で発せられた音波は、耳介により集音され、外耳道内を共鳴しながら通過し、鼓膜へと伝わる（➡**図5-3**）。鼓膜へと伝わった振動は、**中耳**

知覚体制化
perceptual organization
近くにある図同士がまとまる「近接の法則」、類似の特性を持つ図同士がまとまる「類同の法則」、なめらかな連続を形作る図同士がまとまる「よい連続の法則」、より簡潔な形を形作る図同士がまとまる「よい形の法則」、知っているものがまとまる「経験の法則」、複数の対象が同時に同方向に動くと、それらがまとまった1つの大きな対象の動きに見える「共通運命の法則」などがある。

ゲシュタルト
Gestalt
➡ p.135 参照。

プレグナンツの法則（プレグナンツの傾向）
Law of Prägnanz
（Prägnanz tendency; Prägnanztendenz）
➡ p.240 キーワード集

奥行き知覚
depth perception

視覚性の手がかり
視覚性の手がかりはさらに、両眼視差による両眼性手がかりと、絵画的手がかりや運動視差による単眼性手がかりに分けられる。

生理的手がかりの範囲
輻輳は 20 m、水晶体調節は 2 m 程までの範囲で変化する。

運動視差
motion parallax

中耳
inner ear

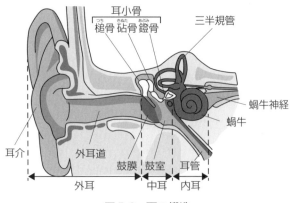

耳小骨
槌骨 砧骨 鐙骨
三半規管
蝸牛神経
蝸牛
耳介
外耳道
鼓膜　鼓室　耳管
外耳　　　中耳　内耳

図 5-3　耳の構造

にあるツチ骨、キヌタ骨、アブミ骨からなる耳小骨で増幅され内耳へと伝わる。内耳はリンパ液で満たされており、カタツムリの殻のような形状を持つ蝸牛内にある基底膜へと振動が伝わり、基底膜上の蓋膜と有毛細胞からなるコルチ器が神経信号へと変換する。基底膜は特定の周波数に同調して振動し、蝸牛の入り口から奥に進むにつれて低い周波数に同調することが知られており、このような基底膜上の振動する位置により知覚される音の高さが決定される説を**場所説**という。また、神経振動の発火周期の同期による時間情報により音の高さが決まるとする説を**時間説**という。これら2つの**聴覚説**が相補的に機能し、音の高さに関する知覚が行われている。

　また、私たちの耳は頭部の左右に1つずつあり、両耳へ届く音波の時間差（両耳間時間差）や、音圧レベルの差（両耳間レベル差）により、外界の音がどこで鳴っているかを判断することができる。

　聴覚においても、視覚と同様に知覚体制化に代表される知覚の特徴がある。たとえば、音を発する対象とわれわれの位置関係が変化すると、音圧は変化するが音量がそれほど変化したようには感じない（音の恒常性）。また、高周波、低周波それぞれの純音を同時間、交互に鳴らしていくときに、鳴らす時間を短くしていくと、高音と低音が交互に聞こえるのではなく、高音のみ、低音のみの2つの音がそれぞれまとまって同時に聞こえる（音脈文凝；Bregman, 1990）ことや、ある音に対して、雑音等の他の音が重なり遮られたとしても、連続した音として聴くことができること（連続聴効果；Kashino, 2006）などが知られている。

D. 嗅覚

鼻腔上部にある粘膜状の**嗅上皮**（嗅粘膜）に存在する嗅細胞の嗅覚受

場所説
place theory of hearing

時間説
temporal theory of hearing

聴覚説
theory of hearing
第1章のヘルムホルツに関する記述も参照。
➡ p.235 キーワード集、p.3 参照。

嗅上皮
olfactory epithelium

容体で化学物質を受容することで、においの感覚が生じる。においの感覚をもたらす物質はにおい物質と呼ばれ、40〜50万あるとされる。私たちの嗅覚受容体（嗅覚受容体を発現させる遺伝子）は現在のところ約400種類ほどが確認されている（Matsui et al., 2010）。におい物質と嗅覚受容体の結合関係は1対1ではなく、1つのにおい物質は複数の嗅覚受容体と結合し、嗅覚受容体も複数のにおい物質を受容する。この複数対複数の結合関係により、ヒトは莫大な数のにおい物質を嗅ぎ分けることが可能である。

　私たちが「におい（においの発生源）」を判断するまでの過程は次の通りである。まず、嗅上皮に到達したにおい物質の受容により複数の嗅覚受容体が活性化する。活性化した嗅覚受容体の組み合わせ（入力された嗅覚表象）と、これまでの経験に基づき，脳内に**嗅覚表象**として保持されている嗅覚受容体の活性パターンが照合され、入力された嗅覚表象と最も類似した嗅覚表象が再活性化する。この時再活性した嗅覚表象と結びついて保持されている言語的情報に基づき、「何のにおい」かが判断される。におい物質の嗅上皮までの経路は、外部から鼻（前鼻孔）を経由する**前鼻腔経路**（オルソネーザル経路）と、咽喉を経由する**後鼻腔経路**（レトロネ―ザル経路）の2種類があり、知覚されるにおいの特徴が異なる（Hummel, 2008）。

　におい物質の化学的特徴に基づいて、においの快さを予測する試みもあるが（Keller et al., 2017; Khan et al., 2007など）、においの知覚は、どのようなにおいを、どの程度の頻度で、どのような環境で嗅いできたのか等、嗅覚経験の影響が大きい（e. g. Ayabe-Kanamura et al., 1998; Delaunay-El Allam et al., 2010; Schaal et al., 2000）。しかし、嗅覚経験の利用が難しい場合には、入力された感覚情報（におい物質の化学的特徴）に基づいた知覚処理が行われる場合もある（Poncelet et al., 2010）。

E. 味覚

　口腔内に物質が含まれた際に、味覚受容器である味細胞の味覚受容体が化学物質を受容することで味覚が生じる。数十個の味細胞により**味蕾**が構成されており、味蕾は舌の先端、奥、側面に存在する乳頭（それぞれ茸状乳頭、有郭乳頭、葉状乳頭）の中に存在し、咽頭部や軟口蓋など、舌以外の口腔内部位にも存在している。それぞれの味蕾には甘味、塩味、酸味、苦味、うま味にそれぞれ対応する味細胞があり、その頭頂部には味孔と呼ばれる穴が空いており、味物質と接触することができる。上記の味質それぞれに対応する受容体の存在が確認されていることから、甘味、塩

表象
representation
→ p.123 参照。

前鼻腔経路
orthonasal route

後鼻腔経路
retronasal route

後鼻腔経路から感じるにおい
後鼻腔経路からのにおいは味覚への影響が大きい。後鼻腔経路から感じるにおいは、主に飲食時に口腔内の飲食物のにおいが鼻から抜ける時に生じるものであり、味覚との関連が強いためと考えられる（Kakutani, et al., 2017など）。

味蕾
taste bud

味蕾の数
味蕾の数は成人では、すべて合わせて約7,500個あるが、乳児ではおよそ1万個の味蕾があると推定されており、成長に伴い減少する。

味、酸味、苦味、うま味は**基本味**と呼ばれる。味細胞で受け取った味の情報は、茸状乳頭では鼓索神経、有郭乳頭及び葉状乳頭、咽頭部では舌咽神経、軟口蓋では大錐体神経を介して脳に伝えられる。一次味覚野は中心溝の下部，頭頂弁蓋部と後部島皮質の移行部に位置している（小早川・小川，2018）。

基本味以外にも，辛味や油味，コク味などの存在も報告されている。しかし、辛味は、味蕾を介さず味蕾の近くに存在する神経自由終末により受容され三叉神経を介して伝達されることから、痛覚や温度感覚と同様の感覚であり、厳密には「味覚」ではない。また、油味、コク味は，それ単体では特徴的な味質は持たないが，塩味や甘味と同時に摂取すると，味に厚み，嗜好性を生じさせるものとされる。私たちが飲食物に対して感じる味は、嗅覚や口腔内触感、さらには視覚も含めた複合的な知覚であり，5つの基本味だけで私たちが感じる「味」を説明することは難しいといえる。

F. その他の感覚（皮膚感覚・運動感覚など）

皮膚に圧力が加わると、それが刺激となり触経験が生じる。圧力に応じて圧縮・伸張が生じ、表皮からその深部の真皮にあるメルケル盤とマイスナー小体、真皮からさらに深部にある皮下にあるルフィニ終末とパチニ小体がそれぞれ応答し、触圧覚が生じる。その他に、自由神経終末という感覚ニューロンが、皮膚に与えられた温度、化学物質、痛みなどの侵害性の刺激に感受性を持っており、温度感覚、痛覚などを経験することができる。このような、皮膚の受容体による身体の感覚を**皮膚感覚**と呼ぶ。

また、自身の身体の各部位の位置や動きの状態に関する感覚を**運動感覚**と呼ぶ。身体の筋、腱、関節の存在する受容器からの情報によるものであり、自己受容感覚とも言われ、各関節の動きや位置、筋の状況に加え、重さ感覚など四肢の力を知るための感覚である。皮膚感覚と運動感覚をあわせて、**身体感覚**あるいは**体性感覚**と呼ぶ。さらに、循環器系、呼吸器系、消化器系などの状態に関する感覚は**内臓感覚**と呼ばれる。

G. 多感覚統合

私たちは、日常生活では感覚・知覚の情報全てを用いて、環境内の情報を知り、行動している。たとえば、食事場面では、味嗅覚だけではなく、手に取った際の触感や口腔内での噛み心地や咀嚼音、そして口に入れる前の見た目など多くの情報を用いて、食品を味わっている。このような複数

の感覚モダリティが統合されることを**多感覚統合**という。

　たとえば、腹話術師から発せられた音声は、人形の口から発せられているように知覚されるが、これは音源の空間的な位置判断が視覚による位置情報に影響されることを示している（**腹話術効果**）。他にも、物理的には同じ重さであっても、視覚的に大きく見える物体は軽く、小さく見える物体は重く感じる**シャルパンティエ効果**なども、視覚が他の感覚モダリティに影響を及ぼす現象である。一方で、聴覚情報が視覚情報に影響を及ぼす現象も多数発見されている（たとえば、Sekuler, Sekuler & Lau, 1997）。

　他にも、においにより味の検出力が上がることや、味の強度判断が促進されることが知られている（Djordjevic, Zatorre, & Jones-Gotman, 2004a, b）。たとえば、ネクターの色が緑色に着色されていると甘味が弱く感じられ（Pangborn, 1960）、水を緑色に着色すると甘みを検知しやすく、黄色では検知しにくくなる（Maga, 1974）など、色彩は味覚に影響を及ぼす。他にも、リンゴの写真を見ながらリンゴジュースを味わうなど，飲み物の味と一致した写真を見ながら味わうと、よりおいしく、甘く、酸っぱいと判断される（坂井・森川，2006）。においの判断に関しても、香りと色のイメージが一致していると、香りが強く判断される（Blackwell, 1995）ことや、薄いフルーツジュースであっても、もとのフルーツと関連する色を付けることで判断できる確率が高くなり、色調を濃くすることで、受け入れやすさ（好ましさ）が高くなる（DuBose, et al., 1980）。

　他にも、ポテトチップスを食べる際のパリパリ感や、炭酸飲料のシュワシュワ感などの食感は、音によって変化する（Zampini & Spence, 2004; 2005）。また、レモンの香りは運動対象の速度を遅く、バニラの香りは速く感じさせるなど、嗅覚が視覚における速度判断へ及ぼす影響も報告されている（Tsushima, Nishino, and Ando, 2021）。

　このように、我々はさまざまな感覚モダリティの情報を活用し、多様な知覚経験を実現している。

2. 知覚の異常

　先天性の機能障害だけではなく、事故の後遺症・病気や薬の副作用・心因性の疾患など後天性の障害、あるいは加齢などにより知覚機能は正常に機能しなくなることがある。また、外部からの刺激を過剰に強く感じ、苦

多感覚統合
multimodal integration
それぞれの感覚モダリティの情報は他の感覚モダリティの判断に影響を及ぼすことも知られており、感覚間相互作用と呼ばれる。

腹話術効果
ventriloquism effect

シャルパンティエ効果
Charpentier effect/
Charpentier's illusion

障害
disability
➡ p.156 参照。

痛や不快を覚える**感覚過敏**や、感じ方が鈍くなる**感覚鈍麻**などがある。

A. 視覚の異常

　角膜から網膜までの距離（眼軸）の変化や、水晶体の調節機能が充分に機能しないことで、網膜上で像のピントをあわせることができなくなり、限られた距離でしか鮮明な視覚像をみることができなくなることがある。

　また、加齢と共に、瞳孔の縮小、水晶体の透明度や弾性の低下、調整の為の毛様体筋の衰え、網膜組織の異常等により、網膜像への投影に異常が生じる。加齢により近距離の視対象に対する網膜への焦点の調節ができなくなると、近距離が鮮明に見えなくなる（**老眼**）。中心窩付近の網膜の中心にある黄斑部が加齢により萎縮したり、網膜の奥側に新生血管ができることで網膜が変形すると、視野の中心にぼやけ、ゆがみや、視力の低下等の症状が現れる（**加齢黄斑変性**）。また、脳卒中等により脳の関連部位が損傷することで視野の一部が見えなくなる（**視野欠損**）や視野の片側半分が見えなくなる（**半盲**）、また見えているにもかかわらず左右どちらか片方の空間が認識できなくなる**半側空間無視**などが知られている。他にも、脳の特定部位の損傷により、感覚的には問題が無いにもかかわらずそのものがなんであるかわからなくなることを**失認**といい、ものは見えているが何かが分からない物体失認、その人物が知人や家族であっても誰だかわからず、新しい顔を憶えることもできなくなる相貌失認、色覚は正常であるにもかかわらず色名などを答えられなくなる色彩失認等がある。

　また、日常的に視覚を手がかりとして使えない重度の視力の障害を盲^{もう}といい、明暗の弁別もできない完全盲、日向と日陰の区別が可能な光覚盲、矯正視力が0.02以下の不完全盲などに分類される。

B. 聴覚の異常

　加齢による内耳内にある有毛細胞の減少・変性により、高音の聞き取りや、会話や音の聞き分けがしにくくなる**老人性難聴**がある。難聴は加齢に起因するものだけではなく、外耳から内耳までの音の伝達経路に支障がある場合に生じる**伝音性難聴**、内耳をはじめとする音を感じ取る機能に支障がある場合に生じる**感音性難聴**、これらいずれにもあたる**混合性難聴**に分けられる。また、感音性難聴では、小さい音が聞こえにくくなるが、ある程度の大きい音に関しては、正常な場合と同様に聞こえるため、音の大きさの変化に伴う聞こえの大きさの変化が正常な場合よりも大きく変化して

近視・遠視・乱視の原因
網膜より手前で焦点が合う場合には遠距離の対象が不鮮明になり（**近視**）、網膜よりも奥で焦点が合う場合には近距離の対象が不鮮明になる（**遠視**）。また、角膜や水晶体のゆがみにより網膜上の1点でピントが合わなくなると、像が不鮮明になったり二重に見える（**乱視**）。

半側空間無視
USN: Unilateral Spatial Neglect
脳の右半球損傷に伴って反対側の左側の空間が認識できなくなることが多い。

失認
agnosia
聴覚失認や触覚失認等、他の感覚でも生じる。

盲者の知覚
聴覚や皮膚感覚等の情報を用いることで、時には晴眼者よりも優れた弁別能力を持つこともある（伊福部等、1993）。

老人性難聴
老人性難聴は感音性難聴に含まれる。

いるように感じることがある（補充現象）。耳の機能に異常が無くても、脳の中枢神経系に問題があることによって言語の聞き取りや意味の理解が困難になることがあり、**聴覚情報処理障害**と呼ばれている。また、音声による言語を習得する以前から音に関する感度が著しく低いかほとんど無く、聴知覚がほとんどあるいは全くない聴覚の障害を**聾**という。

聴覚情報処理障害
APD: Auditory
Processing Disorder

聾の影響
自身の発話のモニタリングができないため、言語発達にも遅滞を示す場合がある。

C. 味嗅覚の異常

　味覚では、嗅覚に比べると加齢に伴う閾値の低下の程度は少ない。ただし、これは健康な高齢者においてであり、疾患による全身状態の変化や末梢神経、中枢神経障害などにより知覚に異常（**味覚障害**）が発生する（疾患などによる味覚障害は若年者でも起こる）。味を薄く感じる**味覚減退**や全く感じなくなる**味覚消失**、別の味質を感じてしまう**異味症**、口腔内には何もないのに味を感じてしまう**自発性異常味覚**がある。また、ストレスやうつ病等の心因性の疾患によってもこれらの味覚障害が生じることがある。

　嗅覚においても、においの感じ方が弱くなる嗅覚減退や全くにおいを感じない**嗅覚脱失**と呼ばれる症状がある。このような知覚の強度に関する量的障害に加え、本来とは異なる臭いに感じる（**刺激性異嗅症**）、該当するにおい物質がないにもかかわらず何らかの臭いを感じる（**自発性異嗅症**）などの質的な変化が生じる質的障害がある。また、わずかなにおいでもかなり強いにおいを感じてしまう**嗅覚過敏**も報告されており、シックハウス症候群や自閉スペクトラム症においても主な症状の1つとしてあげられている。味覚障害と同様に、心因性のものや、鼻腔内の閉鎖や炎症等による嗅覚機能の損傷なども原因となる。また、パーキンソン病やアルツハイマー型認知症などの中枢神経系疾患により発生する嗅覚障害もあり、これら中枢神経系疾患を早期発見するために嗅覚機能検査が行われている。

嗅覚脱失
anosmia
全ての臭いを感じなくなる場合だけでなく、特定の臭いのみを感じなくなる嗅盲もある。

自閉スペクトラム症
ASD: Autism Spectrum
Disorder
➡ p.131、p.143 参照。

認知症
major neurocognitive
disorder
➡ p.237 キーワード集、
p.120、p.142 参照。

┃理解を深めるための参考文献

● 中村浩・戸澤純子（著）『ポテンシャル知覚心理学』サイエンス社，2017.
　視知覚を中心として紹介しており、関連する図が多く掲載されているため、知覚心理学における諸現象を体験しながら理解できる。

● 村上郁也（著）『知覚心理学― Progress & Application』サイエンス社，2019.
　知覚全般の機能について、視覚以外の感覚についても紹介されている。五感それぞれの感覚器に入力された情報から対象や外界をどのように認識しているのか、神経や脳での処理に関することにも触れられている。

　私たちは日常的に「黄色い歓声」や「甘い声」のように、複数の感覚をまたいだ表現を用いる。これらは比喩表現であって、歓声や声などの聴覚経験は聴覚器官である耳に物理エネルギーである音波が与えられることで生じる。他にも眼への可視光線、鼻へのにおい物質など、その感覚を引き起こす物理的なエネルギーがそれぞれの感覚器に対して与えられた際に、それに対応する知覚経験が生じ、耳への情報から黄色や甘さなどの他の感覚を知覚することはない。

　しかしながら、音を聞くと同時に色を感じるなど、本来の感覚経験に付随して他の感覚器に属する経験が瞬時に生じることがあり、この現象は**共感覚**と呼ばれている。共感覚とは元々ギリシア語で syn（一緒に、統合）と aisthesis（感覚）を組み合わせた言葉であり、複数の感覚を同時に感じることである。共感覚は誰にでも生じるものではなく、2,000 ～ 25,000 人に 1 人程度の割合で、女性や芸術家に多いと言われている（Harrison, 2001/2006）。共感覚は、映画音楽を聴くとその場面を思い出すようなある種のイメージを連想するようなものではなく、以下の様な特徴がある。1. 不随意である（意識的に誘発されるものではない）、2. 誘発される色や形などの共感覚体験は個人によってばらばらであるが個人の中で一貫して再現性がある。3. 幼児期からの継続した経験である、4. 固有の物や体験の記憶と結びついたものではない、5. 単に感覚が誘発されるだけでなく好き嫌いや快不快といった情動を伴っている（Cytowic、1993/2002）。

　共感覚にはさまざまなタイプがあり、文字に色が見える（**色字**）、音に色を感じる（**色聴**）、数字に特定の空間的配置を感じる（**数型**）などが代表的である。色字の共感覚保持者は、共感覚により文字ついている色と、その文字の意味する色が異なる場合に、そうでないときよりも文字の色を答えるのに要する時間がかかる**ストループ効果**や、類似した形の群の中から対象を見つけ出す**視覚探索**課題を行う際に、探索対象が共感覚により色を感じる場合には早く見つけることができるなど、共感覚により認知的な課題遂行の成績が異なることが知られている。

ストループ効果
Stroop effect
➡ p.76 参照。

視覚探索
visual search
➡ p.74 参照。

第6章 学習・行動

学習は経験を通じて生じる比較的永続的な行動の変化であり、不確実性の高い世界に適応していくためには欠かせない活動である。本章ではまず、行動主義のもとで発展してきた連合学習（古典的条件づけと道具的条件づけ）の基本的な特徴を学ぶ。その上で、連合学習では捉えきれない多様な学習の形態についても目を向ける。

1

学習を環境への適応過程として捉え、ヒトを含む動物の行動が生育環境の中でどのように形成されていくのかを分析するための視点を身につける。

2

連合学習の基本的な特徴を学び、行動の原因や心理現象を客観的に観測可能な環境中の刺激と行動の関連から捉える考え方を学ぶ。

3

非連合学習と連合学習との対比から、内的な心理過程をあえて仮定することの意義を考える視点を身につける。

1. 学習とは

A. 学習の定義と機能

　学習は「経験によって生じる比較的永続的な行動の変化」と定義される。日常語としての学習は、学校で国語や算数の知識や技術を学ぶことのように、体系だった内容を積極的に身につけようとすることを指すように使われる。確かにこれも学習であるが、心理学において学習という語は習慣の形成や技能の獲得も含めてより広い意味で用いられている。日常語における学習は好ましいイメージがあるが、心理学における学習は後で触れるように好ましくない行動の獲得も含む現象である。

　学習は生物が環境に適応しながら生きていくために欠かせないものである。生物の行動を、それがどのように獲得されたかという観点から大別すると、**生得的行動**と**習得的行動**に分類できる。生得的行動とは、個体が生まれ持って身につけている行動であり、同種の個体であればほぼ共有されている行動である。ヒトであれば強い光や風圧が目に入ることで生じる眼_{がん}瞼_{けん}反射や、口の中に食べ物が入ることで生じる唾液反射などが挙げられる。生得的な行動は生存に必要なものとして遺伝的に埋め込まれたものであるが、それだけでは常に変化を続ける環境に適応することはできない。周囲の環境に適応するための習得的行動を獲得するものとして、学習は生存に必要な仕組みなのである。

　学習の仕組みを知ることは、生物の行動を予測し、制御することへとつながる。学習は経験を通じて生じるものであるから、生物がどのような経験を重ねてきたかを知ることでその生物がどのような行動をとるかを予測することができる。一見すると社会的に不適応な行動も、その人の過ごした環境では適応的な行動として学習されたのかもしれない。「なぜその人はそのような行動をとるのか」という疑問について考える上で、多角的に考えるための視点を得ることができる。また、適切な経験を提供することで、その生物の行動を望む方向へと変化させるように制御することもできる。行動変容を目指す応用場面において、生物の行動が経験を通じて変化する学習のメカニズムの理解は欠かせない。

B. 学習の例

[1] 初期学習と臨界期・敏感期

　生後初期に行われる学習は**初期学習**と呼ばれる。初期学習の例としてよく知られているのは、カモやニワトリのような離巣性の鳥のヒナに見られる**刻印づけ**である。これらの鳥のヒナは孵化してすぐに目にした動くものに追従することを学習する。カモの刻印づけは孵化後1日を経過すると生じにくくなる（Hess, 1973）。このように学習にはその時期以外ではある学習が生じないというものもあり、ある学習が生じる限定的な期間は**臨界期**と呼ばれている。ヒトの場合、言語学習の基礎である音韻の聞き分けなどが初期学習の例として挙げられる。

[2] 馴化・脱馴化と鋭敏化

　生得的行動には特定の刺激に対して自動的に生起するものが多いが、行動の生起の仕方は不変ではない。たとえば、ある行動を生起させる刺激に繰り返しさらされていると、次第にその刺激によって生起される行動は小さく弱いものになっていく。これは**馴化**と呼ばれる現象であり、単一事象への繰り返し経験によって生じる学習の一形態である。馴化が生じた後であっても、異なる刺激に直面したり、休息期間を空けて刺激に接触したりすると、行動は復活する（**脱馴化**）。また、強く大きな刺激を経験した後は、一時的に小さな刺激にも大きく強い行動が生起することがある。大きな音に驚いた後は一時的に小さな物音にも反応しやすくなるのはその一例であり、こうした現象は**鋭敏化**と呼ばれている。

2. 行動主義と連合学習

　行動主義とは、20世紀初頭に**ワトソン**によって提唱された考え方であり、心理学の研究対象を客観的に観察可能な行動に関するものへと限定することを主張するものである（Watson, 1930）。行動主義の元では、環境の中にある刺激と刺激の結びつきや、刺激と行動の結びつきについての学習原理が体系化されていった。こうした結びつきに関する**連合学習**の原理は**条件づけ**と呼ばれており、一般に、前者の刺激と刺激の連合学習を**古典的条件づけ（レスポンデント条件づけ）**、後者の刺激と行動の連合学習を

初期学習
early learning

刻印づけ
imprinting
刷り込み、ともいう。

臨界期
critical period
なお、その時期をすぎるとある学習が成立することが不可能ではないが難しくなる期間もある。こうした期間は敏感期（sensitive period）と呼ばれる。音韻の聞き分けは一定の年齢をすぎると難しくはなるが不可能ではないため、敏感期と捉えるのが適切であろう。

馴化
habituation
➡ p.230 キーワード集

鋭敏化
sensitization

行動主義
behaviorism
➡ p.8、p.117 参照。

ワトソン
Watson, John Broadus
1878-1958

連合学習
associative learning

条件づけ
conditioning

道具的条件づけ（オペラント条件づけ）と呼んでいる。

A. 古典的条件づけ（レスポンデント条件づけ）

[1] 古典的条件づけの原理

　古典的条件づけとは、特定の行動（**無条件反応**）を誘発する刺激A（**無条件刺激**）と、本来はその行動を誘発しなかったはずの刺激B（**中性刺激**）との組み合わせを経験することにより、その行動が刺激Bによっても誘発されるようになる現象である。条件づけが成立した段階において、中性刺激であった刺激Bは**条件刺激**へと変わり、誘発される行動は**条件反応**と呼ばれる（図6-1）。現在の状態から、次にどのような刺激が到来するかという予期を形成する学習とも言える。よく知られるのは**パブロフ**によって行われた犬の音声刺激と唾液分泌の条件づけ実験である（Pavlov, 1927）。パブロフは犬に対して唾液分泌を誘発する無条件刺激である餌の肉粉と中性刺激である音声刺激（メトロノームの音）を組み合わせて提示する**対提示**を繰り返した。その結果、音声刺激は条件刺激へと変わり、餌が対提示されなくとも、条件反応である唾液分泌を誘発するようになった。

古典的条件づけ
classical conditioning
➡ p.227 キーワード集、
p.8、p.117 参照。

レスポンデント条件づけ
respondent conditioning

無条件反応
unconditioned response

無条件刺激
unconditioned stimulus

中性刺激
neutral stimulus

条件刺激
conditioned stimulus

条件反応
conditioned response

パブロフ
Пáвлов, Ивáн
Петрóвич（英：Pavlov,
Ivan Petrovich）
1849–1936
➡ p.239 キーワード集

対提示
pairing

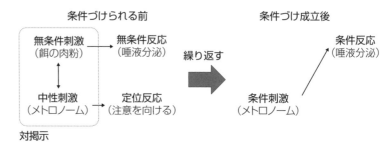

（　）内にパブロフの実験での刺激・反応を対応させている。

図6-1　古典的条件づけのイメージ

　条件づけは実験室の中で生じるだけでなく、自然状態でも生じる現象である。たとえば、日本で育った人は梅干しを目にするだけで唾液反射を示すことが多い（Hayashi & Ararei, 1963）。本来、唾液反射を誘発するのは梅干しを口に含むことであり、梅干しを見ることは唾液反射とは無関係である。梅干しを目にするだけでも唾液反射が誘発されるのは、梅干しを見る・口に含むという組み合わせを繰り返し経験することで、古典的条件づけが生じた結果である。

　ヒトを対象とした古典的条件づけ研究としては、ワトソンらが行ったアルバート坊や実験がよく知られている（Watson & Rayner, 1920）。彼ら

はアルバートと呼ばれる生後11ヵ月の乳児に、中性刺激の白いネズミと恐怖反応を誘発する無条件刺激の大きな金属音とを対提示した。対提示を繰り返すうちに、アルバートにとってネズミは条件刺激へと変わり、ネズミに対して恐怖反応を示すようになったと報告されている。この現象は**恐怖条件づけ**とも呼ばれており、アルバート坊や実験には倫理的な問題も指摘されるものの、**恐怖症**のような不適応反応が、条件づけの原理で説明可能な学習されるものであることを示唆する知見である。

恐怖条件づけ
fear conditioning
➡ p.27 参照。

[2] 古典的条件づけによる行動の形成・維持・消去

　古典的条件づけは、基本的には無条件刺激と中性刺激（条件刺激）の対提示を繰り返すことで成立する。条件づけが成立する速さには、無条件刺激や中性刺激の強さや、2つの刺激を対提示する順序や時間間隔等が影響する。ただし、中には特殊な例もある。味覚に嘔吐感のような強烈な不快反応が条件づけられる**味覚嫌悪条件づけ**は、中性刺激の数時間後に無条件刺激が与えられても成立する上に、一度の対提示だけでも成立しうるという特徴を持っている（Garcia, Ervin, & Koelling, 1966）。

　古典的条件づけによって形成された刺激間の連合は、長期間に渡って保持される。学習は環境への適応を支える機能とはいえ、必ずしもある環境で学習された連合が他の環境でも適応的であるとは限らない。恐怖条件づけのように日常生活での不適応に繋がりうるものであれば、条件づけを**消去**することも求められるだろう。古典的条件づけの消去は、無条件刺激を提示せず、条件刺激のみの提示を繰り返すという手続きで行われる。たとえば、パブロフの研究では、条件づけられた唾液分泌反応を消去するため、無条件刺激である餌の肉粉を与えずに条件刺激である音声刺激のみを与えるという手続きが取られている。

　あるいは、消去したい条件づけの行動とは異なる行動の条件づけを行う**拮抗条件づけ**という手段が取られることもある。たとえば、恐怖条件づけの消去を試みるのであれば、恐怖対象と好ましい反応を誘発する刺激を対提示する、という手段をとることが拮抗条件づけにあたる。拮抗条件づけの考え方は、**ウォルピ**によって考案された行動療法の一技法である**系統的脱感作法**へも応用されている（Layard & Clark, 2014）。系統的脱感作法では、身体の弛緩により心を落ち着ける技法を学習した後、恐怖や不安の強度が弱い状況から徐々に心を落ち着ける訓練を行い、目標とする強度の状況でも心を落ち着けられるように条件づけられた反応を消去することが試みられる。

味覚嫌悪条件づけ
conditioned taste aversion
この条件づけを初めて報じた研究者であるガルシア（Garcia, J.）の名前をとって、ガルシア効果（Garcia effect）と呼ぶこともある。

連合
➡ p.96 参照。

消去
extinction
➡ p.230 キーワード集

拮抗条件づけ
counterconditioning

ウォルピ
Wolpe, Joseph
1915–1997

系統的脱感作法
systematic desensitization
➡ p.185、p.192 参照。

B. 道具的条件づけ（オペラント条件づけ）

道具的条件づけ
instrumental conditioning
➡ p.236 キーワード集

オペラント条件づけ
operant conditioning
➡ p.137 参照。

道具的条件づけの原理
➡ p.136「ワトソン、スキナーらの条件づけ理論」の項 参照。

[1] 道具的条件づけの原理

道具的条件づけは、特定の状況で自発的に生起した行動に何らかの結果が随伴することによって、その状況での行動頻度が変化する現象である。行動がどのような結果をもたらすかについての予期を形成する条件づけであるとも言える。典型的な道具的条件づけの例には、ペットのしつけやアニマルショーのトレーニングのように、生起頻度を変えたい行動（名前を呼んだら来るようにする、適切でない場所で排泄しないようにする）が見られた場合に、餌や叱責を与えて行動の変容を試みるものがある。道具的条件づけでは、**三項随伴性**と呼ばれる行動に先行している状況（先行事象）と、行動自体、そして行動の結果として生じる事象（後続事象）の随伴関係が学習に関与している（**図 6-2**）。**スキナー**が創始した**行動分析学**の枠組では、行動が形成され、維持されている過程をこれらの三項随伴性に着目して分析し、介入へと繋げていく。

三項随伴性
three-term contingency
三項随伴性に着目して行動の獲得・維持過程を分析することは、先行事象（antecedent）－行動（behavior）－後続事象（consequence）の頭文字をとって ABC 分析と呼ぶこともある。

スキナー
Skinner, Burrhus Frederic
1904–1990
➡ p.231 キーワード集

先行事象		行動		後続事象
「お手」という言葉	⟶	右前足を人の手の平に乗せる	⟶	餌をもらう

犬が「お手」の芸を学習する過程を例示している。

図 6-2　道具的条件づけにおける三項随伴性

三項の中でも行動の生起頻度に強く関わるのは行動の結果である後続事象とされている。**ソーンダイク**は問題箱と呼ばれる装置を使った実験により後続事象の重要性を論じた（Thorndike, 1898）。問題箱は**図 6-3** のような装置であり、装置内の仕掛けを定められた手順で遂行することにより外に出られるようになっていた。ソーンダイクは問題箱の中にネコなどの動物を入れて装置の外に餌を置き、装置から出て餌を得るまでの様子を観察した。問題箱に入れられた動物は、はじめは試行錯誤することでたまたま適切な反応が生起して箱から出ることができていたが、箱から出て餌を得るという経験を繰り返す中で、適切な行動を取りやすくなり、箱に入れられてから出るまでの時間が短くなっていくことが報告されている。ソーンダイクはこうした実験の結果を受け、ある状況の中でとったいくつかの行動の中で好ましい結果をもたらした行動はその状況と強く結びつき、逆に好ましくない結果をもたらした行動はその状況との結びつきを弱めるという**効果の法則**を提唱した。

ソーンダイク
Thorndike, Edward Lee
1874–1949
➡ p.233 キーワード集

効果の法則
laws of effect
後にスキナーは「好ましい」「好ましくない」という定義は生物の内的状態を想定した定義であり、その生物にとって「好ましい」「好ましくない」は行動が強化（弱化）されたことからしか推測できないために、循環論に陥り、厳密に定義することはできないことを指摘している。
➡ p.226 キーワード集

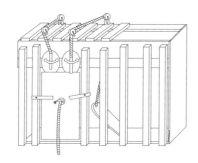

図6-3 ソーンダイクの実験で用いられた問題箱の一例
出典）Thorndike, 1911.より。

［2］強化と弱化

　行動に随伴して生じる事象の変化と行動の生起頻度の変化との関係を行動随伴性という。行動随伴性は大きく**強化**と**弱化**に分けることができ、行動の生起頻度を増やすものを強化、減らすものを弱化と呼んでいる。強化と弱化はさらに、事象が出現することによって生じるものを「正の〜」、事象が消失することによって生じるものは「負の〜」と区別される（**表6-1**）。強化を例にとると、ペットが名前を呼んだら来てくれた時に餌を与えてその行動を増やそうとするのは、ペットからすれば餌という事象（**強化子**）が出現するものなので正の強化となる。一方で、何もしなければ痛い思いをしなければならないような状況で、たまたまある行動を取ることで痛い思いをせずにすみ、その行動の生起頻度が増えたという場合、痛い思いをする経験の消失が行動に影響を与えているので負の強化となる。

強化
reinforcement

弱化
disinforcement
従来の文献では罰（punishment）とも呼ばれる。「罰」という用語にはネガティブなイメージがあるため、本章では「弱化」を用いる。

強化子
reinforcer
強化子は「好子」とも呼ばれる。

表6-1　4種類の行動随伴性

行動随伴性		後続事象	行動の生起頻度
強化	正の強化	刺激の出現 （例：餌をもらう）	増加
	負の強化	刺激の消失 （例：痛みの回避）	増加
弱化	正の弱化	刺激の出現 （例：電気ショックを受ける）	減少
	負の弱化	刺激の消失 （例：自由時間の剥奪）	減少

出典）小野，2016，表10-1を参考に筆者作成。

　正の弱化の典型例は、暴力や叱責による痛みや不快感によって行動の生起頻度を減らそうとする働きかけである。正の弱化は行動の生起頻度を減

少させるために効果的な場面もあるが、多くの場合、その効果は一時的であるとともに、事象の変化（罰子：つまり暴力や叱責）がもたらされなくなると、行動が復活してしまいやすい。また、正の弱化で用いられる事象の変化は対象に怒りやストレスなどを与えることもあり、副次的な効果として抑うつや攻撃などの望ましくない現象を引き起こす可能性がある。そのため、日常場面においては正の弱化により行動の生起頻度を直接的に減らすことはあまり推奨されない（島宗他，2015）。

［3］道具的条件づけによる行動の形成・維持・消去

　道具的条件づけは、個体がもともとは行動のレパートリーとしてもっていなかった行動を獲得するために活用することができる。この手続きを**反応形成**と呼ぶ。もともとレパートリーとしては持っていなかったような行動をいきなり獲得させることは難しい。そのため反応形成の過程においては、獲得を目指す行動がどのような細かい**行動の連鎖**で生じているかを分析し、緩い基準を設定して比較的とられやすい行動から順に強化していく**逐次接近法**が使われることが多い。たとえば、ペットの名前を呼んだら来るという行動を強化したい場合、はじめは名前を呼んだらこちらを見ただけで餌を与え、ある程度学習が進んだら、こちらに向かって来た時にだけ餌を与えるように基準を厳しくする、というような手続きである。スキナーはこうした反応形成の考え方をもとに、教育の現場において、学習者が達成したい目標をスモールステップで少しずつ習得できるティーチングマ

シンを開発しており、教育工学における**コンピュータ支援教育**の発展にも貢献している（山内，2010）。

強化スケジュール
schedules of
reinforcement
➡ p.225 キーワード集

連続強化
continuous reinforce-
ment

間欠強化
intermittent reinforce-
ment
部分強化（partial rein-
forcement）ともいう。

　道具的条件づけによる行動の形成・維持には、行動の後に生じる後続事象の強度や時間間隔に加え、行動と後続事象との随伴関係も影響する。行動に対して後続事象である強化子がどのように随伴するかを記述したものを**強化スケジュール**と呼ぶ。行動のたびに必ず強化子が随伴する強化スケジュールである**連続強化**だけでなく、行動を何回かとった後で強化子が随伴する**間欠強化**でも道具的条件づけは成立する。間欠強化には強化子が随伴するまでの行動回数や休止時間が固定のもの（例：30回行動するたびに餌を得る）と変動するもの（例：平均して30回行動するたびに餌を得る）があるが、一般に変動する強化スケジュールの方が行動は休みなく生起やすいことが知られている。何回チャレンジすれば利得が得られるかが変動するギャンブルにのめり込んでしまうのも、こうした強化スケジュールの特性から説明されている。

　行動に対して後続事象が全く随伴しないという経験が続くと、条件づけ

は**消去**されていく。条件づけの応用場面において、実際に何らかの行動頻度を減らそうとする際には、直接的な消去の手続きだけでなく、他の行動を強化することで相対的に対象となっている行動の頻度を減らそうとすることもある。こうした手続きは**分化強化**と呼ばれており、先述の暴力や叱責による正の弱化に代えて、教育や行動矯正の場面において問題行動を減らすための手段としても推奨されている。

分化強化
differential reinforcement

3. 認知主義と非連合学習

連合学習は行動主義的な考え方のもとで発展し、心理臨床や教育などの領域にも応用される知見を生み出してきた。しかし、これらの仕組みだけでは全ての学習現象を解釈することは難しい。刺激と行動との結びつきだけでなく、記憶や思考といった生体に備わった**認知**（情報処理システム）の働きを考慮した学習のモデルが提案されている（記憶の構造や機能についての説明は第7章を参照）。ここではそうした認知の働きを考慮したいくつかの学習モデルの概略を説明する。それぞれの学習に関わる現象や背後にある詳細なメカニズム等については章末の参考書等を参照されたい。

A. 新行動主義と潜在学習

厳密な**行動主義**のもとでは、研究対象は客観的に観察可能な行動に限定されており、心のような概念は扱わず、環境と行動との関係のみが検討対象とされた。しかし、行動主義の考え方を発展させた新行動主義の研究者たちは、感情や動機づけ、認知のような心理概念についても、環境と行動をつなぐ仲介変数として研究の対象にした。たとえば、**トールマンら**（Tolmamn & Honzik, 1930）はラットに迷路の正しい経路を学習させる実験を行い、行動には表出されない**潜在学習**の形で、ラットが迷路の構造を学習する可能性を示した（第6章のコラムも参照）。行動主義の元では学習の成立は行動に変化が生じたか否かにより判断されるものであったが、潜在学習が成立するという事実は、学習を捉える上で行動に至るまでの認知の構造や機能にも注目する必要性を示している。

また、従来の道具的条件づけの考え方では、学習の成立には行動の後に何らかの後続事象が与えられることが必要であり、後続事象が与えられな

トールマン
Tolman, Edward Chace
1886–1959
➡ p.237 キーワード集、
p.9 参照。

潜在学習
latent learning
➡ p.233 キーワード集、
p.24 参照。

動機づけ
motivation
→ p.43 参照。

ハル
Hull, Clark Leonard
1884–1952

ければ条件づけは成立しないとも考えられた。しかし、トールマンらの実験ではラットの潜在学習は強化子としての餌が与えられていない状態でも進行していたことを示すものであった。従って、彼らの実験結果は、迷路を解くという行動の後に与えられる餌（報酬）が、学習の成立を促す強化子としてだけでなく、学習した行動の遂行を促す**動機づけ**としても機能することを示したという点でも重要な知見である。報酬が持つ動機づけの機能は、新行動主義者の**ハル**によって動因低減理論としてモデル化され（Hull, 1951）、後の期待・価値理論などの動機づけ理論へと繋がっていった（宮本・奈須，1995；第 4 章も参照）。

B. 技能学習

技能学習
skill learning
運動技能に注目する場合
は特に運動学習（motor
learning）ともいう。

知覚運動協応
perceptual mortor
coordination
運動を制御する際に視
覚・聴覚などの感覚・知
覚系と骨格筋などの運動
系を関係させて働かせる
こと。

熟達
expertise

　条件づけではどのような状況でどのような行動をとるかが学習されるが、ではその行動を実行する過程自体はどのように学習されるのだろうか。行動の実行過程についての学習は**技能学習**と呼ばれる。技能には、歩行や機械の操作、楽器の演奏のように外界の知覚と身体運動の**協応**を要する運動技能や、暗算や将棋・チェスのように必ずしも**知覚運動協応**を必要としない認知技能などが含まれる。技能の学習には、実行過程を知識として理解するだけでなく、獲得された知識を実際の遂行へとスムーズに変換することが必要である。そのため、一般に技能学習がうまくいくかには、反復練習と技能遂行に対するフィードバックの質が関与する。学習経験により特定の技能に**熟達**した者は、そうでない者とは異なるような、技能を素早く効率的に遂行するために構造化された知識や認知処理を持つようになっている（金井・楠見，2012）。

C. 洞察学習

ケーラー
Köhler, Wolfgang
1887–1967
→ p.6 参照。

　道具的条件づけでは生体が試行錯誤しながら、行動と行動の結果との随伴関係を学習する中で行動が形成されていくことが仮定されている。しかしながら、実際には置かれた状況において適切な行動が唐突に生じ、以後も同じ状況で再現されることもある。有名な例としては**ケーラー**が行ったサルを対象とした実験がある（Köhler, 1917）。この実験では、棒や木箱などの道具を組み合わさなければバナナをとることができない状況において、あたかも状況を理解したかのように適切な形で道具を使用する行動が観察された。このように問題状況の全体構造を把握することで適切な行動を創発することは**洞察**と呼ばれており、未知の状況での問題解決行動とそ

洞察
insight

の学習に関わる現象の１つである。

D. 観察学習

　生物は試行錯誤のような直接経験だけでなく、周囲の他個体（他者）の行動を観察することによっても学習する。**模倣**による学習はその典型例であり、他個体がある状況でどのように振る舞い、その結果としてどのような事象が生じたかを観察することで、自身が直接その状況で試行錯誤しなくても適切な行動をとれるようになることもある。特にヒトは他の動物種に比べて複雑な模倣が可能なことが知られており、発達の早期から高度な模倣能力を発揮する（明和，2012）。

　模倣のように他者の行動を観察することで生じる学習は**観察学習**と呼ばれる。観察学習の過程に関するモデルとしては、**バンデューラ**によって提唱された**社会的学習理論**がよく知られる（Bandura, 1977）。社会的学習理論では、観察学習は注意・保持・運動再生・動機づけの４つの段階で記述される。つまり、観察学習は対象の行動に注目すると（注意）、特徴的な行動を知識として記憶し（保持）、後で保持した知識内容を行動へと変換して遂行する（運動再生）ことで成立している。ただし、その行動を自発するかどうかも観察の結果として学習されるものである（動機づけ）。たとえば、ある子どもが、いたずらをする他の子どもを見て、自分もいたずらをしようと思うかどうかは、その子どもが楽しそうにしていたか、それともいたずらのせいで叱られていたかによって変わるだろう。このように他者の行動にどのような事後事象が随伴したかを観察することで自身の行動頻度が変化することは**代理強化**（**代理罰**）と呼ばれている。

模倣
imitation
➡ p.126 参照。

観察学習
observational learning
➡ p.224 キーワード集

バンデューラ
Bandura, Albert
1925-2021
➡ p.239 キーワード集

社会的学習理論
social learning theory
のちに社会的認知理論（social cognition theory）と改訂される。
➡ p.229 キーワード集

代理強化
vicarious reinforcement

代理罰
vicarious punishment

▎理解を深めるための参考文献

● 楠見孝（編）『学習・言語心理学』公認心理師の基礎と実践　第8巻，遠見書房，2019.
　公認心理師カリキュラムにおける「学習・言語心理学」のためのテキスト。本章で触れた学習に関するトピックが扱われているのに加え、ヒトの学習を理解する上で重要な言語の獲得・利用についても多くまとめられている。

● 小野浩一（著）『行動の基礎─豊かな人間理解のために（改訂版）』培風館，2016.
　行動主義・行動分析の立場から、連合学習（条件づけ）の基礎的な事項が網羅的に扱われている。選択行動や社会行動といった発展内容や、実践応用である応用行動分析との関わりも扱われており、連合学習について日本語で体系的に学ぶためには必読の１冊。

　潜在学習という心理学の専門用語を聞いたことがあるだろうか？心理学の授業を受講した経験がある方は、**トールマン**が行ったラットの迷路実験が思い浮かぶかもしれない。トールマンは共同研究者のホンジックと共に、迷路学習における報酬の効果を、ラットを用いた実験によって検討した。ラットは、実験初日から常に迷路のゴールにエサが置かれている第1グループ、エサが与えられない第2グループ、11日目からエサを与えられる第3グループの3グループに分けられ、22日間毎日実験がなされた。迷路は14個の分岐点をもつ複雑なものであり、迷路を誤らずにゴールできるかどうかを調べた。実験の結果、11日目までは、第1グループに比べて、第2グループと第3グループの誤答数は多かったが、12日以降、第3グループは急速に成績が向上し、第1グループと同程度の成績であった。この結果から、ラットは迷路の内部の構造についての知識（認知地図という）をエサという強化がなくても学習していたと考えられる。つまり、それまで潜在的であった（隠れていた）学習が、報酬を与えられることによって顕在化したと解釈できる。この学習を指して、**潜在学習**と訳していたわけである。

　心理学の研究領域では、日本語で潜在学習と訳されているもう1つの別の現象がある。トールマンの実験では、隠れていた学習という意味で潜在学習という名前が付けられていたが、もう一方の潜在学習の研究では自分では意識はしていないけれども潜在的・暗黙的な学習が生じているという意味で、潜在学習と名付けられている。母国語の学習に代表されるように、人は意識しないうちにさまざまなことを学習し、行動に反映させている。たとえば、図書館で毎日同じ本棚を見ていると、本の位置を正確に覚えているわけではないのに、ある本を探すときになんとなく場所がわかるということがあるだろう。このことは、人が無意識に本の配置を学習していることを表している。

　前者の潜在学習では、ラットなどの動物が報酬がなくても学習が成立することに対して、後者の潜在学習では人の無意識の学習という違いはあるが、どちらも環境内の構造が暗黙のうちに獲得されるという点で共通しているととらえることができるだろう。

トールマン
Tolman, Edward Chace
1886–1959
➡ p.237 キーワード集、
p.69 参照。

潜在学習
latent learning
➡ p.233 キーワード集、
p.69、p.24 参照。

第7章 認知

認知とは、人が他者や環境などの外界と相互作用する際に行なっている、注意・記憶・思考・問題解決といった知的活動の総称である。本章では、1. 注意、2. 記憶、3. 思考と認知バイアス、に焦点化して理解していく。

1

注意の機能によって情報がどのように取捨選択されているのか、そして、それがどのような実験によって明らかにされてきたのかについて知る。

2

記憶がどのような手順を経て形成・利用され、そして忘れるのかについて理解する。あわせて、記憶のメカニズムがどのような実験によって明らかにされてきたのかについて知る。

3

思考がどのようにさまざまな問題や課題の解決を可能とするのかについて理解する。また、正しい情報処理や判断を妨げる認知バイアスについて知る。

1. 注意

A. トップダウン型注意とボトムアップ型注意

［1］視覚探索

　まちなかで友人と待ち合わせをしているときには、大勢の人混みの中から見知った友人の顔や髪型、服装と一致する人物を探し出す必要がある。このような、多くの無関係な刺激の中から目標となる刺激を探し出すことを、**視覚探索**と呼ぶ。

視覚探索
visual search
➡ p.60 参照。

［2］トップダウン型注意

　視覚探索のように、注意を向けるべき情報があらかじめ決まっている場合に、その情報を無関係な情報の中から検出しやすくなるようにする注意メカニズムを**トップダウン型注意**と呼ぶ（Theeuwes, 2010）。特定の情報に対して選択的に注意を向けることを**選択的注意**と呼ぶが、そのメカニズムについての研究は**両耳分離聴**と呼ばれる方法を用いた実験から始まった（Cherry, 1953）。この実験では、ヘッドフォンで左右の耳に異なる言語音声を同時に聞かせ、どちらかの情報のみを報告するよう参加者に求めた。すると、他方の音声に邪魔されることなく、指示された耳から聞こえる情報のみを正しく報告できることが確認されたことから、選択的注意が情報のフィルター機能を果たしていることが示唆された。また、注意を向けない側の音声の中に自分の名前があると気づく場合があること（Moray, 1959）、注意を向けている側にストーリーのある文章を流し、途中からそれを無視するように求められた側の耳に流すと、無視すべきストーリーの続きをそのまま報告してしまうことが確認されたことから（Treisman, 1964）、選択的注意を向けていない情報であっても、意味内容の処理が行われていることが示されている。

選択的注意
selective attention
➡ p.233 キーワード集

両耳分離聴
dichotic listening
➡ p.242 キーワード集

［3］注意のスポットライト

　視覚刺激に対して注意を向ける際には、ぼんやりと広い範囲に注意を配ることもできるし、限られた範囲を注意深く観察することもできる。このように、目的に応じて視覚的注意の範囲を変え、情報処理を促進する機能は、可動式のスポットライトにたとえられてきた（Posner, 1980）。注意

のスポットライトは必ずしも円状のスポットが1つというわけではなく、複数のスポットを異なる場所に分割することができることや（Muller et al., 2003）、中心を無視して周辺だけにスポットを向けるドーナツ上の注意配分も可能であること（Cave & Bichot, 1999）がわかっている。

［4］持続的注意

持続的注意
sustained attention

　特定の作業や対象にトップダウン型注意を向ける場合、しばしば持続的である必要がある。しかし、作業に注意を持続できる時間には限りがある。些細な変化を報告させるような単純な課題の注意は最初の15分以内で低下し、負荷が高くなると5分以内で低下しうること（Warm et al., 2008）、また学生が授業を受ける場合の注意は、内容の面白さや学生同士・学生─教師の相互作用などによって維持されやすくなること（Rosengrant et al., 2021）などさまざまな研究報告がなされている。

［5］ボトムアップ型注意

ボトムアップ型注意
bottom-up attention

　トップダウン型注意と対をなす**ボトムアップ型注意**は、突然何かが現れたり、あからさまに目立つ知覚刺激があった場合に、注意を強制的にそちらに向ける働きをする。ボトムアップ型注意は、自動車を運転している際に突然何かが飛び出してきた時にブレーキを踏んだり、突然悲鳴のような声が聞こえた時に素早く周囲を見渡したりといった、危険を察知して瞬時に行動するために重要な注意メカニズムである。

［6］カクテルパーティ効果

　これらの注意メカニズムは、私たちが社会活動を営む上でも不可欠である。たとえば、立食パーティのように騒々しい中でも、目の前の相手との会話に集中すると周囲の雑音は気にならなくなる。これは、トップダウン型注意によって相手の話し声を選択的に聞いているからである。また、周囲で自分の名前や自分が興味のある事柄が話題にあがれば容易に気づくことができる。これは、ボトムアップ型注意によって重要な可能性のある情報に注意が向くからで、**カクテルパーティ効果**と呼ばれる（Cherry, 1953）。

カクテルパーティ効果
cocktail party effect
➡ p.223 キーワード集

B. 注意と認知

［1］注意の分割と集中

　注意は有限の容量あるいは資源を使用して実行されると考えられる（Kahneman, 1973）。注意は資源の範囲内であれば複数の対象に向けるこ

分割的注意
divided attention

ともでき（**分割的注意**）、それによって自動車を運転しながらラジオを聴いたり、助手席の友人と会話を楽しむこともできる。一方で、ほとんどの資源を要するような難易度の高い作業を行う際には、その課題にのみ集中する必要があるため他の作業を並行して行うことは難しい。

［2］ストループ効果

それぞれが重要な役割を担うトップダウン型注意とボトムアップ型注意だが、それらが競合することで逆にうまく情報の処理ができなくなってしまうことがある。この現象が顕著に現れる認知課題では、文字が表す色名とそれが書かれた色とが異なる刺激（たとえば、黒色で書かれた「しろ」という文字➡**図 7-1**）の色名を回答するように求める。すると、文字の色名と書かれた色が一致していない場合には、一致している場合の色名を回答するのに比べて回答時間が遅くなり、ときには色名ではなくそれが書かれた色のほうを回答するといった間違いすら起こる（Stroop, 1935）。このように、トップダウン型注意を向けた対象がボトムアップ型注意を喚起するような特徴を有していた場合に、干渉が生じて情報処理が阻害されることを、**ストループ効果**という。

ストループ効果
Stroop effect
➡ p.60 参照。

干渉なし	干渉あり
くろ	**しろ**

図 7-1　ストループ課題の刺激例

［3］非注意による見落とし

非注意による見落とし
inattentional blindness

一方で、トップダウン型注意を要する課題の負荷が大きすぎてボトムアップ型注意が駆動しなくなる場合もある。**非注意による見落とし**として知られるこの現象は、1975 年に初めて報告され（Neisser & Becklen, 1975）、「見えないゴリラ実験」とも呼ばれる有名な実験において追試されている（Simons & Chabris, 1999）。この実験では、参加者に、黒と白の T シャツを着た 2 つのグループがバスケットボールをパスしている短い映像をみてもらい、どちらかのチームが出したパスを数えるように指示した。その映像の途中、ゴリラの着ぐるみを着た人、もしくは傘を持った人が横切っていくのだが、映像を見た後に何かおかしなことに気づいたかどうかを尋ねると、半数以上の参加者は気づかなかったと回答している。複数のグループが入り混じる中でパスの回数を数えるという困難な課題に集中すると、

無関係な視覚情報が意識に上らなくなることから、視覚的な情報の認識は何にどれだけ注意を向けているかが非常に重要であることが分かる。

[4] 注意の瞬き

どんなに集中していても、刺激の提示のされ方によって情報処理が難しくなることもある。たとえば、空間上の同じ位置に視覚刺激が高速で提示されると（高速逐次視覚提示法）、1つ目の刺激は容易に検出できる一方で2つ目の検出は難しくなるという、**注意の瞬き**が起こる（Raymond et al., 1992）。注意の瞬きは、2つの刺激が提示される時間間隔が短い場合（500ミリ秒以下）に生じることから、1つ目の刺激を処理する際の負荷によって2つ目の刺激処理が損なわれること、すなわち、刺激の処理には時間を要することが示唆されている。

注意の瞬き
attentional blink

2. 記憶

感覚記憶
sensory memory

符号化
encoding

短期記憶
short-term memory
➡ p.234 キーワード集

A. 記憶のプロセス

[1] 感覚記憶

記憶は、記憶する対象について認識・経験してからの時間によって異なる方法で処理され、記憶の**多重貯蔵モデル**として表現されている（Atkinson & Shiffrin, 1968）。まず、視覚、聴覚、嗅覚、味覚、触覚の感覚器官から入力された情報は、**感覚記憶**として保持される。感覚記憶の保持時間は非常に短く、いずれも数秒内に減衰、消失してしまう。その中で、必要性や顕著性などから注意を向けた感覚記憶が、**符号化**されて**短期記憶**として処理されるようになる。

アトキンソン
Atkinson, Richard
Chatham
1929–

シフリン
Shiffrin, Richard
1942–

バドリー
Baddeley, Alan
1934–
➡ p.239 キーワード集

[2] ワーキングメモリ

多重貯蔵モデルを提案した**アトキンソンとシフリン**は、短期記憶を単なる貯蔵庫のようなものと仮定していたが、記憶研究の大家である**アラン・バドリー**と**グラハム・ヒッチ**はむしろ、推論や学習、理解といった認知的活動に積極的に働きかける機能をもった記憶であると仮定し、短期記憶の代わりに**ワーキングメモリ**という概念を提案した（Baddeley & Hitch, 1974）。

ヒッチ
Hitch, Graham
1946–

ワーキングメモリ
working memory
➡ p.243 キーワード集、p.88「ウェクスラー式知能検査」の項、p.130、p.142「統合失調症」の項 参照。

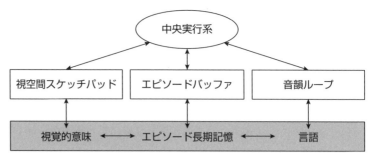

図7-2　ワーキングメモリモデル
出典）　Baddeley, 2000. を参考に作成

　バドリーによれば、ワーキングメモリは単一構造ではなく、**音韻ループ**、**視空間スケッチパッド**、**エピソード・バッファ**からなる下位システムと、それらを制御する**中央実行系**によって構成されている（Baddeley, 2000.➡**図7-2**）。音韻ループはその名の通り、音声情報を頭の中で繰り返すことによって保持する。視空間スケッチパッドは、形や色、質感といった視覚情報と、それらがどこにありどのように動くのかといった空間情報を保持したり操作したりする。エピソード・バッファは、他の2つの下位システムによって独立に保持されている情報、および長期記憶として**貯蔵**されている情報とを統合する機能を果たす。情報が時空間的な拡がりを持ちうるという点がエピソード的であることから、このように呼ばれている。中央実行系は、不必要な情報や不適切な行動を抑制しつつ必要な情報に注意を向けたり下位システムの調整をすることで、読解・推論・計算などの高次認知機能に関与し、目標志向的な行動を支えている。

［3］長期記憶

　ワーキングメモリによって処理された情報のうち一部は、長期にわたって**検索**可能な**長期記憶**として貯蔵される。長期記憶の中でも、意識して思い出すことのできる記憶は**宣言的記憶**もしくは**顕在記憶**と呼ばれ、より詳細には、言語や歴史、計算の仕方など、一般に知識と呼ばれる情報は**意味記憶**、徹夜して勉強をしたとか海外旅行に行ったとかいう経験的な記憶は**エピソード記憶**と呼ばれる。

　長期記憶の中には、意識して思い出すことができない記憶もある。たとえば、自転車の乗り方を教えてもらったとしても、練習をし始めた時にはなかなかうまく乗れない。しかし、何度か練習をするうちにだんだんとうまく乗れるようになっていく。いったん乗れるようになってしまった後で、練習をし始めた頃と何が違うか聞かれても、うまく答えられないのではな

いだろうか。このように、体で覚えた記憶のことを**手続き的記憶**もしくは**潜在記憶**と呼ぶ。

手続き的記憶
procedural memory
➡ p.130 参照。

潜在記憶
implicit memory

B. 記憶の情報と機能

[1] 符号化特定性原理

　記憶は、符号化された際の文脈と結び付けられて貯蔵され、同じ文脈においてより想起されやすくなることがわかっている。これを、**符号化特定性原理**と呼ぶ。ゴードンとバドリーによって行われた有名な実験において（Godden & Baddeley, 1980）、参加者は陸上または水中で単語リストを学習し、その内容を陸上もしくは水中で思い出すよう求められた。その結果、学習と想起が同じ文脈であった場合（陸上学習→陸上想起、水中学習→水中想起）のほうが、異なる文脈であった場合（陸上学習→水中想起、水中学習→陸上想起）よりも成績がよくなることが確認された。

符号化特定性原理
encoding specificity
principle

　物理的な要因だけでなく、心理的な要因もまた文脈として働くことが、**ガイセルマン**と**グレニー**によって示されている（Geiselman & Glenny, 1977）。彼らの実験において、参加者はいくつかの単語を視覚提示され、よく知っている男性または女性の声をイメージしながらそれらの単語を学習し、その内容を男性の声を聞きながら、もしくは女性の声を聞きながら思い出すよう求められた。その結果、先述の実験と同様に、学習と想起が同じ文脈であった場合（男性声学習→男性声想起、女性声学習→女性声想起）のほうが、異なる文脈であった場合（男性声学習→女性声想起、女性声学習→男性声想起）よりも成績がよくなることが確認された。

ガイセルマン
Geiselman, R. Edward
1949–

グレニー
Glenny, Janet

[2] 忘却

　誰もが経験していることであるが、感覚記憶だけでなく、短期記憶や長期記憶も時間が経つにつれて消失する。記憶が消失したり思い出せなくなったりすることを**忘却**と呼ぶ。短期記憶は感覚記憶より長く数十秒〜数分程度の間保持されるが、長期記憶に移行しない記憶は忘却される。また、短期記憶から長期記憶に移行した情報は数年単位の長期間にわたって残りえるが、さまざまなメカニズムによって忘却が生じる。

忘却
forgetting
➡ p.241 キーワード集

　忘却に関する最も有名な研究は、1885年に**エビングハウス**によって行われた（Ebbinghaus, 1885）。彼は自身が実験参加者となり、無意味綴りを記憶し、時間をあけて想起するという実験を行った。すると、最初の20分以降に急激な忘却が起きた後、忘却の程度はゆるやかになっていくという時間と忘却との関係性が見出された。この関係性は、記憶の忘却が時間の

エビングハウス
Ebbinghaus, Hermann
1850–1909
➡ p.222 キーワード集

経過によって生じるという**減衰説**を支持している。減衰による忘却を起こりにくくするために、同じ刺激について**再学習**することが有効であることも示されている。また、記憶の忘却は減衰だけでなく、他の似たような記憶の干渉によっても生じると考えられている（**干渉説**）。ある記憶が、それを覚える以前に経験した記憶によって干渉を受けることを順向抑制、それを覚えた後に経験した記憶によって干渉を受けることを逆向抑制と呼ぶ。

［3］偽りの記憶

　記憶は忘却によって利用できなくなるだけでなく、「思い出せるが間違っている」ことによって問題を生じることもある。偽りの記憶が注目を集めるきっかけとなった研究（Loftus & Pickrell, 1995）において、**ロフタス**らは実験参加者の家族から、参加者の幼少期のエピソードを3つ収集し、そこに「ショッピングモールで迷子になった」という偽のエピソードを加え、それぞれについて参加者に詳細な報告を求めた。すると、25%の参加者は実際には体験していない「迷子になった」エピソードについても具体的な報告がなされた。記憶はデジタルメモリのように精確なものではなく、容易に作り変えられ、変容しうるものなのである。

<aside>
ロフタス
Loftus, Elizabeth F.
1944–
</aside>

3. 思考と認知バイアス

A. 概念と思考

［1］思考と言語

　考え事をするとき、頭の中で独り言のように話しながら考えるというのは誰にとっても馴染み深いだろう。**思考**と**言語**は密接に結びついており、言語なしには思考が成立しないと考える言語相対性仮説（Whorf, 1956）をはじめとして、思考と言語の関係性についてさまざまな議論が繰り広げられてきた。

［2］概念

　言語は、私たちを取り巻くあらゆるものや出来事を分類し、思考の基礎となる**知識構造**を構築することを可能にする。知識の基本単位は概念であり、個々の事物・事象に共通した性質を取り出して得られる表象である。

<aside>
思考
thinking
➡ p.228 キーワード集

言語
language
➡ p.126「言語の発達」
の項 参照。

概念
concept
➡ p.90「表8-1」参照。

知識構造
knowledge structure
➡ p.235 キーワード集

表象
representation
➡ p.55「嗅覚表象」、
p.99「心的表象」、
p.123 参照。
</aside>

たとえば、「いす」という概念は、特徴や性能の異なるさまざまな椅子を包含している。こうした概念を分類したものがカテゴリーであり、たとえば「いす」は「家具」のカテゴリーに属する。

[3] 問題解決

思考の重要な働きの1つが、**問題解決**である。問題解決には、過去に得た経験や知識が多大な影響を及ぼす。過去に経験した問題の解法が解決すべき問題の解法と類似している場合には、**類推**によって問題解決が促進される。一方で、経験や知識によって物の使い方が固定され、新しい発想が阻害されることもある。これを、**機能的固着**と呼ぶ。また、過去の経験に基づいた特定のやり方で反応する傾向を、**心的構え**と呼ぶ。「9点問題」と呼ばれる有名な洞察課題では、四角形の形状に並んだ9つの点を一筆書きで結ぶように求められるが、多くの人は「点が作る四角形の枠」という心的構えにとらわれてしまい、正答にたどり着けない。

問題解決
problem solving
➡ p.242 キーワード集、p.89 参照。

類推
analogy

[4] 推論

与えられた情報に基づいて、問題解決や状況判断などに必要な結論を導く思考過程を、推論とよぶ。推論には大きくわけて帰納推論と演繹推論があり、その中に多種の推論法が包含される。

帰納推論とは、個々の事例から一般的に適用しうる規則を抽出し、それを新しい状況に適用する思考過程である。たとえば、前提1（スズメは空を飛ぶ）および前提2（カラスは空を飛ぶ）から結論（鳥類は空を飛ぶ）を導くのが帰納推論である。帰納推論は先の例のように誤っていることもあるが、多くの場合、未知の事柄について有益な推論を行うことができる。

帰納推論
inductive reasoning
➡ p.89「サーストンの多因子説」の項 参照。

一方、**演繹推論**（えんえきすいろん）とは、複数の前提やルールから結論を導き出す推論である。演繹推論の代表的な推論法として、前提1（例：すべての人間（A）は動物である（B））および前提2（例：すべての動物（B）には寿命がある（C））から結論（例：すべての人間（A）には寿命がある（C））を導く、といった**三段論法**がある。また、**条件推論**とよばれる推論法では、前提1（例：人助けをすると、充足感が得られる）で提示された条件と合わせて提示される前提2（例：Aさんは人助けをした）から論理的に結論（例：Aさんは充足感を得た）を導き出す。

演繹推論
deductive reasoning

三段論法
syllogism

条件推論
conditional reasoning

[5] 4枚カード問題

演繹推論を正しく行うのは多くの人にとって困難である。それを示した有名な実験が、**ウェイソン**によって行われた「4枚カード問題」である

ウェイソン
Wason, Peter Cathcart
1924-2003

（Wason, 1966）。この実験では、片面にはアルファベットが、もう一面には数字が書かれている**図7-3**のような4枚のカードが、「もし、あるカードの片面が母音ならば、別の面は偶数である」というルールに従っているかどうか確かめるには、どのカードを裏返してみるべきかをたずねた。すると、参加者の半数近くが「Eと4」を選んだ。一見正しそうに見える回答だが、実はこれは間違いなのである。

まず、「E」を選ぶのは正しい。もし裏が奇数であれば、ルールが間違いであることがわかるからである。しかし、「4」を選ぶのは間違いである。なぜなら、4の裏が母音であろうと子音であろうと、ルール的には何の問題もなく、何の情報も得られないからである。それにもかかわらず多くの人が4を選んでしまうのは、ルールを裏付けるような情報ばかりを集めようとする確証バイアス（後述）が働いているためである。

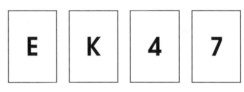

図7-3　4枚カード問題の例

B. ステレオタイプとバイアス

［1］ 確証バイアス

確証バイアス
confirmation bias
➡ p.223 キーワード集

認知バイアス
cognitive bias
➡ p.237 キーワード集

　確証バイアスとは、代表的な**認知バイアス**（情報処理や思考の過程において生じる認知的な偏り）であり、自分が正しいと信じていることや信じたいことを裏付けるような情報ばかりを集め、それを否定するような情報を無視してしまうバイアスである。たとえば、血液型によって性格が決まると言われて、各血液型の特徴（A型は几帳面、など）と合致する行動ばかりに注目すると、あたかも血液型と性格に関連があるように見える。しかし、これは血液型の特徴に合致しない言動（A型でずぼら、など）を無視してしまうという確証バイアスの働きによって生じた錯誤相関であり、心理学的に妥当な方法でその関係を示した研究はこれまでにない。ある事柄の確からしさを検討するためには、その正しさを示す証拠を探すだけでなく、それが間違いであることを示す証拠も同時に重要なのである。

［2］ ステレオタイプ

　確証バイアスの項目で例に挙げた血液型による性格分類のように、わか

りやすい属性（血液型、性別、人種、職業、など）と性格や行動パターンなどを紐づけることを、**ステレオタイプ**と呼ぶ。ステレオタイプは個人を超えて社会的に形成されるが、それが個々人のなかで確証バイアスによって強化されることで、偏見や差別という問題につながってしまう。誰が言ったかもわからないステレオタイプに振り回されるのではなく、自らの経験に基づいた理解を心がけるべきであるし、自らの経験に基づく認識についても、確証バイアスによって歪められていないかを疑うべきである。

［3］対応バイアス（根本的な帰属の誤り）

　ステレオタイプの形成を助長しうる認知バイアスとして、**対応バイアス**がある。このバイアスは、行為者の行動の原因をその人自身の能力や性格などに帰属しやすく、状況や環境など外的要因を無視してしまうバイアスである。たとえば、芸人がキャラクターとして怒りっぽい態度を取っているのを見たとき、まず頭に浮かぶのは「この芸人は短気な人だ」という印象であろう。なんの前情報もなく、「この芸人は短気を装っているだけで、実はいい人だ」などという印象をもつことはないのではないだろうか。対応バイアスは非常に強いため、**根本的な帰属の誤り**とも呼ばれる。

［4］自己奉仕的バイアス

　行為者の行動の原因帰属は、自分に対しては対応バイアスと逆方向に働きうる。成功や失敗など、自分の評価に直接結びつきかねないようなことであった場合に生じるバイアスは、**自己奉仕的バイアス**と呼ばれる。個人差はあるが、私たちは周りから責められかねないことをしてしまったり望ましくない結果になってしまったりした場合にはその原因を外部に帰属しやすく、一方で、周りから賞賛をうけるようなことをしたり望ましい結果が得られたりした場合にはその原因を自身の能力に帰属しやすい傾向がある。そうすることで、**自尊心**（自分に対する肯定的な態度）を保つことができ、結果的に健康な精神状態が保たれるのである。

ステレオタイプ
stereotype
➡ p.99 参照。

帰属
attribution
➡ p.46「原因帰属理論」の項、p.98 参照。

対応バイアス
correspondent bias

根本的な帰属の誤り
fundamental attribution error
➡ p.107 参照。

自尊心
self-esteem
自尊感情とも呼ばれる。
➡ p.106、pp.153-154「レジリエンス」の項 参照。

▌**理解を深めるための参考文献**

● 箱田裕司・都築誉史・川畑秀明・萩原滋（著）『認知心理学』有斐閣，2010.
　本章であげた項目について詳細に説明されているだけでなく、本章では取り上げなかった認知心理学の幅広い研究対象について学ぶことができる。
● 情報文化研究所（著）『認知バイアス事典』フォレスト出版，2021.
　認知バイアスについて、認知心理学だけでなく、論理学や社会心理学の分野で知られるものまで網羅的に学ぶことができる。

意識体験の1つに内的に作り出されるイメージがある。イメージの想起を求めると知覚と変わらないくらい鮮明に思い浮かべる事ができる人がいれば全くできないと言う人まであり個人差が大きい。ここで扱う直観像は極めて高いイメージ能力に関連する現象である。

直観像とは、過去の視覚的な印象が外部空間の一定の位置に定位され、実際に対象を知覚しているように見ることができ、時には細部にわたって明瞭に現れるイメージを指し、体験できる人のことを**直観像素質者**という（松岡，2001）。写真記憶と言われることがあるが、現れるイメージは動画である場合もあるので適切ではない。直観像を形成できるかどうかを調べるためには、無地の衝立に直観像を喚起し易いとされる図版を置き30秒ほど呈示した後に取り除き、背景にある無地の面に図版のイメージが投影されるかで判定する**イーゼルテスト**が用いられる。このテストを用いて調べた結果、**イエンシュ**ら初期の研究者が直観像は児童期に最も多く、高等教育を受けるにつれて衰退すると考えていたこととは裏腹に、直観像素質者の出現率は子どもだと約8%（Haber & Haber, 1979）、日本の大学生で2～5%程度（松岡，2001）であり子どもでも稀であると同時に大人も一定数いることが見出され、発達説は支持されなくなってきた。近年**イメージができない人**、直観像に見られる写真のような視覚**イメージができる人**を両極に置いてイメージの個人差をとらえ、直観像、共感覚、イメージ、視覚記憶を共通した脳内メカニズムを想定して脳機能イメージングの手法を用いて捉えようとする新たな研究が急速に知見を蓄積しつつある。

ルリア（Luria, 1968）によって見出された卓越した記憶能力を持つSは見たものを写真のように記名し再生できたこと、聴覚情報を視覚イメージ化するように共感覚を用い並外れた記憶能力を発揮したことが知られている。彼は直観像素質者とみられており、このようなモデルを裏付ける例と考えることができる。さらに、知的、発達障害がありながら特異な能力を示す**サヴァン症候群**では見たものを写真のように記憶できるケースがあるが、脳の障害の影響で直観像素質者と同様の脳内メカニズムが整ったとすればこのモデルが援用可能である。

直感像
eidetic imagery

イエンシュ
Jaensch, Erich Rudolf
1883–1940

イメージができない人
aphantasia

イメージができる人
hyperphantasia

ルリア
Luria, Alexander R.
1902–1977

第8章 個人差

個々人に合わせた支援を行うためには、支援の対象者の個人差を理解することが重要である。この個人差の理解は、心理学研究における主要なトピックの1つであり、これまでにさまざまな理論が提唱されてきた。本章では、特に知能とパーソナリティの観点から、個人差に関する心理学的知見を学んでいく。

1

知能の概念は測定と密接な関係がある。知能検査の開発の経緯を踏まえた上で、主要な知能検査の名称と概要を学ぶとともに、検査結果を表す指標の1つである知能指数を理解する。

2

知能はさまざまな種類の能力から構成される。この多様な能力をどのような枠組みで整理することができるのか、知能の構造に関する研究の概要と、主要な理論を理解する。

3

私たちは、一人ひとり違うパーソナリティ特性を持っている。この多様なパーソナリティを整理して捉える見方として、主に類型論と特性論の枠組みを学び、主要な理論を理解する。

1. 知能

A. 知能とは何か？

知能
intelligence
➡ p.235 キーワード集
さまざまな知能の定義の
比較については、村上
（2007）に詳しい。

　知能とは何だろうか。52 名の専門家の署名とともに、ウォール・ストリート・ジャーナルに掲載された共同声明文「知能に関する科学の主流」では、以下のように述べられている。

　知能とは、非常に一般的な精神的能力であり、特に、推論、計画、問題解決、抽象的思考、複雑なアイディアの理解、迅速な学習、経験からの学習を行う能力と関係する。これは、単に、書籍による学習や、狭義の学力や、テストを受けるときの知恵ということではない。むしろ、周囲の環境を把握するための、より広く深い能力を反映している。つまり、物事を「理解し」、それに「意味を与え」、何をすべきかを「考え出す」能力ということである（Gottfredson, 1997, p. 13）。

　この文章にあるように、知能には広範囲の能力が含まれる。また、おおまかな範囲では上記のような共通理解があるとはいえ、知能という言葉が指し示す具体的な内容については、研究者ごとに差異がある。本節では、知能のさまざまな理論について、主に、知能検査に関する研究と、知能の構造に関する研究から確認していこう。

B. 知能検査に関する研究

[1] ビネー式知能検査

知能検査
intelligence test
➡ p.235 キーワード集、
p.7、p.160 参照。

ビネー
Binet, Alfred
1857-1911
➡ p.239 キーワード集

シモン
Simon, Théodore
1872-1961

ビネー・シモン知能検査
Binet-Simon intelligence
scale

　現在も世界で広く使われている**知能検査**の原型は、フランスにおいて、**ビネー**と**シモン**により考案された。当時のフランスでは、義務教育の進展に伴い、精神遅滞児への教育の対応方法を検討する必要が出てきた。そこで、ビネーは、特に精神遅滞児の診断方法の確立という課題に取りくんだ。ビネーは、シモンと協力して、子どもの知的水準を評価できるような検査を考案し、1905 年にその適用結果とあわせて発表した（Binet & Simon, 1905a, b, c 中野・大沢訳 1982）。この個別式検査は、開発者の名前を取って、**ビネー・シモン知能検査**と呼ばれる。

　1908 年の改訂版からは、ビネーとシモンは、テスト問題を年齢別に構成し、検査結果から解釈できる「知的水準の年齢」を「実年齢」と照らし

合わせて解釈することで、子どもの知能を捉えた。このように、難易度が段階的に増していく尺度を構成した点に、この検査方法の特徴がある。ビネー・シモン知能検査は、先進的な方法として、諸外国へ広まり、各々の国に合った検査法へと作り直す作業も行われるようになった。

スタンフォード大学の**ターマン**は、アメリカの児童向けに、ビネー・シモン知能検査の改訂を行い、1916 年に**スタンフォード・ビネー知能検査**を発表した（Terman, 1916）。これは 1937 年、1960 年、1972 年、1986 年、最近では 2003 年に改訂されており、今も使用されている。

スタンフォード・ビネー知能検査の特色に**知能指数（IQ）**の採用がある。ドイツの心理学者**シュテルン**は知能検査の結果として得られる知的水準の年齢である「精神年齢」と、実年齢である「生活年齢」の比によって、個人の知的水準を数値化することを提唱した（Stern, 1912/1914）。これに基づき、ターマンは、スタンフォード・ビネー知能検査の結果を、以下の式で数値化した。

$$知能指数（IQ）= \frac{精神年齢（MA: Mental age）}{生活年齢（CA: Chronological age）} \times 100$$

この式では、100 を掛けることで、精神年齢＝生活年齢の場合は 100 となるような調整が行われている。また、もし、精神年齢が生活年齢よりも低ければ知能指数は 100 を下回り、逆に精神年齢が生活年齢よりも高ければ知能指数は 100 よりも大きくなる。ただし、上記の定義式は、現在のスタンフォード・ビネー知能検査では用いられておらず、代わりに、ウェクスラー式知能検査で解説する偏差知能指数が用いられている（Roid, 2003）。

日本においても、ビネー式知能検査の導入と改訂が行われた。この中で、現在でも広く使われているものに、**鈴木ビネー知能検査**（鈴木, 1930）や、**田中ビネー知能検査**（田中, 1947）がある。どちらも、ビネー式の検査をもとに、日本に合わせた問題の改訂や、多数の参加者のデータに基づく標準化を行ったものであり、その後の改訂も行われている。

[2] 集団式知能検査

ビネー式の知能検査は、個別式の知能検査であった。これらは対象者のアセスメントを綿密に行えるというメリットがある一方で、時間がかかるという欠点がある。この欠点を補った方法に、集団式知能検査がある。

集団式知能検査は、アメリカにおいて、第一次世界大戦の際に、軍隊における優秀な人材を効率よく選抜するという目的の下で作成されたものが起源である。このうち、言語による問題からなる検査は**α式**と呼ばれ、図形や絵などを使った非言語課題からなる検査は**β式**と呼ばれる（Yoakum

ターマン
Terman, Lewis Madison
1877-1956

スタンフォード・ビネー知能検査
Stanford-Binet intelligence scale

知能指数
IQ: Intelligence Quotient
→ p.235「キーワード集

シュテルン
Stern, William
1871-1938

鈴木ビネー知能検査
Suzuki-Binet intelligence test
鈴木治太郎により作成された日本向けのビネー式知能検査。

田中ビネー知能検査
Tanaka-Binet intelligence scale
田中寛一により作成された日本向けのビネー式知能検査。

アセスメント
assessment
→ p.158「心理アセスメント」参照。

α式
Army Alpha

β式
Army Beta

& Yerkes, 1920）。日本では、それぞれ A 式、B 式と呼ばれ、知能検査の開発や改訂が行われた。

［3］ウェクスラー式知能検査

アメリカの精神病院に勤務していた**ウェクスラー**は、知能は質的に異なる要素や能力から構成され、それが全体として個人の知的能力を特徴づけると考えた。この考えに基づき、ウェクスラーは、成人における知能の差異を調べるための新しい個別式知能検査を開発した（Wechsler, 1939）。その後、1955 年に改訂が行われたものが**ウェクスラー成人知能検査**（WAIS）である（Wechsler, 1955）。この知能検査はその後も改訂が重ねられており、日本を含め、今も世界的に広く用いられている知能検査の 1 つである。

ウェクスラー成人知能検査は、言語性検査と動作性検査の 2 つの部分に分かれており、検査全体の IQ とともに、言語性 IQ と動作性 IQ の 2 つも算出可能な点が特徴である（ただし、最新版では言語性 IQ と動作性 IQ は廃止されており、指標としては、言語理解、知覚推理、ワーキングメモリ、処理速度の 4 つが算出される）。また、検査での素点を、同一年齢集団において、平均値が 100、標準偏差が 15 となるように標準化した得点である**偏差知能指数**（DIQ）が導入された。この値は、具体的には、以下の式で計算される。

$$偏差知能指数＝\frac{各個人の得点－当該年齢段階の平均点}{当該年齢段階の標準偏差}×15＋100$$

また、成人用の検査のみならず、子ども用の検査として、**ウェクスラー児童用知能検査**（WISC）や、**ウェクスラー幼児用知能検査**（WPPSI）も開発されている（Wechsler, 1949, 1967）。これらの知能検査も現在に至るまで改訂が重ねられており、**知的障害**の診断などにおいて、日本を含めた世界中で広く用いられている（知的障害については第 13 章コラムを参照）。

C. 知能の構造

知能はさまざまな種類の能力から構成される。この多様な能力を専門用語で因子と呼ぶが、知能はどのような因子で整理することができるのだろうか。これが「知能の構造」に関する問いであり、実証的研究が進められてきた。

［1］スピアマンの 2 因子説

因子分析の基礎を開拓した**スピアマン**は、参加者の複数の検査得点や学

ウェクスラー
Wechsler, David
1896–1981
➡ p.222 キーワード集

ウェクスラー成人知能検査
WAIS: Wechsler Adult Intelligence Scale

偏差知能指数
DIQ: Deviation Intelligent Quotient

ウェクスラー児童用知能検査
WISC: Wechsler Intelligence Scale for Children

ウェクスラー幼児用知能検査
WPPSI: Wechsler Preschool and Primary Scale of Intelligence

知的障害
intellectual disability
➡ p.235 キーワード集

因子分析
factor analysis
知能やパーソナリティなどの構造を検討する際に用いられる統計手法。多数の参加者から得られたデータに基づき、複数の検査得点間の相関関係を検討し、相関の強いものを集約することで、因子と呼ばれる少数の要素に整理する。たとえば、2 つの検査得点の間に強い正の相関が見られた場合、それはこの 2 つの検査に正答する上で共通の能力（因子）が必要とされたためであろうと考えられる。

スピアマン
Spearman, Charles Edward
1863–1945

業成績間の相関係数をもとに、統計分析を行った。その結果、すべての課題に共通して見られる全般的な頭の良さに相当する共通因子と、個別の課題の得意・不得意に相当する特殊因子を見出した（Spearman, 1904）。この結果に基づき、知能は全般的な能力である**一般知能（g）**と、課題ごとに異なる**特殊知能（s）**の2つから構成されるとする知能の**2因子説**を唱えた。

［2］サーストンの多因子説

　サーストンは、一般知能だけでは、人間の知能の複雑さを説明できないと考えた。そこで、因子分析の手法を洗練させ、多数の種類から構成されたテストバッテリーの得点に基づき分析を行った結果、サーストンは解釈が明確な基本的精神能力（因子）として、「空間」「知覚」「数」「言語的理解」「語の流暢さ」「記憶」「帰納的推理」の7因子を抽出した（Thurstone, 1938）。このような複数の種類の因子を知能の基本的能力として捉える立場は、知能の**多因子説**と呼ばれる。

　しかしながら、後の研究で、これらの基本的精神能力は互いに正に相関しており、これらの能力に共通した要素として、一般知能の因子を抽出できることが明らかにされた（Eysenck, 1939）。また、因子分析によって示される基本的精神能力の数は検査項目の性質によって異なり、他の研究者たちが異なった検査項目を用いて分析を行った結果、さまざまな数の因子が抽出された。そのため、これらの結果を理論的に整理する必要が出てきた。

［3］CHC理論（キャッテル・ホーン・キャロル理論）

　現在有力とされている知能の構造に関する理論が、**CHC理論（キャッテル・ホーン・キャロル理論）**である。この理論は3名の研究者の名前を冠している。

　キャッテルは、一般知能を**流動性知能**と**結晶性知能**に分類した（Cattell, 1943）。流動性知能とは、たとえその状況について多くの知識がなくても、新規な状況で、論理的に思考し、**問題解決**する能力である。一方、結晶性知能は、生涯を通じて獲得した知識、技能、経験知を使う能力である。その後、キャッテルの指導学生であった**ホーン**はこの理論を拡張させ、知能の構成要素として、流動性知能、結晶性知能に加えて、視空間能力や、処理速度などの能力も見出した（Horn, 1965）。そして、その後も研究を積み重ね、新たな知能の構成要素を追加していった（Horn, 1991）。

　キャロルは、知能構造に関する研究を概観し、460を超えるデータセットをまとめて、再分析を行った。その結果から、知能が3層構造をなすことを見出した（Caroll, 1993）。このモデルでは、一番上の第3層に一般知

一般知能
general intelligence

特殊知能
specific intelligence

2因子説
two-factor theory

サーストン
Thurstone, Louis Leon
1887–1955

帰納的推理
inductive reasoning
帰納推論とも呼ぶ。

多因子説
group factor theory

CHC理論（キャッテル・ホーン・キャロル理論）
Cattell-Horn-Carroll theory

キャッテル
Cattell, Raymond B.
1905–1998

流動性知能
fluid intelligence
10代～20代にピークを迎えた後に加齢に伴い低下していくことが報告されている（Horn & Cattell, 1967）。
➡ p.111、p.130 参照。

結晶性知能
crystallized intelligence
20歳以降もゆるやかに上昇し続けることが報告されている（Horn & Cattell, 1967）。
➡ p.111、p.130 参照。

ホーン
Horn, John L.
1928–2006

キャロル
Carroll, John B.
1916–2003

能を置き、次の第2層はホーンが見出した知能の構成要素と似た8つの広範的な知的能力で構成されている。そして、一番下の第1層には、個々のテストで表されるような個別の限定的能力が含められている。

　この流動性知能─結晶性知能の理論と3層理論の2つを統合したものが、CHC理論である（McGrew, 1997）。**図8-1**に示したように、この理論は、知能の構造を、広範的能力（第2層）と限定的能力（第1層）の2つに区分して捉える。また、第3層に一般知能を想定するかについては、研究者間で意見が分かれている。そして、第2層の広範的能力に含める要素について、現時点では、**表8-1**に示した16の能力が構成要素として含まれている（McGrew, 2009; Schneider & McGrew, 2012）。このCHC理論は、現在の知能検査において広く参照されている構造モデルとなっている。

表8-1　CHC理論に含まれる広範的能力

名称	能力の概要
流動性推論（Gf）	過去に学習した内容だけでは解けない新しい問題を解決するため、意図的に推論、概念形成、分類などを行う能力
理解・知識（Gc）	語彙理解など、言語・情報・概念に関する文化的知識の幅と深さ、およびその知識を活用する能力
（特定領域の）一般的知識（Gkn）	科学や地理、機械などの特定の領域に関する知識の幅と深さ、およびその習熟度
量的知識（Gq）	数学に関する知識の幅と深さ
読み書き（Grw）	読み書きに関する知識およびスキルの幅と深さ
短期記憶（Gsm）	直前の情報を符号化・保持・操作する能力
長期貯蔵と検索（Glr）	分、時間、日、年といった単位の時間で情報を保持・固定化・検索する能力
視覚的処理（Gv）	長さの推定など、視覚的なイメージや感覚を生成・保持・検索・変換する能力
聴覚的処理（Ga）	リズムの記憶や判断など、音声から意味のある非言語情報を検出し、処理する能力
嗅覚能力（Go）	匂いから意味のある情報を検出し、処理する能力
触覚能力（Gh）	触覚から意味のある情報を検出し、処理する能力
運動感覚能力（Gk）	身体の位置や重さ、筋肉や関節の動きなどの感覚から、意味のある情報を検出し、処理する能力
精神運動能力（Gp）	指、手、脚などの身体の運動を、正確かつ協調させて力強く行う能力
処理速度（Gs）	単純で反復的な認知課題を迅速かつ流暢に実行する能力
反応と決定速度（Gt）	刺激に対する反応時間で測定される、非常に単純な判断や意思決定の素早さ
精神運動速度（Gps）	指の動きや手足などの体の動きの速さと滑らかさ

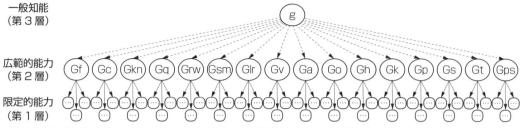

一般知能
（第3層）

広範的能力
（第2層）

限定的能力
（第1層）

注. 一般知能を想定するかについては、研究者間で意見が分かれるため、点線の矢印で表記した。
　　限定的能力は必ずしも1つの広範的能力につき3つとは限らず、複数個存在しうる。

図 8-1　CHC 理論の知能の構造

出典）Caroll, 1993, McGrew, 2009. をもとに作成

2. パーソナリティ

A. パーソナリティとは何か？

　私たちは、一人ひとり違う性格特性を持っている。この性格特性のこと
は、心理学研究では**パーソナリティ**と呼ばれ、多様な個人差を包括的に捉
え、整理する試みが行われてきた。知能と同じく、具体的なパーソナリテ
ィの定義に関しては研究者間でさまざまな差異があるが、世界で広く使わ
れている教科書である『ヒルガードの心理学』では、「個人とその物理
的・社会的環境とのかかわりにおけるその人なりのやり方を規定する思考、
感情、行動の際立った特徴的な様式」という定義がなされている（Nolen-
Hoeksema et al., 2014 内田監訳, 2015, p. 638）。本節では、このパーソナ
リティについて、主に類型論と特性論の立場から見ていこう。

パーソナリティ
personality
➡ p.238 キーワード集
さまざまなパーソナリテ
ィの定義の比較について
は、小塩（2014）に詳し
い。

B. 類型論

　多様な人々のパーソナリティを理解する代表的な方法の1つが、いくつ
かの典型的な例にあてはめて分類する方法である。このようなアプローチ
は**類型論**と呼ばれ、さまざまな研究者が分類内容を提唱してきた。

類型論
typology
➡ p.242 キーワード集

[1] 体格によるパーソナリティの類型

　ドイツの精神科医の**クレッチマー**は、精神病院の入院患者を観察する中

クレッチマー
Kretschmer, Ernst
1888-1964

統合失調症
schizophrenia
➡ p.142 参照。

躁うつ病
双極性障害と呼ばれる。
➡ p.141 参照。

で、体格と精神疾患との間に関連があることを見出した。具体的には、統合失調症の患者には細長型が、躁うつ病の患者には肥満型の患者が多いことを報告した。また、後には、てんかんの患者と筋肉質な闘志型の体格との関連の傾向が見いだされた。さらに、これらの体格および精神疾患とパーソナリティとの関連についての研究から、**表8-2** に示した「循環気質（躁うつ気質）」「分裂気質（統合失調気質）」「粘着気質」の3つの類型を提唱した（Kretschmer, E., 1921/1955 相馬訳 1960）。しかし現在では、このようにパーソナリティの類型と特定の精神疾患を結びつけることの妥当性に対しては、批判が行われている点に注意が必要である。

表8-2　クレッチマーによるパーソナリティの類型

名称	体型	パーソナリティの一般的特徴の例
循環気質 （躁うつ気質）	肥満型	社交的、お人好し、親しみやすい、温和
分裂気質 （統合失調気質）	細長型	非社交的、おとなしい、控えめ、まじめ（ユーモアがない）、変わっている
粘着気質	闘志型	几帳面、融通がきかない、爆発的に怒る

シェルドン
Sheldon, William Herbert
1898-1977

また、クレッチマーと同様に、体格とパーソナリティの関連を検討したのが、アメリカの心理学者シェルドンである。シェルドンらは、健常な大学生を対象に研究を行い、**表8-3** に示した「内臓緊張型」「身体緊張型」「頭脳緊張型」の3つの類型を提唱した（Sheldon & Stevens, 1942）。

表8-3　シェルドンによるパーソナリティの類型

名称	体型	特徴
内臓緊張型	内胚葉型（消化器官がよく発達）	くつろぎや安寧を好み、人の愛情を求める
身体緊張型	中胚葉型（骨・筋肉がよく発達）	大胆で活動的、自己主張をし、精力的に活動する
頭脳緊張型	外胚葉型（皮膚・感覚器官・神経系がよく発達）	控えめで過敏、人の注意を引くことを避ける

［2］心的エネルギー（リビドー）による類型

ユング
Jung, Carl Gustav
1875-1961

スイスの精神医学者・心理学者のユングは、心的エネルギー（リビドー）が外界の対象に向かいやすいか、それとも自己の内面に向かいやすいかという観点から、パーソナリティを「外向型」と「内向型」に分類した。さらに、この区分に加えて、ユングは思考・感情・感覚・直観という4つの心的機能を考え、それぞれの機能ごとに外向性と内向性があるとして、

8つの類型を示唆した（Jung, 1921 林訳, 1987）。特に、「外向型」−「内向型」という分類は、後に見ていく、特性論のパーソナリティ理論にも引き継がれていくものになっている。

[3] 類型論の長所と短所

　類型論は、多様なパーソナリティを少数のカテゴリに分けるため、理解しやすく、私たちの直感に一致しやすいという長所がある。その一方で、ある人の特徴がぴったり特定の類型にあてはまることは稀であり、多くの人にとっては、複数の類型の中間型や混合型が、その人のパーソナリティを一番良く言い表すことになるという欠点がある。そのため、現在では類型論に基づく分類よりも、特性論の考え方に基づき、パーソナリティ研究が行われることが多くなっている。

C. 特性論

　ロールプレイングゲームや対戦型のゲームでは、「攻撃」「防御」「素早さ」「体力」などのパラメーターを各キャラクターが持ち、そのパラメーターの数字の大きさに応じて、キャラクターの特徴が決まる仕様のものがある。このように、各人の特徴をいくつかのパラメーターの数字の大小の組み合わせで表すことで、パーソナリティを理解しようとするアプローチが**特性論**である。特性論では各パラメーターは連続変数で表現されるため、類型論よりもきめ細かく個人のパーソナリティを表現することが可能になる。

特性論
trait theory
➡ p.236 キーワード集

[1] オルポートらによる心理辞書的研究

　ゲームでは、キャラクターの特徴を決定する際に、先に例として挙げた「攻撃」「防御」「素早さ」「体力」「魔力」などのパラメーターが広く用いられている。では、パーソナリティの場合は、どのような種類のパラメーターを設定すればよいのだろうか。この問いに答える1つの方法として、辞書に掲載されている単語を網羅的に拾い上げるというものがある。このようなアプローチに基づく研究は、**心理辞書的研究**と呼ばれる。

　オルポートらは、ウェブスター英語辞書の中から人間の特徴を表現できる言葉を拾い上げ、17, 953語を抜き出した。これは、辞書に載っているすべての語句の4.5％であった。次に彼らは、選んだ言葉を「パーソナリティを表す言葉」「一時的な気分や状態を表す言葉」「価値判断を表す言葉」「その他（身体的な特徴や能力を表す言葉など）」に分類した。なお、

心理辞書的研究
psycho-lexical study

オルポート
Allport, Gordon Willard
1897-1967
➡ p.223 キーワード集

このうち「パーソナリティを表す言葉」は、4504 語あり、そのすべての語句のリストが報告されている（Allport & Odbert, 1936）。

また、オルポートは、パーソナリティの要素を、個人間で共通していて他者と相互比較が可能な**共通特性**と、個々人に特有で他者と相互比較ができない**個別特性**に区別した（Allport, 1937）。

共通特性
common trait

個別特性
individual trait

［2］ キャッテルの特性論

オルポートらによるリストは、後にパーソナリティの共通特性の構造を探る研究の出発点となった。たとえば、知能研究でも取り上げた**キャッテル**は、パーソナリティのうち、外部から直接観察できる行動面の特徴をまとめた**表面特性**と、表面特性の背後にあり直接観察できない**根源特性**を区別した。さらに、オルポートらのリストから語句の整理を行い、収集したデータに対して因子分析を行うことで、根源特性を捉えるのに必要な因子数の検討を行った。そして最終的に 16 の根源特性を見出した（Cattell, 1965）。

表面特性
surface trait

根源特性
source trait

［3］ アイゼンクの特性論

イギリスの**アイゼンク**も、人の生物学的基礎を考慮しながら、多様なパーソナリティを捉える因子に関する研究を行った。そして、パーソナリティの基本的な次元として、他者や社会との関係に関する特性である「外向性（外向性−内向性）」と、感情面での安定性に関する「神経症傾向（情緒不安定性−情緒安定性)」の 2 次元を想定した（Eysenck, 1947）。その後、**パーソナリティ障害**とも関連する「精神病質傾向」を基本的な次元に加え、3 次元でパーソナリティを捉えた（Eysenck & Eysenck, 1976）。

またアイゼンクは、パーソナリティを 4 つの階層構造で捉えた（**図 8-2**）。具体的には、下位から順に、日常場面で観察される具体的な行動のレベル

アイゼンク
Eysenck, Hans Jurgen
1916-1997

パーソナリティ障害
personality disorder
思考・行動特性の著しい偏りにより、社会生活に支障をきたしている状態のことを指す。いくつかのタイプに分けることができ、人に対する不信感が著しく強くなる「妄想性パーソナリティ障害」、自分の価値を過大評価し周囲に傲慢な態度で接する「自己愛性パーソナリティ障害」、他者へ過度に依存する「依存性パーソナリティ障害」などがある。
➡ p.184「フロイト以降の発展」の項 参照。

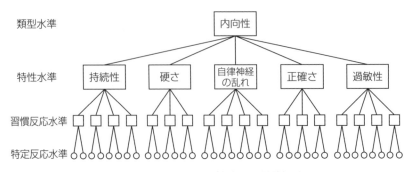

図 8-2 アイゼンクの特性論の階層構造
出典）Eysenck, 1947. をもとに作成

である「特定反応水準」、特定的反応が繰り返されて習慣化した「習慣反応水準」、いくつかの習慣的反応のまとまりからなる「特性水準」、そして、いくつかの特性が互いに強い関連をもってまとまった「類型水準」の4つを想定した（Eysenck, 1947）。

[4] ビッグ・ファイブ

　キャッテルやアイゼンクの研究以降、パーソナリティの構造に関して、さまざまなモデルが提案された。その中で、複数の研究知見から、パーソナリティ特性は主要な5因子にまとめられることが見いだされてきた（Goldberg, 1990; McCrae & Costa, 1987）。これは**ビッグ・ファイブ**や**5因子モデル**と呼ばれ、現在、最も広く受け入れられているパーソナリティの構造モデルとなっている。

　具体的な5因子の名称は研究者間でやや異なるものの、**コスタ**と**マクレ**により作成された、広く使われる尺度である Revised NEO Personality Inventory（NEO-PI-R; Costa & McCrae, 1992）では、**表8-4**に示した「**外向性**」「**調和性**」「**誠実性**」「**神経症傾向**」「**開放性**」の5つの因子が含められている。この5因子モデルをベースとしながら、他の指標との関連や発達なども含め、現在も多くのパーソナリティ研究が活発に行われている。

ビッグ・ファイブ
Big Five
➡ p.239 キーワード集

5因子モデル
Five-factor model

コスタ
Costa, Paul Jr.
1942–

マクレ
McCrae, Robert. R.
1949–

外向性
extraversion

調和性
agreeableness

誠実性
conscientiousness

神経症傾向
neuroticism

開放性
openness to experience

表8-4　ビッグ・ファイブの5因子の特徴

因子名	高い人の特徴例
外向性	活動的、積極的、エネルギッシュ、熱狂的、社交的、おしゃべり
調和性	感謝する、寛容、優しい、親切、共感する、お人好し
誠実性	効率的、組織的、計画的、信頼できる、責任感がある、徹底している
神経症傾向	不安になる、自虐的、緊張する、怒りっぽい、不安定、心配する
開放性	芸術的、好奇心旺盛、想像力豊か、洞察力に富む、独創的、広い関心を持つ

▎理解を深めるための参考文献

●ディアリ, I. J.（著）／繁桝算男（訳）『知能』岩波書店，2004.
　知能の構造、加齢による変化、個人差の形成要因、仕事との関連など、関連するトピックについて幅広く書かれている。
●小塩真司（著）『Progress & Application パーソナリティ心理学』サイエンス社，2014.
　パーソナリティの理論、測定、遺伝や発達などのトピックについて、わかりやすく書かれている。

顕在的
explicit

潜在的
implicit

潜在連合テスト
IAT: Implicit Association Test

連合
association
➡ p.65、p.136「ワトソン、スキナーらの条件づけ理論」の項 参照。

　調査法（➡ p.19 第2章）は、主に質問紙などのアンケートによって、特定の心理的構成概念を測定する方法であった。このような方法は**顕在的**な測定法と呼ばれ、結果が解釈しやすい一方、回答者自身が社会的な望ましさなどを考慮して、回答を調整する可能性もある。

　この問題に対処する方法の1つが、**潜在的**な測定法である。さまざまな潜在的な測定法が考案されているが、本コラムでは**潜在連合テスト（IAT）**について解説する。IATでは、関心のある心理的構成概念を直接質問するのではなく、後述する反応時間という行動指標から間接的に測定することを試みる。

　連合とは学習や経験を通じて獲得された、知識や概念同士の結びつきを指す。**IAT**では連合の強さを推定することを通じて、対象への評価や信念を指す態度（➡ p.101 第9章）や、自尊心などの自己に関連する概念を間接的に測定することが多い。以下では、花と昆虫に対する態度を間接的に測定した先行研究（Greenwald, McGhee, & Schwartz, 1998.）を例に、IATの手続きを説明する（実際の手続きは複雑なので、ここでは簡略化した説明にとどめる）。

　PCのディスプレイ左端に「花・快」、右端に「昆虫・不快」のようにカテゴリー名のペアを表示し、実験参加者は次々にディスプレイ中央に提示される刺激（単語や画像）が、左右どちらのカテゴリーに該当するかを、なるべく早く正確にキーを押して反応する（たとえば「バラ」であれば左キー、「事故」であれば右キー）。また後に、ディスプレイの左端に「昆虫・快」、右端に「花・不快」のように配置を入れ替えた単語ペアを表示して同様の反応を求める。もし実験参加者が昆虫よりも花に対してより肯定的な態度を有していたら、花は「不快」よりも「快」とより強く連合していると考えられるため、「花・快」に対して「花・不快」よりも素早く反応できる。このようにIATでは、PCで記録された反応の素早さ（反応時間）を手掛かりとして、特定の対象への態度などを直接質問することなく推定する。

　ただし、IATは本当に個人の潜在的態度を測定しているのかどうかについて懐疑的な意見（Schimmack, 2021.）もあり、IATという方法論自体について、今なお研究が進められていることに注意が必要である。

第9章 社会

社会の中で私たちは、何らかの集団や組織に属しており、他の人や集団と関わりながら、物事について考えたり意思決定したりしている。その中で、他者や自分がどのような人であるかを理解することは不可欠であり、また、他者などの存在によって自分の行動や態度、感情が変わることもある。本章ではこうした心の働きについて学ぶ。

1

他の人や自分、あるいはそれらを含む社会的物事について、私たちはどのようにして考えたり判断したりしているだろうか。その心の働きについて学ぶ。

2

他者や集団などの存在により、私たちの行動や態度、感情は、どのように変化するだろうか。その研究例も踏まえて学ぶ。

3

感情や動機、知覚、思考、態度の主体である自己について、自己意識、自尊感情、文化的自己観の観点から学ぶ。

1. 社会的認知

社会的認知とは、他の人や自分、あるいはそれらを含む社会的事柄について考えたり、解釈したり、判断したりすることを指す。ここで生じている心の働きについて概説する。

A. 対人認知

[1] 帰属過程

私たちは、他者や自分の行動を観察して、その人がなぜそのように振る舞ったのかと原因を推論しようとすることがしばしばある。ある犯罪に関わった人物について考えるとき、その人物は冷酷な人格に違いないと考えることがあるだろう。この場合、犯行の原因を、パーソナリティのような、その人の持続的な特性に求めている（属性帰属）。一方で、犯行当時にその人物に何らかの社会的な圧力がかかっていたのではないかと推論する、すなわち、その人物がおかれている状況に帰属する（状況帰属）こともある。ハイダーは、このような帰属についての考え方を**帰属理論**として提唱した（Heider, 1958）。

[2] 印象形成

(1) 人の印象

初めて会った人の姿や顔を見たり声を聞いたり、その人と会話をしたり、あるいは、まだ会っていない人の写真やプロフィール、またはその人の特性を表す言語的な記述を見たり聞いたり読んだりして、その人がどのような人かについて判断したり解釈したりすること（**印象形成**）がある。

アッシュは、ある人物のパーソナリティをあらわす形容語のリストを実験参加者に読み聞かせて、どのような印象が形成されるかを測定した（Asch, 1946）。「知的な、器用な、勤勉な、あたたかい、決断力のある、実際的な、用心深い」と紹介された人物は、そのリストの中の「あたたかい」を「冷たい」に変えて紹介された人物とは、紹介文ではたった一単語の違いであったが、その全体的印象が大きく異なることが示された。こうしたことから、「あたたかい」や「冷たい」という特性は人の全体的印象に大きく作用する中心的な働きをし（中心的特性）、その他の特性は周辺

的特性として、全体的印象を形成していると考えられている。

(2) カテゴリーに基づく情報処理

　他者について判断する際、その人の性別や年齢、人種や出身地などを手がかりとすることがよくある。たとえば、関西から引っ越してきた人について、「関西人だからよくしゃべるはずだ」というように、その人自身の特性を知った上でそう思うわけではなく、関西人の**ステレオタイプ**を参照して判断するのである。このとき、性別や年齢、人種や出身地などは社会的カテゴリーであり、ステレオタイプとは、その社会的カテゴリーの成員の特性、たとえば、パーソナリティや能力、行動に関する非常に単純化されたイメージ（**心的表象**）のことである。

ステレオタイプ
stereotype
➡ p.82 参照。

　対象を何かしらのカテゴリーに当てはめて認知しようとする性質は、人について認知するときに特有なことではない。私たちの心の働きとして一般的である。なぜなら、外界の情報を処理して判断することには認知的な負荷が大きく時間もかかるが、情報処理のための資源にも時間にも限界があるので、意識しなくても良さそうなことは努力が少ない自動的思考に頼ることになる。

表象
representation
➡ p.55「嗅覚表象」、p.80、p.123 参照。

　たとえば、上記の関西から引っ越してきた人について、「よくしゃべる」と断定するには、その人が他の人と会っている場面を何度か観察し、平均的な日本人の話し方と比較するのが良さそうである。あるいは、どれくらい長く関西圏に居住していたか（「関西人」カテゴリーに照合するのが適切か）など確認しておくべきかもしれない。ところがそれよりも先に、関西人というカテゴリーに当てはめ、ステレオタイプを参照して、素早く判断してしまうことが多いのである。

　ステレオタイプは、多くの人の間で共有されている信念であることも大きな特徴である。たとえば実験参加者に、人の特性を表す多様な形容語から、ある人種や国民に当てはまるものを選ばせると、イタリア人については「芸術的」「衝動的な」といった形容語が多くの実験参加者によって共通して選ばれた（Katz & Braly, 1933）。

　ただ、このように社会的に共有されているために、ステレオタイプは、特定の集団への偏見や差別、さらに集団間の紛争などの社会問題に深く関わるものでもある。

(3) その人物に固有の情報に基づく情報処理

　他者を深く理解し強い関係を築こうとするときには、上述の、カテゴリーに基づく情報処理では十分ではない。支援の現場では、対象者一人ひとりの固有の情報に基づいて、その人について考えて対応しようとすることが一般的であろう。このように、2つの処理モードがあると考えて対人認

2過程モデル
dual process model of
impression formation

連続体モデル
continuum model of
impression formation
連続体モデルでは2つの
処理モードを連続的なも
のととらえ、段階的に処
理モードが移行すると考
える。2過程モデルでは
2つの処理モードのうち
どちらかが選択されると
考える。

面接法
interview method
➡ p.242 キーワード集、
p.161 参照。

知を説明したものが、**2過程モデル**（Brewer, 1988）と**連続体モデル**（Fiske & Neuberg, 1990）である。

これらのモデルによると、対人認知の最初の段階では、認知的負荷の小さい、カテゴリーに依存した情報処理が行なわれる。そして、認知対象の人物と自分との関わりが深い場合や、その人物が自分にとって影響力がある場合は、より多くの注意がその人物に向けられるようになり、それまで参照していたステレオタイプに一致しない情報が見つかりやすくなったり、また、その人物の個人的特性の一つひとつを詳細に考慮したりする情報処理をするようになる。

その人物に固有の情報に基づく情報処理は、認知的負荷は極めて高いが、対象人物を深く理解し、強い人間関係を築くことと、密接に関わる。**面接法**は、その人物に固有の情報に触れその人についての理解を深める方法とも言える。

[3] 対人魅力

私たちは一般に、よく顔を合わせる人に対して魅力を感じる傾向がある。たとえば、子どもの頃の友達は、家が相対的に近かったことや、学校のクラスの名簿の順番が近く座席が近かったことがきっかけで仲良くなっていることが多いだろう。物理的に距離が近いことによって会うことが多く、それによって互いに好意的に感じるようになったと考えられる。このように、見たり聞いたりする頻度、すなわち接触頻度が高いほど、その人物や人に好意的になることを、**単純接触効果**という。

単純接触効果
mere exposure effect

ザイアンス
Zajonc, Robert Bolesław
1923-2006

ザイアンスは、単純接触効果について、顔写真を用いて検討した（Zajonc, 1968）。実験では、実験参加者にとって知らない多数の人物の顔写真が用意された。実験参加者は写真を多数見た後、各写真についての好意度を評価した。このとき実は、写真の呈示回数が操作されており、何回も呈示される写真もあれば、少ししか呈示されない写真もあった。結果から、呈示回数が多いほど、その写真は好意的に評価されることが示された。こうした検討によって単純接触効果が実証されたといえる。

ハロー効果
halo effect

このほか、他者についての評価には**ハロー効果**が関わることがある。ハロー効果とは、たとえば「Aさんは、はきはき返事ができるから、仕事ができるだろう」という思い込みのように、対象人物がある側面で優れた特性を持っていると、他の側面でも望ましい特性を持っていると考える傾向である。

B. 態度

[1] 態度とは

日常生活において「態度」という語は、「態度が悪い」「積極的な態度が認められる」のように人物を評価する視点で使われることが多いが、ここでは、たとえば「性に対する態度」「気候変動リスクに対する態度」のように、ある事柄、出来事、人物に対する持続的な評価や感情を指す。**オルポート**は、**態度**は、その人の経験を通じて形成され、その人の行動を方向づけていることを指摘している（Allport, 1935）。

オルポート
Allport, Gordon Willard
1897-1967

態度
attitude
➡ p.234 キーワード集

[2] 態度変容

他者からの言語・非言語的メッセージを受けて、態度が変容することがある。態度の変容について説明するモデルの1つが**精緻化見込みモデル**（Petty & Cacioppo, 1986）である。このモデルの特徴は、メッセージの受け手の動機づけや処理能力の個人差を考慮している点である。このモデルでは、前述の2過程モデル等で見てきたのと同じように、受け手がメッセージ内の情報を処理する際に2つのルート、すなわち中心的ルートと周辺的ルートがあると考える。

精緻化見込みモデル
ELM: Elaboration Like-
lihood Model
➡ p.232 キーワード集

動機づけ
motivation
➡ p.43 参照。

対象に対する動機づけも処理能力も高いほど、中心的ルート、すなわち、与えられたメッセージ中の証拠や議論を深く細かく分析的に考えるルートを経て（すなわち、精緻化して）態度を決める。一方、対象に対する動機づけも処理能力も低いほど、周辺的ルート、すなわち、メッセージの送り手の魅力や権威など、対象事態の情報ではなく偶発的手がかりを用いて判断するルートを経て態度を変える。たとえば化粧品や車などの広告で使われる、美しい BGM や風景、俳優、ストーリー、画像や動画の加工は、周辺的ルートで手がかりとされる。周辺的ルートによって形成された態度に比べて、中心的ルートによる態度は表面的でなく深く、長く持続すると考えられている。

[3] 行動によって態度が変わる—フット・イン・ザ・ドア法

態度によって行動が変わるのとは逆に、自分の行動によって態度が変わることもある。人の態度を変えさせる側、すなわち**説得**する側の技法についても多く検討されており、その1つが**フット・イン・ザ・ドア法**である。この方法では、本当に依頼したいことを最初から言うのではなく、最初はより簡単で小さな依頼をし、その後で本当の依頼をする。

アメリカで行われた実験（Freedman & Franser, 1966）では、戸建て

説得
persuasion
➡ p.232 キーワード集

フット・イン・ザ・ドア
法
foot in the door technique

の住民に "Drive Carefully"（運転に注意）と書かれた非常に大きな看板を庭先に立てさせてほしいという依頼をした。この依頼に応じたのはわずか17％であった。一方で別な戸建の住民には、まずは窓か車に "Be a safe driver"（安全運転）と書かれた7.5センチ四方の標識を貼ってほしいと依頼し、ほぼ全員が応じたところで、2週間後に再訪問して、前述の依頼をした。すると応じたのは76％に及んだ。

　フット・イン・ザ・ドア法が有効である理由は、人が他者の行動や周囲の状況から他者の内的属性を推測するのと同じように、自分の行動から自分の内的状態を推測しているという考え方に関係している。すなわち、最初の小さな依頼に応じた自分の行動を観察し、自分はこの内容に対して関心が強い、あるいは親切な人物だと認知し、そうであるならば、次の大きな依頼にも応じるべきと判断しやすくなると考えられている。

［4］行動によって態度が変わる─ジンバルドーの実験

　行動によって態度が変わることを如実に示したとされているのが、スタンフォード大学でジンバルドーが行った模擬刑務所実験（Zimbardo, 1977）である。ジンバルドーは、刑務所生活に関する研究への参加に応募してきた男子大学生のうち、精神的に成熟・安定した学生を選び、囚人役と看守役に分けた。囚人役の学生は自分の家にいるところを警察に逮捕され、大学の地下室に作られた模擬刑務所に連れて行かれ、ワンピース型の囚人服を着せられ、監獄に入れられた。看守役は、看守の制服、警棒、警笛を与えられ、格子窓から監視することや、名前ではなく囚人ID番号を使用することなどの規則を遵守するよう教示された。

　報告によれば、実験開始から2日もしないうちに、囚人役の中には号泣する、または反抗的、絶望的になる者があった。心因性の全身発疹の治療が必要になった者もいた。一方の看守役は、侮辱的、攻撃的、権威的になり、残忍で囚人役を貶めるような日課を編みだす者もあった。こうした事態の発生のために、この実験は6日間で中止せざるを得なくなった。

　この実験の様子は、刑務所という環境における囚人と看守という役割やそれに伴う行動が、態度や自己のあり方に影響すること、言い換えると、不適切な環境に置かれると人の態度は不適切なものになることを示している。私たちは日常生活の中でそれぞれが何らかの役割を担っているが、そのことは私たちの態度に影響もしているといえるだろう。ただし、本実験に関しては、近年疑義が生じているのも事実である。

ジンバルドー
Zimbardo, Philip
1933–
➡ p.231 キーワード集

2. 社会的影響

　私たちは、家族や友人などの小さな集団、地域や国などのより大きな集団に属し、また、企業や政府、病院、組合などの**組織**に属していることもある。以下では、他者や集団などの存在により、個人の行動や態度、感情が変化すること（**社会的影響**）について概説する。

A. 同調

　集団の基準に合うように自分の行動や思考を調整することを**同調**という。**アッシュの実験**（Asch, 1955）では、複数の実験参加者が1つの実験室に入り、簡単な知覚課題を行った。その課題とは、実験参加者たちの前にあるカードに描かれた1本の線分と同じ長さのものを、その横に描かれた3本の線分の中から1つ選ぶという非常に簡単なものである。この課題を1人で行ったときの誤答率は1%未満である。端に座っている実験参加者から順に口頭で回答するよう求められた。このとき実は、本当の実験参加者は最後から2番目の人だけで、他の人たちは**サクラ**であった。彼らは、最初の数問は正しい答えを言ったが、途中からは（事前に決められたとおりに）互いに同じ、誤った回答をした。この結果、本当の実験参加者の誤答率は、全試行の約3分の1に及んだ。正しい答えはわかっていたのに、周りの人たちに同調して誤った回答をしたのである。

　この後の検討で、自分以外の人がみな同じ意見を言う集団内にいるときなどに同調行動が起こりやすいことがわかってきた。1人でも、たとえ誤っていたとしても、違う意見を言う人が集団内にいれば、同調が生じにくいこともわかっている。

　また、同調のしやすさには文化的影響もある。西欧や英語圏の大部分の国では個人主義を、アジア、アフリカ、中南米の多くの国では集団主義を尊ぶ。社会的影響を17カ国で調べたところ、個人主義の文化では集団主義の文化に比べて、同調の割合は低かった（Bond & Smith, 1996）。

B. 服従

　権威のある人物に命令されたとき、人はどう反応するだろうか。その命

組織
organization
複数の人が何らかの目標を共有し、その達成のために協働するシステム。

社会的影響
social influence

同調
conformity
➡ p.236 キーワード集

サクラ
実験者から言われたとおりに演技する実験協力者。ここでは「実験参加者」を演じている。この手法は本当の実験参加者を騙すことになるので、研究倫理の観点から、実験後に必ずデブリーフィング（debriefing, 真の目的を伝えること）が必要とされる。

ミルグラム
Milgram, Stanley
1933–1984
➡ p.241 キーワード集

令が理不尽なものだったならどうであろうか。**ミルグラム**は実験で検討を行った（Milgram, 1963, 1974）。

実験参加者は、罰が学習に及ぼす影響について調べる実験と聞いて実験室を訪ねる。そこにはもう一人の実験参加者が来ており、2人は実験者に言われてくじを引き、学習者と教師の役割に分かれる。学習者は、椅子に座った後くくりつけられ、その椅子から伸びている電線は、隣りにある、教師用の部屋につながっている。教師は、教師用の部屋から、学習者に単語の問題を出し、もし学習者が間違ったら電気ショックのスイッチを押して短い電気ショックを与えるように言われる。教師の前には電気ショックを送る装置があり、その前面には、電気ショックを与えるスイッチが30個、横一列に、左から順に「15ボルト−軽微なショック」「135ボルト−強いショック」「330ボルト−極端な強度」「375ボルト−危険：痛烈」「450ボルト−XXX」という表示付きで並んでいる。学習者が間違えるたびに電気ショックを1段階強くするよう、教師は求められる。ただし、実は「もう一人の実験参加者」はサクラで、最初のくじには細工があり、サクラが学習者に、本当の実験参加者が教師に割り当てられるようになっている。また電気ショックも実際には流されない。

実験開始後、学習者が（予定通り）間違え、教師は電気ショックのスイッチを流すと、それに応じて隣の部屋から学習者のうめき声が聞こえてくる（実際は演技であるが、教師は学習者がうめいていると信じている。以降も同じ）。そして150ボルトのスイッチを教師が押すと叫び声が聞こえる。電気ショックの段階を上げるにつれ、学習者の実験の中止を求める声が金切り声や悲鳴に変わる。教師が不安になり、同室にいる実験者に実験の中止を求めても、実験者は「続けることが大切なのです」などと毅然とした様子で言うだけである。330ボルトからは隣の部屋は静かになってしまい、出題しても反応がない。それでも、横にいる実験者からは、無反応は誤答とみなしスイッチを押すことが求められる。

あなたがこの実験で教師に割り当てられたならどうするだろうか。実際に実験したところ、最後の450ボルトまでスイッチを押し続けた実験参加者は約65％に達した。実験参加者は20〜50代の一般男性であったが、彼らは服従し、他者を死に至らしめる（可能性のある）行動をとったのである。

ミルグラムはさまざまに条件を変えて検討することによって、人が服従しやすくなる要因を見出した。たとえば、命令を与える人に権威があり、その人物が間近にいることなどである。

この影響力はユダヤ人虐殺に関わる命令に従った人々の行動にはっきり

現れている。ナチスの親衛隊のアドルフ・アイヒマンは、第2次世界大戦中に強制収容所へのユダヤ人移送に関して指揮的役割を担った。戦後、彼は人道に対する罪などで裁判にかけられたが、その裁判の過程でわかってきた彼の人間像は、冷酷な人格異常者などではなく、どこにでもいるような普通の人であった。このことをきっかけにミルグラムは上記の検討を始めた。そのため、この実験は「**アイヒマン実験**」とも呼ばれる。

またこの実験は、実験参加者に偽りの情報を与え精神的苦痛を与えたという点から、研究倫理に関する議論のきっかけにもなった。

ミルグラム実験（アイヒマン実験）
Milgram experiment
➡ p.241 キーワード集

C. 集団行動

[1] 社会的手抜き

他者と共同して集団として課題を行うときの1人あたりの遂行量が、同じ課題を1人で行うときに比べて低下する傾向を、**社会的手抜き**と言う。**ラタネ**らは、できるだけ大きく拍手をしたり叫んだりする課題で、実験参加者が自分の他に6人いると伝えられているときは、1人だけで課題を行うときに比べて、拍手や声の大きさが小さくなったことを示した（Latané, Williams, & Harkins, 1979）。また、実験参加者が自分の他にもう1人いると伝えられているときも、1人だけで課題を行うときに比べ小さかった。集団の人数の増加に伴って、責任感が減じたり、自分ひとりの貢献を気にしなくなったりするために、社会的手抜きが生じると考えられている。

社会的手抜き
social loafing

ラタネ
Latané, Bibb
1937–

[2] 集団極性化

信念や態度が似た者同士が集まった集団で議論をすることによって、その信念や態度はより極端なものになる。集団内での議論を通して、集団内で優勢である考え方に偏っていくのだ。この現象を**集団極性化**という。

人種問題について話し合った後では、もともと人種に関する偏見が強い人たちが集まった集団は偏見がより強くなり、逆にもともと偏見が少ない人たちが集まった集団はさらに寛容になった（Myers & Bishop, 1970）。

インターネット上の議論では集団極性化が生じやすい。インターネットでは似た信念や態度を持った人が知り合いやすく、また話し合う場が容易に作られる。しかも匿名で参加し発言できるので、**没個性化**が生じやすい。そのため、対面での議論に比べて、極端な発言がなされやすく、集団極性化も生じるため、集団の信念や態度はより極端なものになる。

集団極性化
group polarization

没個性化
deindividuation
匿名性が高い社会的状況において、自己についての認識と自制の念がおろそかになること。

3. 自己

自己は、感情や動機、知覚、思考、態度の主体である。その自己は社会や文化の中で他者と関わることによって作られ、また、自己（個人）の行動が文化や社会の維持、形成に関わっている。

A. 自己意識

自己意識
self-consciousness
➡ p.228 キーワード集、
p.135「ロジャーズの自己理論」の項 参照。

自己に注意を向けている状態を**自己意識**と呼ぶ。自己意識は、公的自己意識と私的自己意識の2方向から概念化される（Fenigstein et al, 1975）。公的自己意識は、自分の容姿や行動など他者から観察可能な側面への意識であり、「自分についてのうわさに関心がある」「人の目に映る自分の姿に心を配る」（ともに、菅原, 1984）などの項目への同意の程度で測定される。私的自己意識は、感情、動機、思考、態度などの内面的な側面への意識であり、「しばしば自分の心を理解しようとする」「ふと一歩離れた所から自分をながめてみることがある」などの項目で測定される。

自分が他者から評価されたりそれを予測したりすることによって、**対人不安**が生じることがある（➡ p.142 第12章参照）。ただし、私たちは自分の行動や外見が、実際よりも、他者によって注目されていると感じがちである（Gilovich, Medvec, & Savitsky, 2000））。この効果は**スポットライト効果**と呼ばれている。人前でスピーチするときに緊張するのは当然だが、スポットライト効果を意識することによって、パフォーマンスの質が向上することが示されている（Savitsky & Gilovich, 2003）。

大脳皮質
cerebral cortex
➡ p.234 キーワード集、
p.27 参照。

自分の特性などについての質問に内省的に答えているときに、大脳皮質内の活動が増大することが示されており（Northoff, & Bermpohl, 2004）、神経科学的研究も進んでいる。

B. 自尊感情

自尊感情
self-esteem
➡ p.229 キーワード集、
p.83「自尊心」、p.153「レジリエンス」の項 参照。

自尊感情とは、自己を尊重し自分自身を価値ある存在と認識する内的感覚であり、自尊心とも呼ばれる。自尊感情の測定のために用いられる**ローゼンバーグ自尊心尺度**（Rosenberg, 1965）では、「（自分は）少なくとも人並みに価値ある人間である」「自分に対して肯定的である（ともに、山

本ら，1982)」などの項目への同意の程度で自尊感情を計測する。自尊感情の低さとうつ病、不安症などの精神的な不適応状態との関連が議論されている（Pelham, 1993）。

C. 文化的自己観—相互独立的自己、相互依存的自己

　文化的な習慣や価値観によって作られた自己について理解しようとするとき、**文化的自己観**という考え方が用いられる（Markus & Kitayama, 1991）。日米の文化差に着目した調査から、北米の特に中流階級では相互独立的自己観が、日本では相互依存的自己観が、それぞれ主に見られることが示されている。

　相互独立的自己観では、自己とは社会的文脈から切り離された存在であり、その人の能力やパーソナリティなどの内的な属性がその人の行動の原因となるため、社会的文脈からの影響は少ないと捉えられる。一方、相互依存的自己観は、社会的文脈と結びついて自己が存在しており、その人の社会的地位や役割、関係などの状況がその人の行動を決めると捉えられる。

　前述の帰属理論に関して、北米における研究では、パーソナリティなどの内的な属性の影響が過大評価され、状況の影響は過小評価されることによる、**根本的な帰属の誤り**（Ross, 1977）が一般的に生じるとされているが、これは相互独立的自己観の立場からみれば当然かもしれない。

　なお、インドと北米での調査からは、北米の大人は属性帰属を、インドの大人は状況帰属をしやすいという文化差が示されている（Miller, 1984）。そしてこの傾向が顕著になるのは 11 歳頃からのようだ。

▌理解を深めるための参考文献
- ●北村英哉・内田由紀子（編）『社会心理学概論』ナカニシヤ出版，2016.
  社会心理学の古典的で典型的なトピックスから、最近の新しい知見、たとえば進化や神経科学などのトピックスまでカバーされている。
- ●池田謙一・唐沢穣・工藤恵理子・村本由紀子（著）『社会心理学　補訂版』有斐閣，2019.
  私たちが日々直面する社会的事象や問題を例として話が進むので親しみやすく、それでいて社会心理学的な考え方についてわかりやすく解説されている。

うつ病
depressive disorder
➡ p.222 キーワード集、
p.141 参照。

不安症
anxiety disorder
➡ p.240 キーワード集、
p.142 参照。

文化的自己観
cultural construal of the self

根本的な帰属の誤り
fundamental attribution error
➡ p.83 参照。

催眠
hypnosis

催眠
メスメリズムに端を発している。
➡ p.2「メスメリズム」参照。

変性意識状態
ASC: Altered State of Consciousness
覚醒時の意識状態とは質もしくはパターンが際立って異なる意識状態の1つ。

催眠感受性
hypnotic susceptibility
催眠にかかりやすい傾向。

空想傾性
fantasy proneness
イメージの世界に浸りやすい傾向
直観像素質者（➡ p.84第7章コラム）持つ良いことが指摘されている。

状態理論
state theory
催眠時には意識が解離する特殊な状況と考える理論。

非状態理論
nonstate theory
催眠は自己暗示の効果であり特殊な状況ではないと考える理論。

フロイト
Freud, Sigmund
1856-1939

ジャネ
Janet, Pierre
1859-1947

 コラム 催眠

　催眠は注意集中、深いリラックス、高い暗示への反応性を特徴とし、**変性意識状態**の1つとして心理学の研究対象となってきた（Coon, 2018）。暗示による催眠誘導を受けた人の行動や意識状態はさまざまであるが、暗示された行動を自分の意志によるのではなく、自動的に起こっていると感じる基礎的暗示効果が生じることで催眠に入ったと判断される。約75％の人が催眠にかかり、40％の人は良くかかる。催眠誘導を受け入れる傾向は**催眠感受性**と呼ばれ、それが高い人はイメージが鮮明で空想の世界に没入しやすい傾向（**空想傾性**）が見られる。

　催眠には次のような効用や限界がある。1. スポーツ競技において身体能力を高める効果、2. 記憶能力を高めることが可能であるが偽記憶も増やしてしまう、3. 催眠中の記憶が失われることがある、4. 痛み止めの薬物が利かない状態でも痛みを緩和することが可能、5. 催眠暗示によりたとえばアンモニアの臭いを嗅いでも香水のにおいのように感じたりするように感覚体験を変容させることが可能。

　催眠を説明する理論には、催眠のもとにある参加者の意識は暗示に反応している部分とそれを見ている部分（隠れた観察者）にかい離した特殊な意識状態にあるとする**状態理論**と、催眠は特殊な意識状態にあるのではなく、同調、リラックス、イメージ、服従、役割演技といった要素が混ざり合って感覚・知覚・思考・感情・行動を変容させる自己暗示によるものであり、催眠者は自己暗示を助けているに過ぎないと考える**非状態理論**がある。催眠にかかっているのか、ふりをしているのか見分けることは催眠者でも難しいと言われている。「とても深く」催眠に入りリラックスし全体として気づかなくなったと報告する人はほぼ「ふりをしている人」で、本当に誘導されている人は自分ではわずかに影響されているに過ぎないと感じるという点で識別できるという報告がある（Kalat, 2017）。

　フロイトはヒステリーの患者に催眠によって現れる意識状態を観察し、無意識と抑圧という精神分析の基礎的概念の着想に至った。フランスの精神医学者のジャネも催眠の研究から解離の概念を提案した。催眠は心理療法の成立に欠く事ができない技法の1つなのである。

第10章 発達の理論

人間の心理的機能やプロセスを理解するうえで欠かすことができないのが時間軸による理解である。人間が子どもから大人になり、やがて高齢となって最期を迎えるまでの時間的変化を発達として捉える視点は、さまざまな理論によって支えられている。本章では、人間の発達を理解するための理論的枠組みについて解説する。

1

発達という現象について理解する。とりわけ、近年一般的となった生涯発達やライフサイクルという考え方を学び、人間の生涯にわたる発達という捉え方を理解する。

2

人間の発達を科学的に捉えた視点を押さえ、発達段階や発達課題、生態学的モデルなどの理論について、それらがどのように発達を理解しようとしてきたかを理解する。

3

発達現象の背景にある要因としての遺伝と環境に注目し、それぞれの影響について学ぶと同時に、発達にはそれらの相互作用が重要であるということを理解する。

1. 発達とは何か

A. 人間の発達

　ヒトは誕生から死までの長い人生を過ごすが、その中では身体、心理面の大きな変化が生じる。こうした生涯にわたる変化を心理学では**発達**と呼び、発達を明らかにしようとする学問分野を発達心理学と呼ぶ。

　発達を理解しようとするときには、便宜的に人間の一生をいくつかの時期に区分して呼ぶことが多い。これは発達心理学に限らず医療、教育、司法、そして福祉の領域においてもよく用いられる。たとえば、児童福祉法においては満 18 歳に満たない者は児童と呼ばれ、さらに細かい区分として 1 歳未満の児童は乳児、1 歳以上小学校就学までの児童は幼児、そして小学校就学以降の児童は少年と呼ばれる（第 4 条）。また医療においては高齢者という呼称が使われ、65 歳以上 75 歳未満の高齢者を前期高齢者、75 歳以上の高齢者を後期高齢者と呼ぶ（高齢者の医療の確保に関する法律）。発達心理学においては人間の一生を、新生児期、乳児期、幼児期、児童期、青年期、成人期、老年期、のように区分することが多い（各時期における発達の特徴については ➡ p.121　第 11 章を参照）。ただし、これらの区分は後述する発達心理学の理論としての**発達段階**とは必ずしも一致しない。

B. 生涯発達という視点

　しかし、一般的な意味における発達は成長と同じ意味で理解されることが多い。ヒトの発達は子どもの時期にはとても速いスピードで進むが、成長の度合いは年齢とともに遅くなり、高齢になると身体面や心理面の衰えが目立つようになっていく。こうした理解から、発達という語は従来、生まれた子どもが大人になる変化を指すことが多かった。しかし近年では、人間が誕生から死までの生涯にわたる変化全体を発達として捉えることが多くなった。こうした捉え方は特に**生涯発達**と呼ばれる。

　たとえば**バルテス**は、生涯発達という視点を発達理論の中心に組み込むことを提唱した代表的研究者である。彼によれば、発達には獲得と喪失、あるいは成長と衰退という 2 つの方向性があり、その割合は発達に従って

生涯発達
life-span development
➡ p.230　キーワード集

バルテス
Baltes, Paul B.
1939-2006

110

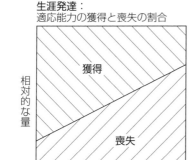

生涯発達：
適応能力の獲得と喪失の割合

獲得

相対的な量

喪失

誕生　　　　老年

図 10-1　発達における獲得と喪失の関係
出典）　Bartes, 1987. を改変

変化するとされる。すなわち**図 10-1** に示すように、子どもの時期には獲得の割合が大きいが、年を重ねるにつれて獲得の割合は減る一方で喪失の割合が増加していく。しかしこの図は、高齢者は獲得がみられないというわけではないし、子どもだからといって喪失するものが全くないとはいえないことも示している。この獲得と喪失の関係についてバルテスは**流動性知能**と**結晶性知能**という概念を例に挙げている（Bartes, 1987）。流動性知能は青年期後期から成人期の初期をピークとしてその後は少しずつ衰えるのに対し、結晶性知能は高齢になっても維持され、むしろ少しずつ伸び続けると考えられている。バルテスはこのように、人間が経験する時間経過にともなう変化は多次元的なものであり、またその変化は複数の方向性を示すとし、そうした複雑な変化のプロセスこそ発達であると考えた。現在、こうした生涯発達の考え方は子どもの理解だけでなく成人の発達や高齢者の心理的特徴などを統合的に明らかにするための枠組みとなっている。

流動性知能／結晶性知能
fluid intelligence/
crystallized intelligence
キャッテルは、ヒトの知能には注意力や判断の素早さ、短期記憶といった能力と、語彙力や知識のような経験や教育によって獲得される能力とに分けることができることを指摘した。前者は流動性知能、後者は結晶性知能と呼ばれる。➡ p.89　参照。

2. 発達を捉える視点

　このように、発達心理学は人生全体を見据えた生涯発達の姿を明らかにすることを目指している。その際に考慮すべきことは、発達を具体的にどのように理解するかということである。ここでは、発達における「変化」をどのように捉えるのか、そして1人の人間の発達が社会や環境とどのように関わっているのかについて解説する。

A. 連続的発達と段階的発達

　心理学には発達を説明するさまざまな理論があるが、それらを大きく分けると、発達を連続的で漸進的な変化であるとする考え方と、大きな変化の時期とあまり変化のない時期を繰り返すという考え方の2つがある。前者は連続的発達を、後者は段階的発達を想定していると考えられる。現代の発達理論の多くはどちらの要素も想定しているが、とりわけ段階的発達の考え方は、発達の全体像をより包括的に描き出すことに貢献した。

B. 発達段階論

　段階的発達論における時期区分は、冒頭で述べたような単なる人生上の区分としての意味だけでなく、それぞれの時期には発達上の特徴があり、それらが段階的に変化していくプロセスとして発達を捉えるという意味合いを持っている。こうした区分を**発達段階**と呼ぶ。発達段階説では、ある段階から次の段階への変化は質的なものであり、ある段階に到達するとその比較的安定した期間の中で次の段階へ進む準備が行われると考える。

[1] フロイトの心理・性的発達論

　フロイトはヒトの心理機能をリビドーの流れによって説明し、乳児期から青年期にかけての行動の発達もこのリビドーがどこに向かうのか、あるいはどのように満たされるのかが段階的に変化するというメカニズムで説明できると指摘した（第16章を参照）。それによれば、乳児から青年に至るまでの心理的な発達は**口唇期、肛門期、男根期、潜伏期、性器期**の5つの段階に分類できるとされる。口唇期は乳児のころであり、リビドーは母乳を吸うという行動に表れる。肛門期は幼児期前期にあたり、排泄をコントロールする行動の獲得にリビドーが表れる。男根期は幼児期の後期にあたり、リビドーが性器への注目や性差への注目となって表れ、この時期の同性親への葛藤は**エディプス・コンプレックス**として重要視される。こうした葛藤は児童期になると意識上に表れなくなるとされ、この時期は潜伏期と呼ばれる。そして第二次性徴とともに性的機能が成熟するとリビドーは性器を中心に表れるようになり、この時期は性器期と呼ばれる。

[2] エリクソンの心理・社会的発達段階論

　エリクソンは人間の発達を生涯にわたる変化と捉え、**ライフサイクル**という概念を提唱した心理学者である。彼はフロイトの心理・性的発達論を

発達段階
developmental stage
➡ p.238 キーワード集、
p.122 参照。

フロイト
Freud, Sigmund
1856–1939

心理・性的発達論
➡ p.182「心理性的発達
段階」参照。

リビドー
libido
フロイトが提唱した、ヒトの行動を説明する概念。フロイトはヒトの行動は性的衝動が源であると考えた。この性衝動を支えるエネルギーをリビドーと呼び、このリビドーが心の中でどのように生まれ、どのように振る舞うかによってヒトの行動や無意識的な心理状態を説明した。
➡ p.182 参照。

エディプス・コンプレックス
oedipus complex
➡ p.182 参照。

エリクソン
Erikson, Erik Homburger
1902–1994
➡ p.223 キーワード集

ライフサイクル
life cycle
エリクソンによる生涯にわたる8段階の発達を指して言う語。それと同時にエリクソンは、心理社会的発達のなかで次の世代を産み育てるという世代間のサイクルという意味も込めていたと考えられる。

表10-1　心理・社会的発達段階

	発達段階	心理・性的な段階と様式	心理・社会的危機	基本的強さ
I	乳児期	口唇、呼吸器的	基本的信頼 対 基本的不信	希望
II	幼児期初期	肛門、尿道的	自律性 対 恥・疑惑	意思
III	遊戯期	幼児―性器的	自主性 対 罪悪感	目的
IV	学童期	「潜伏期」	勤勉性 対 劣等感	適格
V	青年期	思春期	同一性 対 同一性の混乱	忠誠
VI	前成人期	性器期	親密 対 孤立	愛
VII	成人期	(子孫を生み出す)	生殖性 対 停滞性	世話
VIII	老年期	(感性的モードの普遍化)	統合 対 絶望	英知

出典) エリクソン, 2001. から抜粋

同一性
identity
➡ p.220 キーワード集、
p.130 参照。

拡張して**心理・社会的発達段階**論を提唱した（エリクソン，2001）。エリクソンの発達理論の特徴は、心理的な発達の段階を乳児期から老年期にわたる生涯のプロセスとして規定した点と、この発達において心理的な葛藤やそれに関連する社会的関係などが重要であると指摘した点である。

エリクソンは人間の発達段階を8つに区分した（**表10-1**）。この中の「心理社会的危機」とは、各段階で表れる心理・社会的な葛藤を指し、この葛藤は2つの対立する状態として表現される。たとえば乳児期には「基本的信頼」と「基本的不信」という葛藤があり、これは乳児が親からケアされるという経験をする中で世界を信頼できるという感覚を持てるかどうかという形で表れる。この2つの状態をバランスよく経験する中で、人間はその発達段階における基本的強さを獲得する。乳児期においてその強さは「希望」である。こうした葛藤は各段階でそれぞれ個別なものが想定されている。なお、表中の心理・性的な段階は［1］で取り上げたフロイトの発達段階説を反映しており、それぞれの発達に関連する身体器官や生理を記述している。ただし、フロイトの理論では前成人期以降の段階は想定されていないため、エリクソンはそれ以降の段階には独自に概念を提唱している。

ピアジェの認知発達段階論
➡ p.123 参照。

［3］ ピアジェの認知発達段階論

ピアジェは子どもの認知発達の検討に基づき、乳児から青年までの認知発達を説明する発達段階論を提唱した（ピアジェ，1972）。それによれば、第1段階は感覚運動段階と呼ばれ、新生児から2歳ごろにあたる。第2段階は前操作段階と呼ばれ、2歳ごろから6歳ごろとされる。第3の段階は具体的操作段階であり、7歳から11歳ごろに相当する。そして第4段階

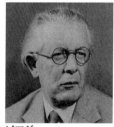

ピアジェ
Piaget, Jean
1896-1980
➡ p.239 キーワード集

は形式的操作段階であり、12歳以降に相当する。このような段階区分は子どもがどのように外界を認識し理解するかという認知発達に基づいている（認知については第7章参照）。ピアジェは認知発達を「操作」といった独自の概念を用いて理論化している（第11章参照）。なおこの発達段階論は人間の発達全般を説明するものではない点に注意されたい。

[4] ハヴィガーストの発達段階と発達課題の理論

ハヴィガースト
Havighurst, Robert
James
1900–1991
➡ p.238 キーワード集

発達課題
developmental task
➡ p.238 キーワード集

　ハヴィガーストは教育学の立場から、人生上のさまざまな時点で立ち現れてくる学び獲得すべき事柄を発達課題と呼んだ（ハヴィガースト，1995）。発達課題とは社会において人間に健全な成長をもたらすものであるという。すなわち、生涯の各時点で表れるそれらの課題を成し遂げ獲得していけば、より幸福で成功に満ちた人生を歩めるようになるという（ハヴィガースト，1995）。彼は、人生における発達課題は身体的な成熟、社会文化的な圧力、そして個人的価値と抱負という3つから生まれるとし、発達課題を明確にすることで教育上の指針となることが期待されると述べている。

　ハヴィガーストは人間の生涯を幼児期、児童期、青年期、壮年初期、中年期、老年期という6つの段階に分けた。そして各段階には6から9項目の発達課題を設定している。発達課題はたとえば幼児期では、歩行、固形の食物の摂取、言葉の使用といった項目が並び、児童期には身体的技能、概念の習得、良心や道徳性といった項目が挙げられている。一方老年期になると、身体的な衰えへの適応、引退と収入減少への適応、同年齢の人々との親密な関係といった課題が列挙されている。このように、各発達課題は身体的側面や心理的側面、社会的側面など多岐にわたるが、時代の変化によってこれらの課題には再検討の必要性も指摘されている（齋藤，2018）。

C. 発達における社会や環境の重要性

　こうした発達段階の理論をみていくと、発達が個人の身体や心理的側面だけでなく社会や環境と密接に関連していることがわかる。ここではそうした発達と社会との関わりについての理論を紹介する。

[1] ヴィゴツキーの発達理論

ヴィゴツキー
Vygotsky, Lev
Semenovich
1896–1934
➡ p.221 キーワード集

　発達における社会的側面の重要性を指摘した代表的研究者にヴィゴツキーがいる。ヴィゴツキーはまず、発達における他者との関わりの重要性を指摘した。彼は言語をはじめとした認知機能について、発達の初期には精神間的な機能を持ち、その後精神内的な機能を持つようになると考えた

（ヴィゴツキー，2001）。ここで言う精神間的とは、個人の心的世界ではなく個人と個人の間にある関わりのことを指し、精神内的とは個人の心理的機能を指す。言語の発達を例にとれば、子どもはまず周囲の大人から言葉の音を聞いてそれを自分で使うようになる。この時発せられる言葉は周囲の大人に何かを伝えるという目的を持っており、精神間的な機能を持つといえる。やがてこの言葉を自分の思考の道具として使うことができるようになるが、これは言葉が精神内的な機能を獲得したということができる。

またヴィゴツキーは、発達における学習や教育、社会からの働きかけの重要性を指摘している。人が取り組む課題にはその人の発達に応じて容易に取り組めるものから全く解決できない課題までさまざまな水準が存在すると考えられるが、その中間には「自力では困難でも周囲の助けや協力を得て解決できる課題」という水準が存在する。ヴィゴツキーはこうした課題の範囲を**発達の最近接領域**と呼んだ（ヴィゴツキー，2003）。発達の最近接領域は個人の発達によってその範囲が異なり、この領域に合致した課題に取り組むことが発達を促すことになると指摘した。

[2] 生態学的システム理論

一方ブロンフェンブレンナーは、個人とその周囲の人々、そして彼らが属する文化までを含めて発達全体を理解する枠組みが重要だとして、個人と社会とを1つのシステムとして捉えるという視点を提唱した。**生態学的システム理論**と呼ばれるこの理論では、ある個人の発達は本人とその周囲の人々や環境とからなる生態学的システムの中で生じると捉える。生態学的システムは本人とその周囲を取り巻く4層のシステムからなる入れ子構造を持っていると考えられる（**図10-2**）。中心にあるのは発達の主体となる子どもである。そのすぐ外側にある層はマイクロシステムと呼ばれ、子

言語
language
➡ p.126「言語の発達」の項 参照。

思考
thinking
➡ p.80 参照。

発達の最近接領域
zone of proximal development
➡ p.238 キーワード集、p.126 参照。

ブロンフェンブレンナー
Bronfenbrenner, Urie
1917-2015
アメリカで活躍した発達心理学者。

生態学的システム理論
ecological system theory
➡ p.232 キーワード集、p.21「生態学的心理学」参照。

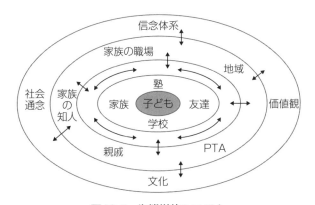

図10-2　生態学的システム
出典）ブロンフェンブレンナー，1996．をもとに筆者が作成

どもが直接関わる人々や組織がある。その外側には**メゾシステム**と呼ばれる層があり、これは**マイクロシステム**を構成する人々や組織同士のつながりを表す。さらに外側には**エクソシステム**と呼ばれる層があり、ここには子どもは直接関わらないが発達と関連するさまざまな組織や人々が入る。そして最も外側にある層は**マクロシステム**と呼ばれ、社会が持つ文化や価値、信念体系などが含まれる。この理論では、このような重層的な構造の中で、発達の主体とシステムを構成する各層の要素との相互作用と、システムの要素同士の相互作用とが複雑に絡み合いながら発達が進むと想定している。こうした大きな視点からの人間理解は、発達支援の領域だけでなく対人援助に関わる広い領域で重要となっている。

3. 発達と遺伝、環境

遺伝
heredity
➡ p.33 参照。

A. 氏か育ちか

発達を個人の変化という側面だけでなく社会や環境との相互作用によって生じるという捉え方はいまや主流になっているが、発達が生じる要因が個体にあるのか環境にあるのかという問題については長らく議論があった。発達が氏、すなわち個人の生物的、遺伝的要因によって決まるのか、それとも育ち、つまり環境的要因によって規定されるのかという「氏か育ちか」という問いが議論になっていたのである。前者の学説は**遺伝説**あるいは生得説と呼ばれ、後者の学説は**環境説**または経験説と呼ばれた。ここではまずこれらの理論の歴史的経緯をたどり、その後で近年主流になっている遺伝と環境の相互作用という考え方を解説する。

遺伝説
hereditarianism
➡ p.221 キーワード集

環境説
environmentalism
➡ p.224 キーワード集

行動遺伝学
behavioral genetics
➡ p.22 参照。

ゲゼル
Gesell, Arnold Lucius
1889–1961
アメリカの小児科医。心理学者。子どもの発達研究を先駆的に行い、月齢ごとの行動特徴をマイルストーンとして利用することを提唱したことでも知られる。これは後に発達検査の基盤となった。

B. 遺伝説と環境説

[1] 遺伝説

遺伝説とは、発達は遺伝的要因によって決まるという考え方であり、発達的変化の中でも身体的側面の変化や成熟を特に重視する。遺伝説の論拠とされた代表的な研究に**ゲゼル**の研究が挙げられる。彼は双生児を対象に階段登りの運動発達について実験的に検討した（Gesell, 1929）。まず一方の子どもに生後46週目から6週間にわたって、1日10分の階段登りの訓

練を行った。その結果、訓練開始時は大人の助けを借りながら登ったが6週間後には1人で登れるようになった。しかし、訓練を受けていないもう一方の子どもに生後53週目になって階段登りを実施したところ、最初から大人の助けがなくても登ることができた。さらにその2週間後には、訓練を受けた子どもと同じレベルにまで階段登りのスキルが上昇したという。ゲゼルはこの結果から、学習などの訓練は遺伝的要素を持った成熟の時期に合わせて行われる必要があると考えた。このような、学習によって課題を習得できる準備が発達的に整うこと**をレディネス**と呼ぶ。ゲゼルの一連の実験は遺伝説の強力な証拠として論じられたが、彼自身は環境や経験の重要性を無視していたわけではないとも論じられている（Dalton, 2005）。

レディネス
readiness

［2］環境説

　一方、環境説は人間の発達を経験の蓄積による行動の変化から生じると捉える。ヒトの能力における経験の重要性を指摘する学説の歴史は古く、17世紀の哲学者ロックによる「**タブラ・ラサ（白い石板）**」、すなわち人は生まれた瞬間には白紙の状態であり、その後の経験によって知識を獲得するという考え方などが代表的である。心理学、とりわけ発達領域における環境説の根底にあるのは**行動主義**である。その代表的研究者である**ワトソン**は、自分に健康な12人の子どもと、彼らを育てるためによく整備された環境とを与えてくれれば、その中の任意の1人を、その子の才能や嗜好、傾向、能力、親の職業、人種にかかわらずどんな専門家にもなれるように訓練してみせると豪語したという（ワトソン，2017）。これはワトソン自身も言い過ぎだと断ってはいるが、このように行動主義は発達に対する遺伝の影響を明確に否定している。こうした主張の背景には、ヒトの行動は**条件づけ**などによって制御、学習することができるという考え方があった。

ロック
Locke, John
1632-1704
イギリスの哲学者。経験論と呼ばれる学派の先駆者として有名。

行動主義
behaviorism
心理学は心の働きそのものではなく行動と環境との関係を探ることを優先すべきであるという考え方。この立場によれば、ヒトや動物の行動は環境からの刺激によって生じるとされる。学習のメカニズムとして条件づけの理論が構築されたことによって、行動主義は20世紀前半の心理学において主流となった。
➡ p.8、p.63 参照。

ワトソン
Watson, John Broadus
1878-1958

条件づけ
conditioning
➡ p.63 参照。

相互作用説
interactionism
➡ p.233 キーワード集

C. 遺伝と環境の相互作用

　しかし現在では、遺伝と環境のどちらか一方が発達の主な基盤であるという考え方をとる心理学者はほとんどいない。発達には遺伝的要因と環境的要因の双方が関与するという考え方が一般的であり、こうした見方は広く**相互作用説**と呼ばれる。

［1］遺伝と環境の相加関係

　遺伝と環境の相互作用というモデルで最もシンプルなものは、両者の影

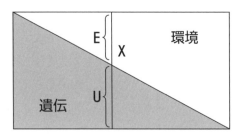

図 10-3 ルクセンブルガーの図式

響度が足し算の関係にあるという考え方である。これは**輻輳説**（ふくそうせつ）と呼ばれ、**シュテルン**によって提唱された。それによれば、発達に及ぼす遺伝と環境の影響度は、発達の側面や領域によって異なるという。ルクセンブルガーによってこの理論を分かりやすくまとめられたものが**図 10-3** である。この図では、横軸は発達のさまざまな側面を、縦軸は遺伝要因と環境要因の寄与する割合を示す。たとえばある発達的性質 X は、遺伝的要因 U と環境的要因 E によって表れる。しかしこの X の位置が動く、すなわち X が表す発達的側面が別のものになればその割合は変化し、図の左にある性質ならば遺伝的要因が強く影響し、右側の性質ならば環境的要因が強く影響するといった差が表れるとされた。

シュテルン
Stern, William
1871–1038
ドイツの心理学者。発達における輻輳説や、IQ（知能指数）という概念の提唱、個人差の研究などで知られる。

［2］環境閾値説

　一方ジェンセンは、遺伝的要因が環境的要因からの影響を受ける程度は、発達の側面ごとに異なると考えた。すなわち、発達には遺伝的要因が関与するが、遺伝的要因によって想定される発達の水準に到達するかどうかは環境によって変化する。さらに、環境が遺伝的要因の発現にどの程度関与するかは発達の側面ごとに変わってくるとジェンセンは考えた。これは**環境閾値説**と呼ばれる（**図 10-4**）。この図の 4 本の曲線 A から D は発達の側

ジェンセン
Jensen, Arthur Robert
1923–2012

環境閾値説
environmental threshold
theory

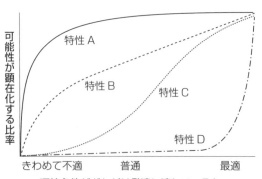

図 10-4　環境閾値説のモデル図

面である特性を表す。縦軸はそれぞれの側面について遺伝的な可能性が顕在化する比率を示し、横軸はその発達にとって環境がどれだけ適したものであるかを示す。これを見ると、たとえば特性Aは極めて劣悪な環境でない限りは遺伝的な発達可能性が十分に表れるのに対して、特性Dは最適な環境が整わなければ、たとえ遺伝的可能性を持っていたとしてもそれが発達に表れることは難しいだろう。特性BやCはその中間にあり、遺伝的な可能性が発現する程度にはある程度環境が関連してくると考えられる。

[3] 遺伝と環境の交互作用

さらに近年は、遺伝と環境の**交互作用**という要素も注目されている。交互作用はもともと統計学の用語であり、2つの要因がそれぞれ個別に現象に与える影響とは別に、一方の要因が他方の要因の効果に影響し、それが現象に影響するといった効果を指す。たとえば、ある特性や能力に対する遺伝的要因Xについて、それを持っている人と持っていない人がいるとする。この場合、要因Xのある人のほうがその特性は高くなることが予想される。しかし、その人が環境Aの中で育った場合には要因Xを持つ人のほうが高い特性を持つのに対し、環境Bで育った場合ではむしろ要因Xを持たない人のほうが特性は高くなる、といったことが生じる可能性がある。これは、遺伝的要因Xと環境的要因の交互作用として説明できる。

生命科学の分野では、遺伝子が変化しなくても後天的に遺伝的な機能が変化することが知られており、そうした現象を扱う学問分野は**エピジェネティクス**と呼ばれる（服部・大鐘・塩田，2006）。近年、こうした研究が盛んになるにつれて、環境の変化によって遺伝的要因の発現が調整されるという現象が報告されてきている。発達を考える際にも、遺伝と環境が相互に影響を与え合うという新たな要素を踏まえた理解が重要であろう。

エピジェネティクス
epigenetics
➡ p.35 参照。

▌理解を深めるための参考文献

- 谷口清（著）『**発達臨床心理学—心・脳・社会からの子どもの理解と支援**』遠見書房，2018.
  臨床という視点からの発達理解と、発達という視点を踏まえた臨床実践の在り方を解説している。遺伝と環境の相互作用についての解説も詳しい。
- 高橋惠子・湯川良三・安藤寿康・秋山弘子（編）『**発達科学入門1—理論と方法**』東京大学出版会，2012.
  発達にアプローチするさまざまな理論について網羅的に、かつ詳細に解説されている。

せん妄という言葉を聞いたことがあるだろうか。せん妄とは意識障害とさまざまな精神、心理的症状が同時に現れる状態を指す。ここで言う**意識障害**とは意識が完全になくなるのではなく、意識レベルが低下し注意散漫や**見当識障害**などが起こる。そして同時に、幻覚や妄想、感情の変調や興奮、睡眠覚醒リズムの障害が現れるのがせん妄の特徴である。具体的な症状を列挙すると、まず注意の障害として視線が定まらなかったり発言のつじつまが合わなくなったりという症状が現れる。また、怒りっぽくなる、落ち着かなくなる、不安を訴えるといった不穏と呼ばれる行動がみられる。**不穏**症状は夜に起こることがあり、逆に日中は眠りがちという昼夜逆転が起こることも多い。このようにせん妄の症状には日内変動があることも大きな特徴である。ただし適切な治療を行えば数日程度で軽快する一過性のものであることが多い。

せん妄は1つの疾患というより症候群ととらえられる。すなわち、せん妄は特定の疾患で起こるのではなく、さまざまな背景や要因が重なりあって起こると考えられるのである。こうした要因は背景要因、誘発要因、そして直接要因に分けられる。**背景要因**とはせん妄のリスクとなる脳のぜい弱性をもたらす要因であり、高齢や**認知症**、脳梗塞などの既往が挙げられる。**誘発要因**とはせん妄を起こしやすくする身体の状態を指し、身体の痛みや身体拘束、断眠、心理的ストレスなどがある。そして**直接要因**は発症の引き金となる要因であり、脳疾患、脱水や感染などの身体症状、薬剤による副作用などがある。

かねてよりせん妄は高齢者や認知症患者によく見られることが知られていたが、厳密にはせん妄は認知症の症状ではなく、**BPSD**にも含まれない。**DSM**では神経認知障害群の中に認知症や軽度認知障害と並列にせん妄が記載されている。しかし、上で述べたように認知症は大きな背景要因であり、医療、福祉の領域では重要な課題である。

せん妄へのケアについては大きく発症予防と重症化予防があり、どちらの予防でも非薬物治療が重要であるとされている。これらは直接要因や誘発要因の除去を目的に行われる。たとえばアメリカで開発されたHELPというプログラムでは看護師を中心にチームとなり、患者への刺激や働きかけ、離床の促し、入眠の促し、聴覚、視覚障害への対応、脱水の予防などを行う。またストレスを軽減し、感情の交流を促すような働きかけも予防に有効である。

意識
→ p.24 コラム　参照。

見当識
orientation
今の日付や時間、自分のいる場所など自分が置かれた状況を認識できること。この機能が障害されるとこうした認識があいまいになったり、全く今の状況を理解できなくなったりする。こうした状態は見当識障害や失見当識と呼ばれる。
→ p.142　参照。

認知症
major neurocognitive disorder
→ p.237　キーワード集、p.142　参照。

BPSD: Behavioral and Psychological Symptoms of Dementia
認知症にともなう行動・心理症状。認知症の中核症状である記憶障害や判断力の低下などとともにみられる症状のこと。幻覚、妄想、うつ、不安、徘徊、易怒、ケアへの抵抗などがある。
→ p.174　参照。

第11章 心の発達

社会福祉士・精神保健福祉士が支援の対象とするのは、自分と同年代の相手ばかりではない。そのため、各発達段階の心の特徴を知っておくことが重要である。本章では、各発達段階における心理面での特徴を学び、基礎的な発達心理学の知識を獲得する。また、言語の発達や、道徳性の発達、アタッチメント理論に関しても理解を深めることを目指す。

1

乳幼児期の認知発達・社会性発達について理解し、ヒトが、他者と社会的な絆を結び、言語を獲得する様子、さらに他者の心を理解し、社会的な行動をとるようになる過程を把握する。

2

児童期から青年期・成人期における、より複雑となる人間関係の中での社会性のさらなる発達を概観する。さらに、より高次な感情の発達や、道徳性の発達について理論的に学習する。

3

発達障害について、自閉スペクトラム症、注意欠如・多動症、限局性学習症についての理解を深め、障害を持つ人に対する支援の方法を検討するための基礎的な知識を身につける。

1. 認知発達理論の基礎

発達段階
development stage
➡ p.238 キーワード集、
p.112 参照。

A. 発達段階

[1] 社会福祉士・精神保健福祉士と発達心理学

　社会福祉士・精神保健福祉士は、児童福祉施設や、教育機関で子どもの支援を行うこともある。また、介護施設等で自分より年上の老年期の人の支援を行うこともあるだろう。自分とは異なる年代の相手と関わる時には、大人である自分の常識が通用しないことを理解しておくべきだろう。発達心理学とは、ヒトの受胎から死に至るまでの心の発達過程を探究する学問分野である。本章では、各発達段階における心理についての知識を学び、自分とは異なる年代の他者の心を理解し、適切な支援を検討するための基礎知識を獲得することを目的とする。

[2] 発達段階の分け方

　目の前の相手の心を理解し、支援を検討する際に、相手がどのような年代であるか、そしてその年代の人はどのような心の特徴をもっているのかを把握しておくことは重要である。たとえば、5歳の子どもへの支援と15歳の子どもへの支援、また50歳の大人への支援は全く異なると考えられる。発達心理学の分野では、人の生涯発達について研究を行っているが、人の生涯をいくつかの時期に分けて人の発達を捉えていることが多い。その代表的な分け方としては、**表11-1**のように、胎児期、乳児期、幼児期、児童期、青年期、成人期という6つの段階に分ける方法がある。本章では、乳児期から成人期における各発達段階の特徴について概説する。

表11-1　代表的な発達段階の区分

発達段階	だいたいの時期	代表的な特徴
胎児期	受精から出産まで	胎動
乳児期	出産から1歳6ヵ月頃まで	指差し
幼児期	1歳6ヵ月頃から6歳頃まで	話し言葉の使用
児童期	6歳頃から12歳頃まで	小学校での学び
青年期	12歳頃から22歳頃まで	第二次性徴・論理的思考
成人期	22歳頃から死まで	就労から退職

出典）古見・小山内・樋口・津田，2019.

B. ピアジェの理論

　子どもの発達について段階ごとに考える際に、重要な理論が**ピアジェの発達段階**である。ピアジェは、**表象**の操作の発達を軸として、**感覚運動期、前操作期、具体的操作期、形式的操作期**の４つの発達段階を提唱した。

　感覚運動期は、乳児期のほとんどの時期があたる。この時期には、目で見る、耳で聞くなどの感覚や、手や足を動かす身体運動によって外界を認識する時期である。たとえば、ガラガラと音の鳴るおもちゃを、手を使って振ることで、音が鳴るという環境の変化が起こるというような認識が中心となっているのである。感覚運動期の初期では、今、ここに見えているものの存在しか理解できないが、感覚運動期の後期には、物体が隠れていても存在し続けるという**対象の永続性**を理解する。

　前操作期は、幼児期から児童期の初期にあたる。この時期には、表象を用いて、外界を認識する能力が発達し、操作が行えるようになる時期である。自分が、知覚しているもの以外に関してのイメージを膨らませて、物体を何かに見立てたり、マネをしたりすることができるようになる。一方で、論理的に考えることはまだ困難であり、他者の視点に立てず、対象の一番目立つ特徴に影響されてしまいやすいという**中心化**という特徴がみられる。

　具体的操作期は、児童期のほとんどがあたる。この時期には、具体的な対象物に関しては、論理的な思考を行えるようになる。また、**脱中心化**によって、客観的に物事を考えることもできるようになる。一方で、抽象的な対象に関しては、論理的な思考を行うことはまだ困難である。

　形式的操作期は、児童期の終盤から青年期にかけての時期にあたる。この時期には、仮説的・抽象的な対象についても、論理的な思考を行うことが可能になる。ピアジェは、この時期に人間の思考が完成すると考えた。

2. 乳幼児期の発達

A. 乳児期の発達

[1] 不随意運動から随意運動へ

　乳児期は、ピアジェの理論における感覚運動期にあたり、子どもは感覚や運動によって、対象を認識する時期である。特に、出生後しばらくみら

ピアジェ
Piaget, Jean
1896–1980
➡ p.239 キーワード集

表象
representation
心や意識の中に表れるもの。言語やイメージなど、実際に対象が目の前に存在しなくても思い浮かぶもの。
➡ p.55「嗅覚表象」、p.80、p.99「心的表象」参照。

れ、数ヶ月で消失する**原始反射**が特徴的である。たとえば、掌や足の裏に触れたものを握ろうとするような反射である把握反射や、口に入ったものを吸う吸啜反射等があり、これらは、本人が意識的に行うものではない**不随意運動**である。発達とともに、意識的に行う**随意運動**が可能となり、養育者や、周りの物体の視線での追従や、意識的な把握も行えるようになる。

［2］アタッチメント

乳児は、空腹時や便意を感じた時などの不快な感情をもった時に泣き、まどろんでいる時などに微笑を見せる。養育者は、そのような乳児の様子を見て、泣いている時には、乳児の不快を引き起こしている問題を解決して、乳児の感情を調整しようと試みる。このような、養育者とのやりとりを繰り返していくうちに、乳児は、誰が自分の世話をしてくれて、護ってくれる存在なのかを認識するようになる。こうして、乳児が、特定の他者と結ぶ心理的な絆を**アタッチメント**（愛着）という。

アタッチメントについて、**ハーロウ**は、針金製だが、ミルクを出してくれる代理母と、布製だが、ミルクを出してくれない2種類の代理母を用意し、どちらにアカゲザルの乳児が近づくかを調べた（Harlow & Zimmermann, 1958）。その結果、アカゲザルの乳児は、布製の代理母に寄り付いており、ミルクが飲みたい時にだけ、針金製の代理母のほうへ行くことが観察された。さらに、アカゲザルの子どもを怖がらせるおもちゃと対面させた時は、泣き叫んで布製の代理母に抱きつきにいく行動もみられた。これらの結果から、アタッチメントには、触覚や、身体接触の重要性が示唆された。

このように、動物の子どもにとっても、アタッチメントは重要なものである。動物の子どもは、非力であり、1人では生きていくことができない。そのため、自分が強い個体の近くに行くか、強い個体が自分の近くに来てくれる状況を作る必要がある。動物行動学では、動物が生得的にそのような能力を持って生まれてくると考えられている。この考え方を、ヒトの子どもにも応用したのが**ボウルビィ**である。乳児にストレスがかかった（心身の安全が脅かされている）状況において、アタッチメント行動（泣く、顔を見る、しがみつくなど）が、いわば自動的に引き起こされ、養育者が養育行動（なだめるなど）を取ることで、乳児が心身の安定を回復すると考えたのが、ボウルビィの**アタッチメント理論**である（Bowlby, 1969）。

また、アタッチメントには、個々の子どもと養育者の関わりや、周りの環境によって、その質の個人差が存在する。**エインズワース**は、アタッチメントの質の個人差を測定する方法として、**ストレンジ・シチュエーション法**を開発した（Ainsworth, Blehar, Waters & Walls, 1978）。ストレン

アタッチメント
attachment
➡ p.220 キーワード集、
p.173「児童福祉」の項
参照。

ハーロウ
Harlow, Harry
1905-1981

ボウルビィ
Bowlby, John
1907-1990
➡ p.241 キーワード集

エインズワース
Ainsworth, Mary
Dinsmore Salter
1913-1999
➡ p.222 キーワード集

ストレンジ・シチュエーション法
strange situation
➡ p.232 キーワード集

表 11-2　ストレンジ・シチュエーション法の手続き

1	実験者が、養育者と子どもを実験室に案内し、その後退出。
2	子どもはおもちゃで遊び、養育者は必要な時だけ遊びに関わる。
3	実験者が入室し、椅子に座り、しばらくしてから養育者と会話する。そして、子どもに近づいて働きかける。その後、養育者は退出する。
4	**1回目の養育者との分離**　実験者は子どもに合わせて行動する。
5	**1回目の養育者との再会**　養育者は、子どもを慰め、落ち着かせる。実験者が退出した後、養育者も退出する。
6	2回目の養育者との分離
7	養育者ではなく、実験者が入室する。実験者は、子どもに合わせて行動する。
8	**2回目の養育者との再会**　養育者が入室する。養育者は、子どもを抱っこする。実験者は退出する。

出典）Ainsworth et al., 1978. から作成

ジ・シチュエーション法では、子どもの養育者へのアタッチメント行動を活性化させるように、8つの場面を作成して、段階的に子どもにストレスを与えていく（**表11-2**）。特に、養育者との分離時や再会時の子どもの反応から、アタッチメントの質が、安定型、回避型、両価型に分けられる。

　安定型の子どもは、養育者との分離時にネガティブな反応を示し、再会時には、積極的なアタッチメント行動を向け、養育者になだめられるとすぐに落ち着く。回避型の子どもは、養育者との分離時に、特に否定的な反応をみせず、再会時にも、養育者を求めない。両価型の子どもは、養育者との分離時に強い否定的な反応を示し、再会時には、養育者を求めるものの、なだめられてもすぐには落ち着かず、養育者への怒りを表す。これらの個人差については、子ども自身の**気質**、養育者の普段の関わり、家庭内の環境などが影響すると考えられている。ボウルビィは、このような発達には連続性があると考え、発達早期に築いたアタッチメントの質が、その後の心理社会的発達に影響すると指摘した。そして、アタッチメントを結んだ対象者からどのような応答を期待できるか、また自分自身が保護や支援してもらえる価値のある存在であるか、という主観的な考えを中核とする表象のモデルを、**内的作業モデル**と呼んだ（Bowlby, 1973）。

気質
temperament
気質とは、性格の基本的な基盤を指す。通常、生物学的に決まっており、生まれた時から持っている性格の特徴のことである。

B. 幼児期の発達

[1] 表象の発達

　幼児期は、ピアジェの理論における前操作期にあたり、子どもは、今ここに存在しないものをイメージする**表象**機能を扱うようになる。表象の発

125

模倣
imitation
➡ p.71 参照。

言語発達
language development
➡ p.226 キーワード集、
p.115 参照。

ディスコース
discourse
大きなまとまりとしての
複数の文からなるもの
で、他者とともに作り上
げる会話や、時系列に沿
った物語、体験談である
ナラティブが含まれる。

発達の最近接領域
ZPD: Zone of Proximal
Development
学習者が独力で問題解決
できる実際の発達レベル
と、大人の助けや、能力
のある同年代の他者と一
緒であれば可能な潜在的
発達レベルの間の領域の
こと（Vygotsky, 1978）。
➡ p.238 キーワード集、
p.115 参照。

足場かけ
scaffolding
学習者の周りにいる援助
者が、課題の解決のため
に注目すべき点などを伝
え、独力では解決できな
い課題を遂行できるよ
うにすること（Wood,
Bruner & Ross, 1976）。

チョムスキー
Chomsky, Avram Noam
1928–
➡ p.235 キーワード集

言語獲得装置
LAD: Language Acqui-
sition Device
➡ p.226 キーワード集

達により、子どもは、目の前にいないモデルを模倣する**延滞模倣**や、対象
物を他のものに見立てる**ふり遊び**が可能になる。

［2］ 言語の発達

　表象の発達に伴って、幼児期には飛躍的な**言語発達**がみられる。言語発
達には、大人と一緒に注意を共有する**共同注意**が成立することと、対象物
と言語を結びつける表象機能が必要となる。共同注意が成立し、興味関心
を共有するための叙述の指差しを理解することで、大人が何のことを指し
て言語を用いているかを理解することができるのである。

　共同注意が成立した後、個人差はあるものの、生後1年くらいになると、
子どもは、**初語**を発声する。初語は、自分の生活の中で大人がよく使う言
葉である「ママ」、「パパ」、「マンマ」などであることが多い。初語は、必
ずしも定着するものではなく、獲得のスピードもゆっくりである。この時
期は、言語発達の第一段階であるとも考えられており、少しずつ言語を獲
得するが、1つの言語を実際の適用範囲よりも広げて使用する**過大般用**と
いう特徴もみられる。

　幼児期の**語彙獲得**に関しては、子どもの語彙が急速的に増加する**語彙爆発**
が特徴的である。概ね1歳半ごろに、自発的に発することのできる言葉が
50語程度になると、語彙爆発がみられる。この時期は、言語発達の第二
段階とみなすことができる。子どもは、ものに名前があることに気づいて、
指差しをしながら「これは何？」と大人に尋ねる場面が増える。大人が、
そのような質問に答えることにより、適切な言語を子どもが獲得するので
ある。さらに、この時期には、子どもの言語には文法がみられるようにな
り、1歳半ごろには「ワンワン、歩いてる」のような**二語文**が出現する。さ
らに、2歳ごろには、基本的な助動詞や助詞も使用するようになり、三語
文や復文も話すようになる。このころには、**ディスコース**の発達もみられ、
会話の能力も大きく発達する。一方で、まだ完璧には言語を使用すること
ができないため、会話が成立するように、大人が適切に質問を行ったり、
誤りを訂正したり、**発達の最近接領域**を刺激する**足場かけ**が重要である。

　このように、子どもは、生後数年で語彙を獲得し、文法も習得する。し
かしながら、子どもは、大人が用いるすべての言語に触れる機会があるわ
けではない。また、方言などからもわかるように、大人は、正しい文法で
言語を使うばかりではない。さらに、子どもが、受け取る言語環境には個
人差があることも考えられる。それにもかかわらず、多くの子どもは、特
別なことをしなくとも、自然と言語を習得する。**チョムスキー**は、このよ
うな現象について、ヒトは生得的に**言語獲得装置**を備えて生まれてくると

仮定して説明し、言語の生得性を主張した。言語獲得装置には、**普遍文法**が存在し、周りの大人が話す言語がきっかけとなり、普遍文法が機能し、それぞれの言語（日本語、英語など）を獲得することになる（Chomsky, 1965）。

普遍文法
universal grammar
普遍文法とは、日本語、英語などの個別の言語に存在する文法のことではなく、すべての言語に共通する規則を指す。

[3] 心の理論の発達

　幼児期に、表象が発達することにより、子どもは、自分とは異なる視点から物事を考えられるようになる。その中でも、「自己、および他者に心的状態を帰属する」と定義される**心の理論**（Premack & Woodruf, 1978）の獲得は、幼児期の社会性の発達において重要な点である。幼児期に心の理論を獲得することにより、目には見えない心という理論を用いることで、他者の行動を説明することができるようになるのである。

心の理論
theory of mind
➡ p.227 キーワード集

　心の理論を獲得しているかどうかについては、**誤信念課題**（Wimmer & Perner, 1983）を用いて調べられる。誤信念課題には、さまざまな種類が存在するが、代表的なものの1つであるサリーとアンの課題（Baron-Cohen, Leslie & Frith, 1985）の手続きは、**図11-1**の通りである。大人にとっては、特に難しくない課題であるが、心の理論を獲得していないと、自分が知っていることと、登場人物が知っていることが違うことが理解できず、誤答してしまう。これらの誤信念課題は、3歳児では困難であるが、4歳から6歳にかけて正答率が上昇する（Wellman, Cross & Watson, 2001）。

誤信念課題
false belief task
➡ p.227 キーワード集

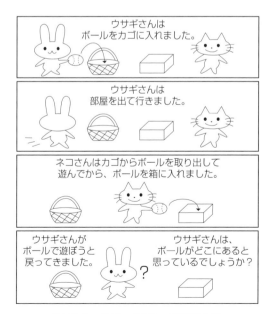

図11-1　サリーとアンの課題の例
出典）古見・西尾, 2022.

A. 児童期の発達

[1] 児童期の心理発達の特徴

　児童期は、ピアジェの理論においては、前操作期の後半から具体的操作期、そして形式的操作期の前期にあたり、発達の質的変化が大きくみられる時期である。この質的変化に伴って、学習内容も高度なものになるため、移行期には学習のつまずきに注意が必要である（例：**9歳の壁**）。

　具体的操作期になると、自己と他者の視点の違いも理解し、さらに、具体的な対象物であれば、目立っている情報のみにとらわれず、論理的な思考が可能となる。たとえば、コップに入っている水を、より細長いコップに移し替えた時、水位が上がって見える。この時、前操作期の子どもは、水位が上がったという目立つ情報にとらわれ、水が増えたと考えてしまう。一方で、具体的操作期の子どもは、水位の変化にとらわれず、水の量は同じであると回答することができる（**保存の法則**の理解）。

　また、高度な社会性の発達もみられる。たとえば、幼児期に獲得した心の理論について、より高度な二次的誤信念課題に正答できるようになったり、嘘と皮肉の区別が可能になったりする（子安・西垣・服部，1998）

　児童期は、生活の中心が学校となり、友人関係も変化する。幼児期までの友人関係は、親が主導であることが多いが、児童期には自分で友人関係を構築するようになる。特に小学4,5年生ごろには、同性・同年代の仲間集団である**ギャンググループ**（保坂・岡村，1986）を結成するようになり、この時期を**ギャングエイジ**と呼ぶ。これは、グループ内で明確な役割がみられ、社会性発達に影響を及ぼす一方で、グループ外の他者を排除する傾向が強く、悪口を言ったり、悪い噂を流したりなどの関係性攻撃（Crick & Grotpeter, 1995）もみられるようになる。

[2] 道徳性の発達

道徳性
morality
➡ p.236 キーワード集

　児童期には、**道徳性**に関しても、特徴的な発達がみられる。ピアジェは、以下の話を子どもに聞かせ、道徳発達を調べた（Piaget, 1932）。

　「ジョンは、夕食に呼ばれ、ドアの後ろにコップがあるのを知らないままドアを開けてしまい、コップを15個割ってしまった。」

「ヘンリーは、母親がいない間に、戸棚のジャムを取ろうと手を伸ばし、戸棚にあったコップを1個割ってしまった。」

　この2つの話についてどちらのほうが悪いかということを子どもに尋ねたところ、7歳ごろまでは、割ってしまったコップの数に着目してジョンのほうが悪いと答える子どもが多かった。一方で、それよりも上の年齢では、意図に着目してヘンリーのほうが悪いと答える子どもが多くなった。

　このピアジェの研究をさらに発展させたのが**コールバーグ**である。コールバーグは、**ハインツのジレンマ**という物語に対して、どのように答えるかを分析し、道徳性発達段階（**表11-3**）を提唱した（Kohlberg, 1969）。この発達段階では、幼児期から成人期までの発達段階が想定されているが、すべての人が段階6まで到達するというわけではない。

表11-3　コールバーグの道徳性発達段階

レベル1：前慣習的水準	
段階1：罰への志向	罰を避けるためにルールを守る
段階2：報酬への志向	褒めてもらうために従う
レベル2：慣習的水準	
段階3：良い子志向	他人に受け入れてもらうために従う
段階4：権限への志向	非難されたり、自分の責務を果たしていないという罪悪感を避けるために、法や秩序を支持する。
レベル3：脱慣習的水準	
段階5：社会的契約志向	公共の福祉に不可欠であるという統一見解である原理に従って行動する。
段階6：倫理的原理志向	自分で選択した倫理的原則に従って行動する。

出典）Baxter & Rarick, 1987. を参考に作成

B. 青年期・成人期の発達

[1] 青年期の発達の特徴

　青年期の前半は、ピアジェの理論においては、形式的操作期にあたる。この時期には、具体的な対象だけでなく、仮説的・抽象的な対象に関しても論理的な思考を行えるようになる。物事を絶対的ではなく、相対的にみることができるようになり、自分自身の思考について**メタ的**に意識することも可能となる。また、組み合わせや比例などの複雑な形式的操作も可能になる。青年期には、他者の心を理解できるようになっているものの、他者の心を推測する際に、自己の考えを中心として考えてしまう**青年期の自己中心性**が存在するとも指摘されている（Elkind, 1967）。たとえば、青年

コールバーグ
Kohlberg, Lawrence
1927–1987
→ p.227 キーワード集

ハインツのジレンマ
Heinz dilemma
ハインツのジレンマの物語の内容は以下の通りである。
1人の女性が死の淵にいる。医者が、彼女を救えるだろうと考える薬が1つだけあった。それは、同じ町の薬屋が最近発見したラジウムでできた薬だった。その薬を作成する費用は高額であったが、薬屋はその製作費用を10倍にした。彼は200ドルをラジウムに支払い、少しの量の薬に2,000ドルの値段をつけた。女性の夫のハインツは、知り合い全員のところにお金を借りに行ったが、薬の半額の1,000ドルしか集められなかった。彼は、薬屋に妻が死の淵にいることを伝え、薬をもっと安くしてくれるか、後払いにしてもらえるかを頼んだ。しかし、薬屋は「だめだ。私がこの薬を発見したし、私はこれで金儲けをするつもりなんだ」と答えた。そこで、ハインツは、やけくそになり、彼の研究室に強盗にはいり、妻のために薬を盗んだ。ハインツは彼の妻のために強盗に入るべきであったか？その理由は？読者の皆さんにも、考えてみてもらいたい。

メタ的
meta-
メタとは、「高位の」という意味である。
→ p.241「メタ認知」キーワード集

期には、第二次性徴によって、身体に大きな変化がみられるため、自己の外見に大きな興味を持つようになる。その自己が興味を持っている自分自身の外見を、他者も強い興味を持っていると考えてしまい、他者からどうみられているかを気にしてしまう。このように、本来は存在しない**想像上の観客**を作り上げるのも青年期の特徴である。さらに、青年期には、今の自分と、未来の自分が連続性を持っているということも認識できるようになる。このように時間的広がりを伴った思考が可能になることで、未来への不安を抱くことにもつながり、青年期に訪れるさまざまな進路選択のなかで、否定的感情にも結びつきやすいことには注意が必要である。

[2] 成人期の発達の特徴

成人期には、家庭生活や職場での経験が発達に影響を及ぼすと考えられている。また、青年期にはじまる**アイデンティティ**の探求も成人期を通して行われる心理的な課題である。青年期は、現代では**モラトリアム**の時期と考えられており、その間に、青年は、自分は社会でどのような役割を担えるかなどを、さまざまなことを試しながらみつけていく（アイデンティティの探求）。そこで、一旦アイデンティティが確立されても、成人期になって、実際の社会で試してみたときに、再度、自分の出した答えが正しかったのかを検討することになる。そこでまた、アイデンティティを探求することも多くあり、成人期にはこのようなサイクル（**MAMA サイクル**）を繰り返すことになる（Stephen, Fraser & Marcia, 1992）。従って、アイデンティティの発達は青年期から成人期を通して、生涯続くと捉えられる。

そして、成人後期（高齢期・老年期）には、加齢による変化がみられる。記憶については、**ワーキングメモリ**と**エピソード記憶**が低下する一方で、**意味記憶**や**手続き的記憶**は維持される。知能に関しては、**流動性知能**は40代でピークを迎え、60代後半以降大きく低下する。それに対し、**結晶性知能**は、60代でピークを迎え、80代以降に低下する（Schaie, 1980）。また、成人後期には、身近な人々との死別も多く経験するようになる。死を意識し、死を受容していくプロセスも成人後期において重要である。

C. 発達障害

ここまでは、大多数の人が経験する発達、いわゆる**定型発達**について説明してきたが、ここからは非定型発達である発達障害について紹介する。発達障害とは、脳の機能に起因する生得的なものである。

［1］ 自閉スペクトラム症／自閉症スペクトラム障害

　自閉スペクトラム症／自閉症スペクトラム障害（ASD）は、アメリカ精神医学会（2014）が示した DSM-5 では、①複数の状況で社会的コミュニケーションおよび対人的相互反応における持続的な欠陥がある、②行動、興味、または活動の限定された反復的な様式の両方の特徴を持ち、それらの症状は発達早期から存在する場合に診断される。ASD の子どもは、定型発達児や、ダウン症児よりも誤信念課題を正答できる年齢が遅い（Baron-Cohen et al., 1985）ことがわかっている。近年の脳機能の研究において、他者の心を推測する際の脳の働きが、定型発達者とは異なることに起因するということが示唆されている（White, Frith, Rellecke, Al-Noor & Gilbert, 2014）。

自閉スペクトラム症／自閉症スペクトラム障害
ASD: Autism Spectrum Disorder
➡ p.59、p.143 参照。

［2］ 注意欠如・多動症／注意欠如・多動性障害

　注意欠如・多動症／注意欠如・多動性障害（ADHD）とは、発達障害の1つである。DSM-5 では、不注意と多動性および衝動性のどちらも、あるいはどちらかによって特徴付けられ、これらが 12 歳になる前から存在しており、2つ以上の状況で確認される時に診断される。

注意欠如・多動症／注意欠如・多動性障害
ADHD: Attention-Deficit/Hyperactivity Disorder
➡ p.36 参照。

［3］ 限局性学習症／限局性学習障害

　限局性学習症／限局性学習障害（SLD）は、DSM-5 では、①不適格または速度の遅い読字、②読んでいるものの理解の困難さ、③綴字の困難さ、④書字表出の困難さ、⑤数字の概念、数値、または計算を習得することの困難さ、⑥数学的推論の困難さのうち少なくとも1つ以上が6ヵ月以上持続して存在していることで診断される。これらは、本人の努力不足と誤解されやすいので注意が必要である。

限局性学習症／限局性学習障害
SLD: Specific Learning Disorder

｜理解を深めるための参考文献

● 古見文一・西尾祐美子（編）『はじめての発達心理学—発達理解の第一歩』ナカニシヤ出版、2022（3月刊行予定）．
　発達心理学の基本的な内容がわかりやすく網羅されている。
● スレーター，A. M. ＆クイン，P. C.（編）／加藤弘通・川田学・伊藤崇（監訳）『発達心理学・再入門—ブレークスルーを生んだ 14 の研究』新曜社、2017.
　古典的な発達心理学の知見と、それが現在どのような進展をみせているかがまとめられている。

　子どもの時に訪れるイマジナリーコンパニオン

　映画『となりのトトロ』では、主人公の姉妹が、不思議な生き物のトトロと出会う。最初に、トトロと出会ったのは妹のメイであった。姉のサツキが、学校に行っており、父親も仕事をしていて、1人で遊んでいたメイは、トトロと出会う。その後、サツキも、雨の中で寝てしまったメイを背負いながら、バス停で父親を待っている時に、トトロと出会う。トトロは、2人の父親など大人には会うことができない。もちろん、映画の中の話なので、トトロは実在しない。しかしながら、現実でもこのトトロのように、子どもだけが、存在を感じる「空想上の友達」である**イマジナリーコンパニオン**という存在があることがわかっている。子どもたちは、まるで現実の友達であるかのようにイマジナリーコンパニオンと付き合うが、実際には存在しないということも理解しているようである（Taylor, 1999）。

　イマジナリーコンパニオンを持つ子どもの特徴としては、まず、男児よりも女児のほうがイマジナリーコンパニオンを持ちやすいと示されている（Taylor, 1999）。また、一人っ子や第一子のほうが、イマジナリーコンパニオンを持ちやすく、その理由として、森口（2014）は、1人で遊ぶ時間の長さの影響があると論じている。

　イマジナリーコンパニオンを持つことは、**言語発達**や社会認知能力の発達に影響があることも指摘されている。たとえば、過去の出来事を話すナラティブの能力は、イマジナリーコンパニオンを持っているほうが高くなることがわかっている（Trionfi & Reese, 2009）。また、社会認知能力に関しても、イマジナリーコンパニオンを持っている子どものほうが、誤信念課題やその他の他者の心の理解に関する課題の成績が高いことが示されている（Taylor & Carlson, 1997 など）。

　これらの研究では、子ども自身への面接や、養育者への面接によって、イマジナリーコンパニオンを、子どもが持っているかどうかを調べている。そのため、イマジナリーコンパニオンと、その他の能力の発達に関しては、あくまでも因果関係はわかっていないことには注意が必要である。つまり、イマジナリーコンパニオンを持っているから、言語能力や社会認知能力が高いのか、言語能力や社会認知能力が高いからイマジナリーコンパニオンを持っているのかは、はっきりとはわかっていない。この子どもが創り上げる興味深い現象について、今後の研究が待たれるところである。

言語発達
language development
➡ p.126 参照。

第12章 心の不適応

心の不適応は、怪我のように見てわかるものではなく、身体の病のように検査で発見できるものでもない。そのため、不適応の支援には不適応というものそのものをどう捉えるかが重要であり、心理学において長い間関心をもたれてきた。本章では、不適応についての多様な捉え方と、現在広く用いられている不適応の分類について理解していく。

1

精神分析学や行動主義など、「心をどのように扱うか」という基本的な点から異なるアプローチをとる研究者や臨床家を取り上げ、不適応についての多様な考え方を理解する。

2

不適応をもたらし得る外的な要因について知り、外的な要因が不適応をもたらすか否かについての個人差に関する基礎的な考え方を理解する。

3

心の不適応に名称をつけ分類することの意義を知り、現在臨床現場や研究現場で主に使用されている分類基準について知る。そのうえで、主要な精神疾患とその特徴について理解する。

1. 不適応とは

心の**不適応**が生じる原因の理解と支援を行うため、不適応が生じる背景についての理論的な枠組みや個人差についての検討がなされてきた。

A. 不適応の理論

[1] フロイトの心的装置と防衛機制

フロイトは、人間の精神構造について、知覚や意識が可能な**意識**、普段は意識していないが思い出そうとすれば思い出すことのできる**前意識**、思い出せない**無意識**の３つの場所を仮定した（**図12-1**）。フロイトの理論によると、この精神構造と関連して、**エス、自我、超自我**という３つの機能を仮定した心的装置が存在する。人間は生まれながらに**本能的衝動（リビドー）**、特に性衝動の貯蔵庫を備えており、これをエスという。エスは欲望を充足させようとする快楽原則に従うものである。こ

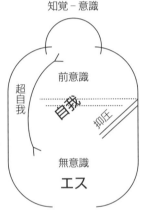

図12-1　フロイトによる心的装置
出典）Freud, 1933. を参考に作成

れに対し、自我は現実原則に従い、欲求を充足させるか抑制すべきかを決定する。さらに、超自我は両親や社会からの影響によって形成される「こうあらねばならない」「こうすべきではない」という良心のようなものを司る（Freud, 1933）。**精神分析**の理論では、エス、自我、超自我の三者は相互に影響し合い変化すると考える。フロイトは、健常者の**失錯行為**や精神病患者の精神症状といった不適応反応は、欲望（攻撃、憎しみ、妬みなど）と欲望を意識に上らないように抑え込もうとする力との葛藤の現れであると考えた。フロイトが扱った主な診断は**ヒステリー**であった。自我にとって受け入れがたい不都合な本能的衝動がある時、それが意識に上らないよう、自我がエスに対して抵抗するために使う方法のことを**防衛機制**と言う（**表12-1**）。

表12-1　フロイトによる主な防衛機制

防衛規制	特徴
昇華 sublimation	受け入れがたい苦痛や衝動をスポーツや勉学、芸術など、社会的に認められる形に置き換える
抑圧 repression	受け入れがたい苦痛や衝動を拒絶し意識から遠ざける
否認 denial	見聞きしたことを認めないなど、受け入れがたい苦痛や衝動を否定することで回避する
投影 projection	自分のなかにある受け入れがたい衝動や感情、性格などをあたかも他者が持っているかのように捉える
反動形成 reaction formation	受け入れがたい苦痛や衝動とは反対方向の態度を過度に強調する
打ち消し undoing	空想上または実際に現実とは逆の行動をやり直すことで、恥や罪悪感を生じさせた出来事の結果や出来事そのものを打ち消そうとする
隔離 isolation	受け入れがたい感情や感覚、衝動と他の思考や行為、意識などの間に距離を置き、切り離す
退行 regression	本能的な衝動や葛藤を感じないよう、自我が現在の状態より以前の状態、あるいは発達的に前の段階に戻る

出典）Kline, 2004. を参考に作成

［2］パールズのゲシュタルト療法

　パールズは、人間の適応と不適応について精神分析学や実存主義、禅などの影響を受けて考え、ゲシュタルト心理学の視点を基本概念として説明した。**ゲシュタルト**はドイツ語で「全体性」「統合性」を指す用語である。パールズは、精神的な健康や成長には完全なゲシュタルトの形成が必要であると考えた（Perls, Hefferline, & Goodman, 1951）。不完全なゲシュタルトすなわち**未完結な状況**は新たなゲシュタルトの形成を妨げ、むしろ停滞や退行につながる。ゲシュタルト療法の考え方では、「**図**」と「**地**」の相互作用が重要となる。健康な状態では、図と地は柔軟に出現したり後退したりと入れ替わる。たとえば、重要な欲求は、それが満たされるまでは図として現れるが、満たされると背景に退き、別の欲求が図として現れるための場所を開け渡す。一方、不適応な状態では、図と地は凝り固まったり、図の形成が抑圧されたりしており、適切なゲシュタルトの形成は妨げられている。ゲシュタルト療法では、未完結な問題の再体験を通じて、「いま、ここ」での気づきや自己の全体性の回復を目指す。

［3］ロジャーズの自己理論

　ロジャーズは、全体的なパーソナリティの構成概念として「**自己構造**」

退行
regression
「赤ちゃん返り」と同義。

パールズ
Perls, Frederick Salomon
1893-1970
ドイツ生まれの精神科医。精神分析科として活動した後、ゲシュタルト療法を創始した。

ゲシュタルト療法
gestalt therapy

ゲシュタルト
Gestalt
→ p5、p.53 参照。

未完結な状況
unfinished situation

図と地
figure-ground
ゲシュタルト心理学では、ある文脈の中で際立って明確に知覚される要素を「図」、「図」の背後に広がる背景となる部分を「地」と呼ぶ。

ロジャーズ
Rogers, Carl Ransom
1902-1987
アメリカ合衆国生まれの心理学者。人間性心理学を唱えたマズロー（Maslow, A. H.）の影響を受け、来談者の自己実現傾向を重視する来談者中心療法（クライエント中心療法）を創始した。
→ p243 キーワード集、p.175、p.188 参照。

自己理論
self-theory
→ p.106「自己意識」、p.175「自己概念」参照。

自己構造
self-structure
自己概念や理想的自己とも呼ばれる。

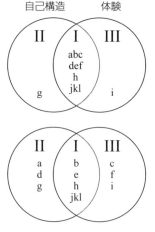

自己構造　　　体験

図 12–2　全体的パーソナリティ

出典）Rogers, 1951. を参考に作成

Ⅰ　：自己構造が「体験」から得られる根拠と調和・一致している領域
Ⅱ　：「体験」が歪曲化されて捉えられている領域
Ⅲ　：「体験」が自己構造と一致しないために否認されている領域
a〜l：体験の要素
上図は体験の多くが一致した領域（Ⅰ）に含まれており、より適応的である。下図は一致した領域（Ⅰ）の体験が少なく、緊張状態にある。

体験
experience
現実的自己とも呼ばれる。

感覚モダリティ
sensory modality
➡ p.224 キーワード集、p.50 参照。

パブロフ
Pavlov, Ivan Petrovich
1849–1936
ロシア帝国（現ロシア）生まれの生理学者。「パブロフの犬」の実験で条件づけを見出した。
➡ p.239 キーワード集

パブロフの犬
パブロフがイヌを使用して行った実験で、無条件反応（唾液）を誘発する無条件刺激（エサ）に対して定位反応（刺激源に頭や目、耳を向ける）を誘発する中性刺激（メトロノーム）の随伴呈示を繰り返すことで、中性刺激（メトロノーム）が無条件刺激（エサ）による無条件反応（唾液）と似た反応を誘発するようになるということを示した。
➡ p.64 参照。

条件反射
conditioned reflex
現在、心理学では条件反応（conditioned response）と呼ばれている。

条件づけ
conditioning
条件づけられた中性刺激を条件刺激、条件刺激によって誘発される反応を条件反応という。条件刺激に対して条件反応を形成させる手続きを条件づけという。
➡ p.63 参照。

ワトソン
Watson, John Broadus
1878–1958
アメリカ合衆国生まれの心理学者。行動主義心理学の創始者。
➡ p.243 キーワード集

と「**体験**」を挙げた（Rogers, 1951）。「**体験**」は感覚的・体感的に、全ての**感覚モダリティ**を通じて体験され、流動的に変化する。「自己構造」は自分自身の特性や対人関係についての認識、およびそうした認識と結びついた価値観を含んでいる。ロジャーズは、自己構造が体験過程に基づいて再体制化していくと考えた。自己構造と一致しない体験は何らかの形で取り入れられるか、そうでなければ無視されたり自分のものではないと否認されたり自己構造に合うように歪曲化して捉えられたりする。ロジャーズの理論ではパーソナリティや不適応の背景に自己構造と体験の不一致が想定されており、クライエントがこの不一致に気づき、一致した状態へ向かうということが目指される（**図 12–2**）。

［4］　ワトソン、スキナーらの条件づけ理論

　パブロフは、「**パブロフの犬**」として知られている実験を通じて**条件反射**を見出した（Pavlov, 1903）。パブロフによる**条件づけ**の理論は、心と行動の不適応に関する考え方に大きな影響を与えた。**ワトソン**は、どのような行動も刺激と反応の連合で説明できると考えた。ワトソンらはパブロフの条件づけ理論の手法を使用し、刺激と反応の連合によって恐怖反応が形成されることを示した。「アルバート坊やの実験」として知られる恐怖

条件づけの実験では、恐怖反応（無条件反応）を誘発する大きな音（無条件刺激）を呈示する際にアルバート坊やにラット（中性刺激）を抱かせたところ、ラットを怖がるようになり、さらにラットと似た特徴のあるものまで怖がるようになることが示された（Watson & Rayner, 1920）。**スキナー**は、行動心理学の理論を発展させ、自発的反応（オペラント反応、オペラント行動）に対して報酬（ごほうびを与える、褒める、関心を示すなど）や懲罰（奪う、叱る、無関心であるなど）が与えられたり奪われたりするという経験を通じて自発的な行動が増減するという**オペラント条件づけ**の理論を提唱した（Skinner, 1938）。スキナーの理論では、不適応行動をとることによって報酬の獲得・罰の回避という利益を得る経験が不適応行動を生起・維持させていると考える。

　条件づけ理論に基づく考え方では、不適応行動は、何らかの原因でその場に不適切な反応（感情や行動）が学習された、または適切な反応をまだ学習されていないことによって生じていると解釈される。従って、不適切な反応の学習のしなおし、または未修得な反応の学習によって変容可能であると考えられる。

[5] セリエのストレス学説

　セリエは外界からの刺激に適応しようとして全身に生じる一連の生化学的反応、特に内分泌系と自律神経系の働きによる非特異的反応があることを発見し、**汎適応症候群（GAS）**と呼んだ（Selye, 1936; 1946）。いわゆるストレス反応である。ストレスという用語はセリエ以前からも使用されていたが、セリエは**ストレス**を「外界からの刺激よって生じる生体の非特異的反応」と定義し、「ストレスを引き起こす外界からの刺激」を**ストレッサー**と名付けた（Selye, 1936; 1976）。汎適応症候群とは、生体が有害環境に置かれた際に生命を維持しようとする適応の産物である。汎適応症候群は、以下の3段階を辿るとされる。

①**警告反応期**：心身に有害なストレッサーに対する緊急反応が生じる時期である。突発的にストレッサーの影響を受けて抵抗力が下がるショック相とショック状態を脱け出してストレスに適応しようとする反ショック相に分けられる。ショック相では血圧・体温・血糖値の低下、白血球・リンパ球の減少、筋弛緩といった現象がみられ、反ショック相では血圧・体温・血糖値の上昇、白血球・リンパ球の増加、筋緊張の促進などの現象がみられる。

②**抵抗期**：生体の自己防衛機制が出来上がる時期であり、持続的なストレッサーとストレス耐性が拮抗している。この時期には警告反応期にみら

スキナー
Skinner, Burrhus
Frederic
1904-1990
アメリカ合衆国生まれの心理学者。オペラント条件付けを提唱した。
➡ p.231 キーワード集、p.8, p.66, p.185 参照。

オペラント条件づけ
operant conditioning
自発的な行動に焦点を当てたスキナーの理論は、受動的な反応である古典的条件づけに対し、オペラント条件づけや道具的条件づけ、スキナー型条件づけと呼ばれる。オペラント（operant）とは「作用する」「自発的な」という意味である。
➡ p.236「道具的条件づけ」キーワード集、p.66 参照。

セリエ
Selye, Hans
1907-1982
オーストリア＝ハンガリー帝国（現オーストリア共和国）生まれの生理学者。
➡ p.149 参照。

自律神経系
autonomic nervous
system
➡ p.28 参照。

汎適応症候群
GAS: General
Adaptation Syndrome
全身適応症候群とも訳される。

ストレス
stress
➡ p.231 キーワード集、p.149 参照。

ストレッサー
stressor

警告反応期
alarm reaction

抵抗期
resistance

れた症状もほとんど消失する。しかし、ストレッサーが長期的に続くと疲憊期に入る。

③疲憊期：長期的なストレッサーに対して生体が対抗できなくなり、さまざまな問題行動や身体症状、精神症状が起きてくる時期である。

［6］エリスの論理情動行動療法（REBT）

エリスによる不適応の考え方は、人間の精神生活がその人の持つ目標に規定されるとする**アドラー**の影響を受けている（Ellis, 1957）。**論理情動行動療法**では、人間の感情は思考によって引き起こされると考える。すなわち、ポジティブな感情は自分に対して「これは良い」といったポジティブな文章表現をしていることから発生するのに対し、ネガティブな感情は、ネガティブで非現実的、非論理的、自己破壊的な文章を言い聞かせていることから生じると考える。論理情動行動療法では、クライエント自身が自分の思考のどこが非論理的で役に立たず自己破壊的なものであるのかに気づくことが目指される。

B. ストレスと不適応

［1］心の不適応をもたらしうるストレッサー

ストレッサーの種類が同じであっても、刺激の強さや受け手側の受け取り方によって、快ストレスにも不快ストレスにもなり得るとされる。たとえば、適度に難易度の高い仕事はやる気や活力を上昇させパフォーマンスの向上をもたらす可能性があるが、困難すぎる仕事は不快ストレスとなり、心身の不調やパフォーマンスの低下につながるかもしれない。セリエは、全てのストレッサーが一様に悪影響を及ぼすわけではないとし、ポジティブな効果をもつ**快ストレス**とネガティブな効果をもつ**不快ストレス**に分類した（Selye, 1974）。セリエはこれらについて深く述べなかったが、この二分はその後のストレッサーの分類に影響を及ぼした。

（1）ストレッサーの評価による影響の違い

ラザルスは既に生じた害や喪失（harm/loss；害・喪失）、今後生じる可能性のある害や喪失（threat；脅威）、利得までに困難があるものの乗り越えられると判断された状況（challenge；挑戦）の3タイプの心理的ストレスに区別した（Lazarus, 1966）。ラザルスによると、怒りや羨望、嫉妬、不安、恐怖、罪悪感、恥、悲哀などの情動が脅威的または挑戦的状況によって生じる一方、幸福やプライド、愛、感謝などポジティブな傾向があると思われる情動もまた、幸福や愛が終わることへの恐怖や他者から

エリス
Ellis, Albert
1913–2007
アメリカ合衆国生まれの心理学者。論理情動行動療法の創始者であり、それは現在の認知行動療法の源流の1つとなっている。論理情動行動療法は、論理療法や理性感情行動療法とも呼ばれる。
➡ p.223 キーワード集、pp.186–187 参照。

アドラー
Adler, Alfred
1870–1937
オーストリア＝ハンガリー帝国（現オーストリア共和国）生まれの精神科医。個人心理学の創始者。現在、個人心理学はアドラー心理学とも呼ばれる。

快ストレス
eustress

不快ストレス
distress

ラザルスとフォルクマンの心理学的ストレス理論
詳細は➡ p.150 参照。

ラザルス
Lazarus, Richard S.
1922–2002
アメリカ合衆国生まれの心理学者。

妬まれる可能性に対する恐怖など、個人の評価の仕方によってはストレスにつながりうると考えた（ラザルス，2004）。

(2) ストレッサーとなるライフイベント

ホームズらは、悪い出来事であれ良い出来事であれ、心身のバランスを崩し、再調整が必要になると考えた。彼らはさまざまな出来事を経験した後に適応的な状態へ再調整することの困難さを測定し、それをストレスの度合いとした（Holms & Rahe, 1967）。

[2] ぜい弱性ストレスモデル

ズービンらは、統合失調症についての生態学、発達、学習、遺伝、内的環境、神経生理学の6つのアプローチがいずれも統合失調症の発症についてうまく説明しきれていないという問題を指摘し、これらを包括するものとしてぜい弱性を挙げた（Zubin & Spring, 1977）。ぜい弱性とは、個人がある病気にかかりやすい比較的永続的な特性を指す。困難な出来事によって生じるストレスの程度が個人のぜい弱性の閾値未満であれば、ストレス反応は適応的な範囲に収まる。逆に、ストレスの程度が閾値を超えると、何らかの不適応が生じる可能性が高くなる（図12-3）。

ライフイベントとストレス
詳細は➡ p.149 参照。

ホームズ
Holmes, Thomas H.
1918-1988
アメリカ合衆国生まれの精神科医。

ぜい弱性ストレスモデル
stress-vulnerability model
➡ p.232 キーワード集

ズービン
Zubin, Joseph
1900-1990
リストニア共和国生まれの心理学者。

ぜい弱性
vulnerability

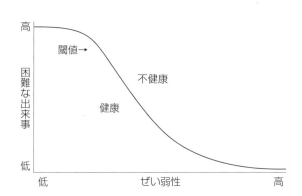

図12-3　ぜい弱性と出来事の関係
出典）Zubin & Spring, 1977. を参考に作成

2. 心の不適応の種類

現在、心の不適応については、症状や原因、個人の発達段階や適性等に応じて、適した対処法が選択されている。不適応の支援にあたってはまずはその個人がどのような病態にあるのかを理解する必要がある。

A. 診断基準

[1] 精神疾患の分類

現代精神医学における分類体系の確立において、**クレペリン**の功績が大きい。当時、特定の症状が特定の精神疾患に特有のものであると考えられていたのに対し、クレペリンは症状と症状の経過から精神疾患を特定できると考え、精神疾患を**早発性痴呆**と**躁うつ病**に分類した。その後の**世界保健機関（WHO）** や**アメリカ精神医学会（APA）** による分類体系はクレペリンの概念に依拠している（Ebert & Bär, 2010）。

[2] WHO による分類

WHO では健康状態についての国際的な共通言語を提供する分類を複数作成してきた。WHO による国際統計分類の集まりを**世界保健機関国際分類ファミリー（WHO-FIC）** と言い、**疾病及び関連保健問題の国際統計分類（ICD）** と**国際生活機能分類（ICF）** が中核を成している。

（1）疾病及び関連保健問題の国際統計分類（ICD）

ICD は国際的な病因・死因の分類や分析、解釈及び比較を行うための基盤として作成されている。あらゆる病気やケガが必ずどこかのグループに分類されるようできており、アルファベットと数字の組み合わせで、疾病や傷害の名称、発生部位、原因、重症度などまで、疾病・傷害の種類に応じて詳細にコーディングされる（厚生労働省政策統括官統計・情報政策担当, 2021）。心の不適応については、第 10 版にあたる ICD-10 では『第5章　精神および行動の障害（F00-F99）』が該当する。

（2）国際生活機能分類（ICF）

ICF は人の健康状態を全人的に把握するための枠組みとして作成された健康領域と健康関連領域についての分類であり、「生活機能」と、それらに影響を及ぼす「背景因子」で構成されている。生活機能は心身機能、身

クレペリン
Kraepelin, Emil
1856-1926
メクレンブルク＝シュト
レーリッツ大公国（現ド
イツ連邦共和国メクレン
ブルク＝フォアポンメル
ン州）生まれの医学者、
精神科医。
➡ p.225 キーワード集、
p.12 参照。

早発性痴呆
dementia praecox
現在の統合失調症。

躁うつ病
manic depression
現在の双極性障害。

世界保健機関
WHO: World Health
Organization

アメリカ精神医学会
APA: American Psychi-
atric Association

世界保健機関国際分類フ
ァミリー
WHO-FIC: World
Health Organization
Family of International
Classifications

疾病及び関連保健問題の
国際統計分類
ICD: International
Statistical Classification
of Diseases and
Related Health
Problems
➡ p.220 キーワード集

国際生活機能分類
ICF: International
Classification of
Functioning, Disability
and Health
➡ p.226 キーワード集

体構造、活動、参加の全てを含む包括用語である。背景因子は個人の人生と生活に関する背景全体であり、住環境や社会環境などの環境因子と個人のライフスタイルなどの個人因子から成る。生活機能の心身機能・身体構造、活動、参加は相互に影響し合い、また、健康状態（不調、病気）や環境因子、個人因子が生活機能に影響すると考えられている（厚生労働省社会・援護局障害保健福祉部企画課，2002）。

[3] APA による分類

『精神疾患の診断・統計マニュアル』（DSM）は APA が治療と診断を決定できるようなガイドラインを提供するという目標のもとに作成した精神疾患についての診断基準である。APA は 1844 年に病院で治療されていた精神疾患患者の類型についての相互理解を図る目的で統計分類を作成した（APA, 2013）。1952 年に DSM として初版が出版された後、臨床家や研究者の意見や研究上の進歩を踏まえた改訂がなされてきた。2021 年現在の最新版は 2013 年出版の第 5 版（DSM-5）である。

精神疾患の診断・統計マニュアル
DSM: Diagnostic and Statistical Manual of Mental Disorders
➡ p.236 キーワード集

DSM-5
2014 年に日本語版が出版された。

B. 主要な精神疾患

主な精神疾患について ICD-10（WHO, 1992）と DSM-5（APA, 2013）を基準に紹介する。診断基準によって名称が異なるものもある。ここではより一般的に使用されていると考えられる表現を用いる。

[1] うつ病

持続的な悲しみ、抑うつ気分、それまでやりがいや楽しみを感じていた活動に対する興味または喜びの欠如を特徴とする。体重の減少や増加、不眠や過眠、疲労感などの身体症状や、思考力や集中力の低下などの認知機能の変化もみられる。喪失や失業などのライフイベントが原因となることがある。妊娠や出産など、一般的に喜ばしいと考えられる出来事に伴って生じることもある。

うつ病
depression
➡ p.222 キーワード集、p.34「抑うつ」参照。

[2] 双極性障害

抑うつ状態（気分の落ち込み）と躁状態（強烈な高揚感と興奮状態）の時期が交互に現れる。気分だけでなく、眠らなくても活発に活動する、次々とアイディアが浮かぶなど、活動や、思考、身体面での変動もみられる。かつては躁うつ病と呼ばれたが、両者は異なる病気であり治療法も異なる。うつ病と誤って抗うつ薬で治療を続けると、**躁転**や**急速交代型**への

双極性障害
bipolar disorder

躁転
mood-switching
急激に躁状態が出現すること。

急速交代型
rapid cycler
ラピッドサイクラー。1年のうちに少なくとも4回以上、躁状態とうつ状態を繰り返す状態。

141

移行を誘発することがある。

社交不安症
social anxiety disorder

不安症
anxiety disorder
➡ p.240 キーワード集、
p.106「対人不安」参照。

統合失調症
schizophrenia
➡ p.236 キーワード集

トラウマ
trauma
➡ p.237 キーワード集、
p.192 コラム 参照。

フラッシュバック
flashbacks
体験した心的外傷的出来
事をあたかも今起きてい
るかのように感じるこ
と。

依存症
addiction
➡ p.220 キーワード集

耐性
tolerance
反復して使用するうち
に、次第に効果が弱くな
ったり、初期と同等の効
果を得るために用量を増
やさなければならなくな
ったりする現象。

認知症
major neurocognitive
disorder
➡ p.237 キーワード集、
p.59「味嗅覚の異常」の
項、p.120、p.174 参照。

見当識
orientation
自分が置かれている状
況、たとえば年月日、時
間、場所、季節、周囲の
人物などを正しく認識す
る能力。
➡ p.120 参照。

[3] 社交不安症

不安症の一種。知らない人に会う、飲食しているところを見られるかも
しれない状況など、社会的交流や注視される可能性のある状況への恐怖、
不安、回避を特徴とする。かつては社会恐怖症と呼ばれた。

[4] 統合失調症

妄想、幻覚、解体症状などの**陽性症状**と情動表出の減少、意欲欠如、無
論理、快感消失、非社交性などの**陰性症状**を特徴とする。注意、処理速度、
ワーキングメモリ、言語機能などの認知面での障害がみられることもある。
妄想とは相反する証拠があっても変わることのない固定した信念であり、
幻覚とは外的刺激がないにもかかわらず起きる知覚様の体験を指す。幻覚
は鮮明で、正常な知覚と同等の強さで体験される。どの感覚でも生じうる
が、統合失調症では幻聴が最も多く、その人自身の思考とは別なものとし
て知覚される。**解体症状**はまとまりのない思考や無目的な行動、予測でき
ない興奮などによって示される。

[5] 心的外傷後ストレス障害（PTSD）

トラウマとなる出来事を経験した後、持続的に強い苦痛を感じ、心理的、
身体的な反応が現れ、生活に支障が出る状態。**フラッシュバック**や悪夢と
して経験される**再体験**、出来事を思い出したり感じたりしないようにした
りする**回避**、過度な警戒心や不眠などの**過覚醒**を特徴とする。

[6] 依存症

特定の物質の使用を繰り返すことで物質に関連した重大な問題が生じて
いるにもかかわらずその使用を続ける状態。使用せずにいられないという
精神依存と、使用を中止・減量することで離脱症状が出現するようになる
身体依存がある。いずれも、物質の使用に対する**耐性**がつくことによって
より物質探索行動が増えるという特徴がある。

[7] 認知症

通常の加齢から想定される以上の認知機能の低下がみられる脳疾患によ
る症候群であり、通常は慢性あるいは進行性である。記憶、思考、**見当識**、
理解、計算、学習能力、言語、判断など多数の高次脳機能の障害からなる。
原因となる脳疾患によって症状や経過は異なる。特に多いタイプは、アル

ツハイマー型認知症、血管性認知症、レビー小体病を伴う認知症である。

［8］失語

　書面または口頭で言語を理解したり表出したりする能力の障害を特徴とする認知障害。言語を制御する脳領域への損傷によって引き起こされる。脳卒中、脳腫瘍、感染症、認知症による脳の変性が言語領域に生じた場合に引き起こされることもある。主に、理解する能力が障害される**ウェルニッケ失語**と表出する能力が障害される**ブローカ失語**に大別される。

［9］発達障害

　神経発達症とも呼ばれる。発達期に発症する疾患で、発達期早期、しばしば就学前からみられる。発達の遅れが生じる領域は注意や記憶、言語、問題解決、社会的相互作用、社会的技能など多岐にわたる。**知的障害や注意欠如・多動症（ADHD）**、**自閉スペクトラム症（ASD）**、**学習障害**などが含まれる。

［10］燃え尽き症候群

　自分が最善だと信じて打ち込んできた仕事や生き方、対人関係などが期待はずれに終わったことによってもたらされる疲弊や欲求不満の状態と定義される（Freudenberger, 1974）。**情緒的消耗感、脱人格化、個人的達成感の低下**を特徴とする（Maslach & Jackson, 1981）。医師や看護師など対人サービスに従事する人の離職や就業上の不適応との関連で注目されてきたが、現在ではさまざまな職種でみられるとされる。

■ 理解を深めるための参考文献

● ドライデン，W.，＆ミットン，J.（著）／酒井汀（訳）『カウンセリング／心理療法の4つの源流と比較』北大路書房，2005.
　ジグムント・フロイト、カール・ロジャーズ、アルバート・エリス、アーノルド・ラザルスを取り上げ、不適応に関するそれぞれの理論と心理療法について事例をあげつつ説明している。
● スキン，P. R.（著）／髙橋三郎（監訳）／染矢俊幸・北村秀明・渡部雄一郎（訳）『DSM-5 診断トレーニングブック─診断基準を使いこなすための演習問題500』医学書院，2015.
　DSM-5 の診断分類についてのワークブックである。診断基準や特徴、有病率、経過などについての問題や症例を挙げて診断を求める問題から成る。解説の情報も豊富で、問題を解きつつ精神疾患についての理解を深めることができる。

失語
aphasia
➡ p.229 キーワード集

ウェルニッケ失語
Wernicke's aphasia
感覚性失語、受容性失語、流暢性失語とも呼ばれる。
➡ p.28 参照。

ブローカ失語
Broca's aphasia
運動性失語、表出性失語、非流暢性失語とも呼ばれる。
➡ p.28 参照。

発達障害
developmental
disability
➡ p.130 参照。

知的障害
intellectual disability
➡ p.235 キーワード集、p.156 参照。

注意欠如・多動症
ADHD: Attention-
Deficit/Hyperactivity
Disorder
➡ p.222 キーワード集

自閉スペクトラム症
ASD: Autism Spectrum
Disorder
➡ p.131 参照。

学習障害
限局性学習症（Specific learning disorder）。教育的な立場では Learning Disability（LD）と言われる。
➡ p.131 参照。

燃え尽き症候群
burnout
➡ p.242 キーワード集

情緒的消耗感
emotional exhaustion

脱人格化
depersonalization

個人的達成感
personal
accomplishment

コラム リワークプログラム（職場復帰支援プログラム）

　厚生労働省は、「事業所が行っている安全衛生管理、労働災害防止活動及びそこで働く労働者の仕事や職業生活における不安やストレス、受動喫煙等の実態について把握し、今後の労働安全衛生行政を推進するための基礎資料とすること」を目的として労働安全衛生調査を実施している。『令和2年労働安全衛生調査』によると、メンタルヘルス不調により連続1ヶ月以上休業した労働者又は退職した労働者がいた事業所の割合は9.2%であった。

　リワークとは、return to workplace（職場復帰）の略語であり、**リワークプログラム**は医療機関や地域障害者職業センターなどが実施する、職場復帰のためのリハビリテーションを指す。精神保健福祉士や心理職などの専門家が支援に携わる。決められた時間に決められた場所に通い、集団での活動や職場での業務に近い事務作業や軽作業を行う中で、治療に専念する生活から会社に通勤し働く生活へ徐々に移行していくことができる。同時に、これまでの働き方について振り返ると共に今後の働き方について考えたり、**EAP（従業員援助プログラム）** など利用可能な職場の資源について学んだり、アサーショントレーニングなど適切なコミュニケーションについて学んだり、ストレスへの対処法を身につけたりすることで、再発の予防が図られる。

従業員援助プログラム
EAP: Employee Assistance Program

　メンタルヘルス不調の原因は必ずしも職場とは限らず、家族関係や友人関係、経済的な問題、身体的な病など多様である。しかしながら、現在の仕事や職業生活に関することで強い不安やストレスとなっていると感じる事柄がある労働者の割合は54.2%であり、事業所側が労働者の職場復帰にあたって復帰しやすい、そして再休職の予防となるような支援をすることが求められる。そこで、実際に職場復帰が可能となる段階では、休業中の労働者自身と主治医、職場の管理監督者、産業保健専門職とで業務内容（電話対応、営業、運転など）や必要な能力（集中力、正確さ、対人コミュニケーション能力など）、心身の状態を共有し、職場復帰が可能な状態であるのか否かを検討する必要がある。そのうえで、職場復帰において必要な配慮事項（時短勤務からの開始、シフト制勤務の制限、クレーム対応の禁止、高所作業の禁止、原因となった対人関係を避けるための部署異動など）を確認し、具体的な復職プランを立てていく必要がある。管理監督者や産業保健専門職による復職後の継続的なサポートも再発予防には重要である。

第13章 健康と心理

健康とは、身体が病気でないということだけでなく、身体的、精神的、社会的すべてにおいて良好な状態を指す。人びとが心身ともに健康であるための心理学的研究と支援を行うのが健康心理学である。本章では、まず健康心理学の考え方と健康に関する諸概念について解説する。次に、心身の健康に脅威となるストレスについての研究を概観する。最後に健康と関わりの深いパーソナリティ特性について紹介する。

1

健康心理学とポジティブ心理学の内容と目標、および心身の健康や幸福感をあらわす諸概念について理解する。

2

ストレスに関する代表的な研究の歴史と概念、ストレスに対処するコーピングとソーシャルサポートについて理解する。

3

健康と関わりの深いパーソナリティ特性である、ハーディネス、レジリエンス、首尾一貫感覚、タイプ A 行動パターンについて理解する。

1. 健康と健康心理学

　近年健康に対する関心はますます高まり、健康の増進と維持の重要性が認められるようになってきている。心身ともに健康で幸せであることは人間の願いであり、生きることを支える重要な要素である。

A. 健康心理学とはどんな学問か

　古くは、身体の問題は医学、心の問題は心理学が扱うものと区別されてきた。医学のもとになる考えである生物医学モデルでは、身体は心理的・社会的な現象とは独立しており、病気は身体的な状態としての疾患と考えられている。しかし、心と身体、行動は密接に結びついている。身体の健康や疾病は生物医学モデルだけでは理解と対処が不可能であり、心理学的な検討が進んだことから健康心理学が発展してきた。

健康心理学とは、健康の増進と維持、疾病の予防と治療などについての原因や対処を心理学の観点から検討し、得られた知見をヘルスケアシステムや健康政策の提案、改善に役立てることを目指した、応用心理学の一領域である。心理学の一領域ではあるが、心理的な側面だけでなく、身体的側面や行動的側面（生活習慣など）、社会的側面（人間関係など）も含めたさまざまな要因と健康・疾病との関係を検討するところに特徴がある。さらに、研究だけでなく健康維持や予防のための実践も行っていることや、医療や看護、福祉など隣接領域との関連が深いことも特徴である。

　健康心理学の始まりは、1978 年にアメリカ心理学会の健康心理学会分科会が設置されたこととされ、心理学の中でも比較的新しく発展してきた分野である。健康心理学の関心は、心理学の原理と方法を健康行動の理解と改善に応用していくことにある。

　健康心理学の考え方は**生物-心理-社会モデル**に基づく。生物-心理-社会モデルとは、健康と病気は、生物的要因、心理的要因、社会的要因の相互作用によって生じると考えるものである。心と体は密接に結びついているという立場に立ち、心理状態と身体機能がどのように相互作用しているのか、それが健康にどのような影響を与えるかなどの問題を検討している。

健康心理学
health psychology
➡ p.225 キーワード集

生物-心理-社会モデル
bio-psycho-social model
➡ p.158 参照。

B. 健康心理学の新たな方向性としてのポジティブ心理学

　健康心理学の最近の研究動向として、人間の心理や行動のポジティブな側面への高い関心が挙げられる。かつての心理学は、精神のネガティブな面や病理に注目し、精神病理に陥った人びとを病気になる前の状態に戻す「マイナスをゼロにする」という姿勢が主流であったが、今世紀に入って、精神のポジティブな面にも注目し、人びとを「よりプラスの状態に導く」動きが盛んになってきた。**ポジティブ心理学**とは、人間のポジティブな感情や特性、強みや長所などを科学的に検討し、それらを伸ばすことで健やかで幸福な人生を送れるようにすることを目指す心理学のことである。

ポジティブ心理学
positive psychology
➡ p.241 キーワード集

　ポジティブ心理学の始まりは、1998年に、アメリカ心理学会の会長であった**セリグマン**が、従来の心理学が精神的な障害や人間の弱さに過度に重きをおいてきたことを批判し、心理学は人間の持つ良いものを育み養うためにも力が注がれるべきだと主張したこととされる。

セリグマン
Seligman, Martin Elias
Pete
1942–
➡ p.232 キーワード集

　ポジティブ心理学では、①ポジティブな主観的経験、②ポジティブな個人の特性や強み、③ポジティブな組織・制度の3つの領域が研究されている。こうした研究の成果を生かすことで、精神疾患のある人だけでなくあらゆる人びとの人生をより充実させることを目指すものである。

C. 健康とは何か

[1] 健康の定義

　健康心理学が扱う「健康」とはどのような状態を指すのであろうか。1947年に採択されたWHO憲章の序文では「健康とは、単に病気でない、虚弱でないということではなく、身体的（physical）、精神的（mental）、そして社会的（social）にも、すべてが良好で満たされた状態（ウェルビーイング：well-being）」と定義されている。健康というとまず身体のことを思い浮かべがちだが、身体が病気でないということだけでは健康とは言えない。身体的、精神的、社会的というホリスティックな（全体論的な）もの、さらにこれら3つの側面において偏りなくバランスのとれた良好な状態が健康とされていることに注目する必要がある。

　また、病気でないということを超えて、「良好な状態」という積極的な状態が健康とされていることにも注意したい。つまり、健康を実現するには病的な状態を改善し不足を補うという消極的な働きかけだけでは不十分であり、より良好な状態を目指す積極的な働きかけが必要なのである。

［2］心の健康としての幸福感

近年は特に、健康寿命やサクセスフル・エイジングなどの言葉に代表されるように、幸福感との関連で健康を論じることも多い。本項では心の健康としての幸福感について紹介する。

幸福感を表す英語には「ハピネス（happiness）」と「ウェルビーイング（well-being）」がある。ハピネスは短期的な感情状態としての幸せを表す。他方、ウェルビーイングは「being well」つまり「良好な状態」「良きありかた」が語源であり、持続的・長期的な心の状態を含む。心理学で幸福感を表す場合は「ウェルビーイング」の語を使うほうが多い。

幸福感については、さまざまな捉え方がなされており、さまざまな学問分野で研究されている。経済学では収入や教育歴などの人口統計学的・客観的な指標が重視されてきた。福祉学ではQOLなどの主観的側面を重視する必要が指摘されている。心理学では「どの程度幸福と感じるか」という個人の主観的判断を重視している。幸福感の主観的側面は**主観的幸福感**と呼ばれ、自己・家族・仕事など特定の領域に対する満足や人生全般に対する満足を含み、時間的安定性と状況に対する一貫性をもつ。主観的幸福感は認知的側面と感情的側面の2つの領域から構成される。認知的側面は人生に満足していること（人生満足度と呼ばれる）を指し、感情的側面は、ポジティブ感情が高くネガティブ感情が低いことを指す。

医学の発展、衛生栄養環境の改善により、病気、特に急性疾患の治癒率があがり、平均寿命が伸びている。その反面、慢性疾患が増加しており、老化による身体機能の低下にどう向き合うかという問題に直面する中で、心の健康としての幸福感の重要性は増している。慢性疾患患者や高齢者など、身体機能が低下している人びとの幸福感を高めサクセスフルエイジングを実現することも、健康心理学とポジティブ心理学の重要な課題である。

2. ストレスと健康

心身の健康を害するものにストレスがある。ストレスという言葉は日常でもよく使われるが、ストレスとは何を指すのか実際は正確に理解されていない。この節ではストレス理論とストレスへの対処について述べる。

サクセスフル・エイジング
successful aging
高齢者の生き方のモデル。「幸福な老い」「良い人生を送り天寿をまっとうすること」とも訳される。疾患や障害がないこと、高い認知機能や身体機能を有していること、高いQOL、社会参加や社会貢献をしていることなどの要素から構成される。
➡ p.227 キーワード集

ハピネス
happiness

ウェルビーイング
well-being

QOL：
Quality of Life
生活の質、生命の質、人生の質と訳され、生活満足、幸福感とも表現される。身体面、心理面、自立の程度、社会的つながり、環境面、個人の信条や心の持ち方においてどの程度人間らしく満足した生活を送っているかを評価する概念。経済面や身体面よりも主観的な充実度を重視する。
➡ p.225 キーワード集

主観的幸福感
subjective well-being
➡ p.229 キーワード集

A. ストレスとは

ストレスとは、もともと物理学や工学で用いられていた用語で、物体の外側からかけられた圧力による歪みのことを意味している。この言葉を借りて「外からの刺激による生体側の歪みと、その刺激に対抗して歪みをもとに戻そうとする生体側の反応」をストレスと呼ぶようになった。このうち、ストレスを生じさせる外からの刺激・圧力のことを**ストレッサー**と呼び、ストレッサーによって生じた身体や心の反応（影響）のことを**ストレス反応**と呼ぶ。しかし日常では、ストレス反応のこともストレッサーのことも「ストレス」と呼ぶことが多い。心をボールに例えると、ボールを押さえつける力がストレッサー、ボールの弾力性がストレス耐性、ボールの歪みがストレス反応といえる。

B. 代表的なストレス理論

[1] セリエの生理学的ストレスモデル

医学・生理学の分野にストレスの概念を取り入れたのは**セリエ**である。セリエは、ストレスを、環境からの有害な刺激によって生じる生体の非特異的反応と定義した。そして、生体は有害刺激（ストレッサー）を与えられると、副腎皮質ホルモンが活性化し、副腎皮質の肥大、胸腺やリンパ腺の萎縮などの共通した生理学的変化を示すことを明らかにした。この共通した生理学的変化を**汎適応症候群**と呼ぶ。つまり、汎適応症候群を引き起こす刺激がストレッサーとなるのである。具体的には、警告反応期、抵抗期、疲憊期の三段階を辿る。詳しくは➡ p.137 第12章を参照されたい。

[2] ホームズとレイのライフイベント

ストレス反応を起こすストレッサーにはどのようなものがあるだろうか。ストレスに関わる心理社会的要因を明らかにしようとした最初の研究が、ホームズとレイの生活出来事型ストレス研究である（Holmes & Rahe, 1967）。

ホームズとレイは、ストレスを生活上の変化であると捉え、日常生活上の変化に再適応するために必要な努力が心身の健康状態に影響すると考えた。そして、人生において大きな変化をもたらす出来事（**ライフイベント**）が人間にどのような影響を与えるかを検討するための、社会的再適応評価尺度というものを開発した（**表13-1**）。これは43個のライフイベントから構成されており、それぞれのライフイベントを体験した際の適応に要

ストレス
stress
➡ p.231 キーワード集

ストレッサー
stressor

ストレス反応
stress response

セリエ
Selye, Hans
1907-1982
➡ p.137 参照。

汎適応症候群
GAS: General Adaptation Syndromes

ホームズ
Holmes, Thomas H.

レイ
Rahe, Richard

ライフイベント
life event

表 13-1　ストレッサーとなるライフイベント

順位	出来事	ストレス度	順位	出来事	ストレス度
1	配偶者の死	100	22	仕事上の責任の変化	29
2	離婚	73	23	子どもが実家を出る	29
3	配偶者との別居	65	24	親戚とのトラブル	29
4	受刑	63	25	優れた個人的成功	28
5	親族の死	63	26	配偶者の就職、退職	26
6	自分自身のけが、病気	53	27	入学、卒業	26
7	結婚	50	28	生活環境の変化	25
8	失業	47	29	個人的習慣の変更	24
9	配偶者との和解	45	30	上司とのトラブル	23
10	定年退職	45	31	労働条件の変化	20
11	家族の健康状態の変化	44	32	転居	20
12	妊娠	40	33	転校	20
13	性的な問題	39	34	余暇の過ごし方の変化	19
14	新しい家族ができる	39	35	宗教活動の変化	19
15	仕事上の再適応	39	36	社会活動の変化	18
16	経済状態の変化	38	37	100万円以下の借金	17
17	親しい友人の死	37	38	睡眠の習慣の変化	16
18	配置換え	36	39	同居家族数の変化	15
19	配偶者との口論数の変化	35	40	食習慣の変化	15
20	100万円以上の借金	31	41	休暇	13
21	抵当流れ	30	42	クリスマス	12
			43	軽い法律違反	11

出典）Holms & Rahe, 1967. を参考に作成

する努力量に応じて重み付け得点が与えられている。「結婚」をストレス度50点とし、「配偶者の死」（100点）から「軽い法律違反」（11点）まである。一定期間において経験したライフイベントによるストレス度が大きいほど、心身の健康を害することが明らかになっている。

　ストレッサーとなる出来事はライフイベントのような大きな出来事だけでない。人間関係のトラブル、難しい仕事など、日常的で些細なものではあるがストレス反応を引き起こす出来事もある。このようなものを**デイリーハッスルズ**（日常苛立ち事）と呼び、ライフイベントよりも深刻なストレス反応を引き起こすという見解もある。一つひとつは小さくても、慢性化・常態化しやすいので蓄積されていくと大きなストレスになるのである。

デイリーハッスルズ
dairy hassles

［3］ラザルスとフォルクマンの心理学的ストレス理論

　ストレッサーに直面すると大なり小なりのストレス反応が起こる。しかし、同じストレッサーに直面しても、それがどの程度のストレス反応を引き起こすかは人それぞれである。ある出来事がストレッサーになるかどう

かは個人の主観的な解釈による評価である「**認知的評価**」によって決まる。この点に着目したのがラザルスとフォルクマンである。

　ラザルスとフォルクマンは、個人と環境との相互関係の視点からストレスを捉えようとし、ストレスが環境と個人との相互関係によって引き起こされるとする**心理学的ストレスモデル**（トランザクショナルモデル）を提唱した（**図13-1**）。この心理学的ストレスモデルにおいては、ストレッサーに直面した際の認知の重要性が強調されており、ストレッサーによる健康への影響力が、両者の間に介在する認知的評価とコーピングによって左右されると考えられている。

　心理的ストレスとなりうる外界からの刺激（潜在的ストレッサー）に直面すると、その刺激に対して認知的評価が行われる。認知的評価は、一次的評価と二次的評価の2種類に分けられる。一次的評価では、状況が「無関係」「無害・肯定的」「ストレスフル」のいずれであるか、「ストレスフル」な場合は、それが「有害」「脅威」「挑戦」のいずれであるかという評価が行われる。「無関係」「無害・肯定的」と評価された場合は、ストレス反応は生じない。二次的評価では、一次的評価で状況が「ストレスフル」、すなわち「有害」「脅威」「挑戦」と評価された場合に、その状況に対処するために何ができるか、また対処するためにどのような資源を持っているかについての評価が行われる。認知的評価に基づいて、**コーピング**、つまり、ストレス反応を低減することを目的として行われる認知的または行動的努力が実行される。コーピングが成功し、刺激や情動が適切に処理されれば、健康上の問題は生起しないが、コーピングが失敗した場合には、ストレス状態は慢性的に持続し、心身の健康上の問題が生起する。つまり、このモデルでは、客観的に見た出来事の強弱よりも、個人が出来事を主観的にどのように評価するかによってストレス反応が決定されると考えるのである。

認知的評価
cognitive appraisal

ラザルス
Lazarus, Richard S.
1922-2002

フォルクマン
Folkman, Susan
Kleppner
1938-

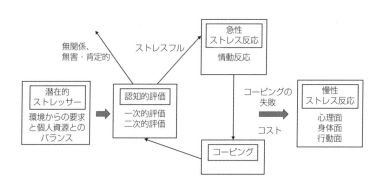

図13-1　心理学的ストレスモデルの概要
出典）島津，2002.を参考に作成

C. ストレスへの対応

[1] コーピング

　ストレスフルな状況や、そこから生じた不快な情動を低減することを目的として行う認知的・行動的努力を**コーピング**という。

　コーピングにはさまざまなものがあり、分類方法もさまざまであるが、問題焦点型と情動焦点型に分類することが多い。**問題焦点型コーピング**とは、問題を直接的に解決しようとするものである。**情動焦点型コーピング**とは、問題を直接扱わないが、問題によって生じた不快な情動を軽減・調整しようとするものである。問題をコーピングすることができると判断された場合には問題焦点型コーピングが多く使われるが、できないと判断された場合には情動焦点型コーピングが使われることが明らかになっている。

[2] ストレスマネジメント

　ストレッサーを全くなくすことは不可能であるからこそ、上手にストレスをコントロールすることが求められる。現在生じているストレス反応の軽減や予防を目的として、ストレスに関する環境や個人の状態を積極的に調整する介入のことを**ストレスマネジメント**という。わかりやすく述べると、ストレスを管理して上手な付き合い方を考えるということである。

　具体的には、ストレスに対処すること（コーピング）、何がストレッサーになるのかを整理し把握すること、環境に働きかけてストレッサーを取り除くこと、ストレスを大きくしないような考え方や対処の方法を工夫し身につけることなど、幅広い活動が含まれる。ストレスマネジメントは、職場、学校、地域、医療などさまざまな領域で実践されている。

[3] ソーシャルサポート

　健康を維持する重要な資源のひとつに、他者とのつながりがある。他者から支えてもらったり助けてもらったりすることを示す概念として、ソーシャルサポートをあげることができる。**ソーシャルサポート**は、コミュニティ心理学の領域で**キャプラン**が提唱した概念であり（Caplan, 1974）、「ある個人を取り巻く重要な他者（家族、友人、同僚、専門家など）から得られるさまざまな形の援助」（久田，1987）と定義されている。

　ソーシャルサポートは、その内容によって、情緒的サポートと道具的サポートの2種類に大きく分けられることが確認されている。情緒的サポートとは「ストレスに苦しむ人の傷ついた自尊心や情緒に働きかけてその傷を癒し、自ら積極的に問題解決にあたれるような状態に戻すような働きか

け」（浦，1992）と定義される。一方、道具的サポートとは「何らかのストレスに苦しむ人に、そのストレスを解決するのに必要な資源を提供したり、その人がその資源を手に入れることができるような情報を与えたりするような働きかけ」（浦，1992）と定義される。

　ソーシャルサポートが心身の健康に及ぼす効果を説明する考え方として、ストレス緩和仮説と直接仮説がある。**ストレス緩和仮説**とは、個人の経験するストレスの程度によって対人的なつながりの良好さが異なる、あるいは対人関係の質によってストレッサーが健康に及ぼす影響の大きさが異なるというものである。つまり、大きなストレッサーにさらされていない時は対人関係の質によって心身の健康に差はないが、ストレッサーにさらされた場合は対人関係の質によって心身の健康が異なると考える。**直接仮説**では、個人の経験するストレスの程度にかかわらず、対人的なつながりが豊かな者はそうでない者と比較して心身ともに健康であると考える。

3. 健康とパーソナリティ

　健康の維持には、**パーソナリティ**といった個人的要因も関連していることが明らかになってきている。心身の健康には生活習慣や行動習慣が関係するが、パーソナリティは習慣を規定する要因の1つであるからである。

パーソナリティ
personality
➡ p.91 参照。

A. ハーディネス

　ハーディネスは、**コバサ**が提唱した概念であり、強いストレス状況にあっても良好な健康を保っている人びとが持つパーソナリティ特性と定義される（Kobasa, 1979）。ハーディネスは、コミットメント（周囲の人びとや出来事に自分を関与させる傾向）、コントロール（出来事に影響を及ぼせると信じ行動する傾向）、チャレンジ（人生における変化を脅威でなく挑戦や成長の機会と捉える傾向）の3つの要素で構成されている。

ハーディネス
hardiness
➡ p.238 キーワード集

コバサ
Kobasa, Suzanne C.

B. レジリエンス

　レジリエンスとは、困難で脅威的な状況に直面して一時的に心理的不健康の状態に陥っても、それを克服してうまく適応していく能力や過程、お

レジリエンス
resilience
➡ p.243 キーワード集

153

よび適応の結果のことである。もともとは「跳ね返す」「元の形に戻る」という意味の物理学用語で、日本語では精神的回復力、心の弾力性とも訳される。多様な内容を含む概念であり、個人の特性や能力だけでなく、個人と環境の相互作用も意味する。

　レジリエンスの研究は、戦争や児童虐待、親の病気のような深刻な養育環境で育った子どもたちの長期観察からはじまった。逆境の中で育ったにもかかわらず青年期以降に良い適応状態を示す者が多数いることが示され、そのような者がもつ特徴がレジリエンスと名付けられた。その後、誰もが体験するネガティブな出来事の中でも、人はみな環境と相互作用しながら適応する力をもっており、その回復過程もレジリエンスと呼ばれるようになった。そしてレジリエンスは環境との相互作用の中で時間とともに発達していくこと、学習可能で誰もが身につけられることが明らかになった。

　レジリエンスを導く要因を**レジリエンス要因**あるいは**防御促進要因**と呼ぶ。個人内の要因として**自己効力感**、**自尊感情**、ポジティブ感情などがある。平野（2010）は、資質的レジリエンス要因（生来の気質と関連が深いもの。楽観性、統御力など）と、獲得的レジリエンス要因（発達の中で身につけやすいもの。**問題解決**志向、自己や他者心理の理解など）に分類している。レジリエンスの形成には、個人内の要因だけでなく、家庭環境や教育環境などさまざまな個人外の環境要因が相互に作用しているとされる。

　なお、A. で述べたハーディネスは比較的安定したパーソナリティ特性であるが、レジリエンスは環境との相互作用の中で発達変化するものである。また、ハーディネスは傷つかない力、頑健性としてとらえられるが、レジリエンスは傷ついた後に回復できる力としてとらえられる。

自己効力感
self-efficacy
➡ p.228 キーワード集、
p.47 参照。

自尊感情
self-esteem
➡ p.106 参照。

C. 首尾一貫感覚（SOC）

首尾一貫感覚
SOC: Sense of
Coherence
➡ p.229 キーワード集

健康生成論
salutogenesis

アントノフスキー
Antonovsky, Aaron
1923-1994

　首尾一貫感覚（SOC）は、アントノフスキーの提唱した**健康生成論**の中で出てきた概念である。**アントノフスキー**は、イスラエルの女性の更年期適応に関する研究において、強制収容所に収容された経験のある女性でも、約3割が悲惨な経験をしたにもかかわらず良好な健康状態を維持していることを見出した。その理由を解明する中で、彼女らに共通する特性が見いだされたことから、健康を維持・促進する要因に注目しそれを強化すべきだと主張した。この視点が健康生成論である。健康生成論では、「健康」と「病気」を別のものととらえず、健康状態を「健康−健康破綻（病気）」の連続体上のある地点に位置づけ、より「健康」に近い状態を望ましい状態とする。そして、健康がいかに回復、保持、増進されるのかとい

う観点から、健康を促進する因子（**健康要因**）の解明を目指す。首尾一貫感覚は健康要因の重要なひとつであり、健康生成論の中核となる概念である。

健康要因
salutary factor

首尾一貫感覚は「その人に浸みわたった、ダイナミックではあるが持続的な確信、すなわち、自分の内的・外的な環境が予測可能であり、また、ものごとが適度に予測されるばかりか、うまく運ぶ公算も大きいという確信の程度によって表現される、世界〔生活世界〕規模の志向性（dispositional orientation）」（Antonovsky, 1987 山崎・吉井監訳 2001, p. 21）と定義されている。これは次の3つに分けられる。すなわち①把握可能感（自分が直面している問題は秩序があり予測・説明が可能だという感覚）、②処理可能感（自分が直面している問題に対処する資源を得られるという感覚）、③有意味感（人生における問題は挑戦であり取り組む価値があるという感覚）である。

D. タイプ A 行動パターン

他方、病気と関連する個人特性に**タイプ A 行動パターン**がある。**フリードマン**と**ローゼンマン**は、心筋梗塞などの虚血性心疾患になりやすい行動・性格パターンが存在することを発見し、タイプ A 行動パターンと命名した。性格面では競争心や敵意が強い、野心的、些細なことで怒りやすい、行動面では性急で時間に追われている、大量の仕事を抱えているなどの特徴をもつ。タイプ A 行動パターンを持つ者は、怒りや敵意の感情によって交感神経系が活発化し、血圧や心拍数の上昇、副腎皮質ホルモンの上昇、血小板凝集能の異常が引き起こされ、虚血性心疾患を起こしやすくなる。また、自分がストレス状況にあることを自覚せず、より苦しい状況に突き進んでいくこともある。なお、タイプ A 行動パターンとは対照的な行動傾向をタイプ B 行動パターンと呼ぶ。

タイプ A 行動パターン
type A behavior pattern
➡ p.234 キーワード集

フリードマン
Friedman, Meyer
1910–2001

ローゼンマン
Rosenman, Raymond
1920–2013

▌理解を深めるための参考文献

●大竹恵子（編）『保健と健康の心理学─ポジティブヘルスの実現』ナカニシヤ出版, 2016.
　ポジティブ心理学の動向も踏まえて、健康心理学の考え方や主要な研究トピックについて解説されている。
●島井哲志・長田久雄・小玉正博（編）『健康・医療心理学入門─健康なこころ・身体・社会づくり』有斐閣アルマ, 2020.
　健康の増進、リスクの予防、臨床健康心理学という3つの観点から健康心理学についてわかりやすく述べられている。

障害がある人への支援は、医療、福祉、心理、教育などのさまざまな領域における重要課題である。一口に障害といってもさまざまなものがあり、また支援制度も多岐にわたるため、それらをよく理解することが欠かせない。まず、日本において障害は身体障害、精神障害、知的障害、発達障害などに分けられる。それぞれの**支援を定めた法律**がある。このうち身体障害、精神障害、知的障害には支援を受けるための**手帳**交付制度がある。**身体障害**は①視覚、②聴覚または平衡感覚、③音声機能、言語機能又は咀嚼機能の障害、④肢体不自由、⑤心臓、腎臓または呼吸器の機能の障害、⑥膀胱、直腸又は小腸の機能の障害、⑦ヒト免疫不全ウイルスによる免疫の機能の障害の7つに分けられ、このうち⑤から⑦は**内部障害**と総称される。**精神障害**は統合失調症、うつ病、不安症、てんかん、薬物依存、**高次脳機能障害、発達障害**などが含まれる。**知的障害**は知的発達の障害であり、おおむね18歳未満に認められるものを指す。

こうした障害の種別による区分以外に、その発症時期による区分もある。大きくは先天的あるいは発達の早期に生じる障害と中途障害に分けることができる。こうした発症時期は、その後の**生活機能**や**QOL**、さらには生涯にわたる発達とも関連するため、それぞれに応じた細やかな支援が求められる。

障害のある人の QOL を高める上で重要とされているものに、当事者が障害をいかに受容するかという課題がある。この**障害受容**は20世紀中ごろから議論され始め、当初は中途障害のある人の受容過程を明らかにする仮説であったが、障害のある当事者やその家族が障害をどのように受容するかという視点に広がっていった。障害受容の理論によれば、障害はそれまでできていたことができなくなったという個人的喪失と社会から否定的に見られるようになったという社会的喪失を含む喪失体験があり、当事者の障害に対する価値の転換が重要であるとされる。この喪失への反応には段階があり、代表的な時期区分として「ショック」「否認」「混乱」「解決への努力」「受容」の5段階に分けることができる。ただしこれらの理論は、当事者が必ずしも同じプロセスを経るとは限らないこと、当事者の心理的側面のみを強調し障害の社会的側面を軽視していることなどが批判されている。

支援を定めた法律

身体障害は身体障害者福祉法が、精神障害は精神保健及び精神障害者福祉に関する法律が、知的障害は知的障害者福祉法が、発達障害は発達障害者支援法が、それぞれ制定されている。さらに障害者福祉全般の規定として障害者基本法、障害者の日常生活及び社会生活を総合的に支援するための法律などが制定されている。

手帳

障害者に自治体から交付される手帳。福祉サービスや支援を受ける際の証明ともなる。身体障害者手帳、精神障害者保健福祉手帳、療育手帳の3種類がある。療育手帳は知的障害のある人に交付されるが、他の2つと異なり法的な根拠はなく自治体ごとに行われている。

障害受容

上田（1983）は「あきらめでも居直りでもなく、障害に対する価値観（感）の転換であり、障害をもつことが自己の全体としての人間的価値を低下させるものではないことの認識と体得を通じて、恥の意識や劣等感を克服し、積極的な生活態度に転ずること」と定義している。

第14章 心理アセスメント

心理アセスメントは介入や支援を行う上で欠かせない重要なものである。しかしながら、人の心は見ることができず、その存在を確かめることが難しい。そのため、心理学では心を捉えるための方法論が発展してきた。本章では、心理アセスメントの方法論とプロセスについて理解し、心理アセスメントに基づく支援の在り方について考える。

1

心理アセスメントとは何かということについて理解する。さらに、その技法について、心理検査、面接法、観察法の3つを取り上げ、それぞれの長所と限界点を理解する。

2

心理アセスメントにおいて重要な位置を占めている心理検査にはさまざまなものがある。心理検査の検査方法と検査対象を学び、心理検査の長所と短所を理解する。

3

心理アセスメントのプロセスについて理解する。そのプロセスの1つであるインテーク面接、ケース・フォーミュレーション（事例定式化）を取り上げ、事例をもとに理解を深める。

1. 心理アセスメントとは

A. 心理アセスメントの定義

心理アセスメント
psychological assessment
心理診断、心理査定、心理的アセスメントと訳される場合もある。
➡ p.231 キーワード集

アメリカ精神医学会
APA: American Psychological Association

クライエント
client
カウンセリングや心理療法を受ける人のことを指す。来談者とも呼ばれる。

心理アセスメントの定義にはさまざまなものがある。たとえば、**アメリカ精神医学会**は、心理アセスメントを「心理学的な評価や判定、提案を行うために、データを集め、統合すること」と定義し、不安や物質乱用などといった精神医学的問題から、知能や職業的関心といった非精神医学的問題までさまざまな事柄を査定することとしている（VandenBos, 2006 繁桝・四本訳 2013）。つまり、心理アセスメントでは、心理学の知識や理論、技術を用いて、クライエントの情報を収集・分析し、クライエントが抱えている問題について総合的な評価を行うということである。

このように、心理アセスメントは精神医学的な診断と区別される。医学的な評価である診断と異なり、心理アセスメントではクライエントの理解と援助の見通しを立てるためになされる心理学的な評価の側面が強調される。具体的には、クライエントがこれまでどのように生きてきたのか、現在どのようなことで困ったり悩んだりしているのか、さらに、どのような可能性や能力を有するのかを把握する。さらに、クライエントをとりまく家族や社会環境などがどのように関わっているかを総合的に理解し、評価する。このように、心理アセスメントでは、より広範囲で多元的な全体像の把握が求められる。この際に役立つのが、**生物-心理-社会モデル**である（**図14-1**）。このモデルでは、クライエントの問題や症状は生物的側面、

生物-心理-社会モデル
bio-psycho-social model
遺伝的要因やこれまで罹った病気などを含む生物学的な視点、人格や発達、認知や感情・ストレスといった心理学的視点、家族や地域、生活環境・経済状況、人種や文化などの社会的な視点、の3つの要素から構成される。
➡ p.22「行動遺伝学」、p.146 参照。

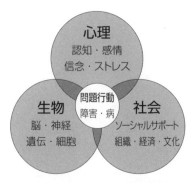

図14-1　生物-心理-社会モデル
出典）松原, 2010. p.105 をもとに筆者が作成

心理的側面、社会的側面が互いに関係しながら生じ、現在に至っていると
考える。

B. 心理アセスメントの方法

　心理アセスメントの技法にはさまざまなものがあり、クライエントの状
況に応じて、多角的な分析をする。心理アセスメントの具体的な技法は、
心理検査、面接法、観察法の３つに大別される。本項では各技法について
概説し、その長所と短所を挙げ、各方法論の特徴をみていく。

［1］心理検査

　心理検査は、心理アセスメントにおいて重要な位置を占めている。人の
心は、レントゲンのように映し出したり、血液のように取り出したりする
ことはできない。このように、はっきりとその存在を確かめることが難し
い「心」を検査によって数量化・客観化することによって調べる技法が心
理検査である。心理検査とは、パーソナリティ、知能、態度などの個人特
性を測定する際に用いられる**標準化**された手法のことをさす。心理検査で
は、一定の条件のもとに、あらかじめ定められた質問項目や問題への回答
を求めたり、作業を課したりし、それに対する回答や反応、その作業の結
果からその人の心理的特性を測定しようとする。

（1）心理検査の種類

　心理検査には、知能検査からパーソナリティ検査などさまざまなものが
ある。

　医療・教育・発達相談・高齢者の福祉などの分野によって、何を測定し
ようとするのか、その目的によって使われる検査は異なる。心理検査を分
類する方法は、検査方法に基づく場合と、検査対象に基づいて分類する場
合の２つに大別される。この２つの観点から、心理検査を概説する。

①心理検査の検査方法

　心理検査には質問紙法、投影法、作業法の３つの手法がある。
　質問紙法とは、対象者に対し必要な情報について言語的な回答を求める
方法である。たとえば、「イライラする」「読書は好きだ」のような質問文
に対して、いくつかの選択肢（たとえば、「当てはまる」「全く当てはまら
ない」）の中から当てはまるものを回答する。回答に振り分けられた得点
を統計処理した結果からクライエントのパーソナリティ、行動傾向、心理
状態などを客観的にとらえることができる。
　投影法では曖昧で多義的な刺激を用いる。「インクのしみが何に見える

心理検査
psychological test
心理テストという場合も
ある。
➡ p.231 キーワード集

標準化
standardization
多くの人に同じ検査・テ
ストを実施し、得られた
データを統計的に分析
し、各質問項目や課題に
対する反応の一般的傾向
や、テストの得点の平均
値などの情報を蓄積して
いく。これらが検査・テ
ストの結果を分析、解釈
する際の「標準」とな
る。このような標準値を
出していく過程のことを
さす。

質問紙法
questionnaire method
質問紙とは、パーソナリ
ティ特性や個人の心理的
状態などを測定するため
に作成された一連の調査
票のことを指す。調査票
は、紙に印刷されたり、
画面上に表示されたりす
る。
➡ p.229 キーワード集、
p.19 参照。

投影法
projective technique
投影法は、対象者のパー
ソナリティが投影法の反
応に映し出されること
と、精神分析における防
衛機制の「投影」を区別
するため、「投映法」と
表記されることがある。
投影法については、「コ
ラム　投影法」も参照さ
れたい。
➡ p.236 キーワード集

ロールシャッハ・テスト
Rorschach test
スイスの精神医学者である
ロールシャッハ
(Rorschach, H) によっ
て考案された。インクの
しみで偶然できあがった
左右対称の多義的な図形
からなる 10 枚の図版を
対象者に見せ、それぞれ
の図版が何に見えるかを
答えてもらい、その後、
どのような刺激、特徴が
そのように見えさせたの
かについて答えてもら
う。
→ p.243 キーワード集

作業法
performance test
作業検査法ともいう。

パーソナリティ検査
personality test
人格検査、性格検査とも
呼ばれる。
→ p.91「パーソナリティ」
参照。

知能検査
intelligence test
知能については第 8 章を
参照されたい。

MMSE: Mini Mental
State Examination
→ p.222 キーワード集

長谷川式簡易知能評価ス
ケール
HDS: Hasegawa's
Dementia rating Scale
→ p.238 キーワード集

GHQ 精神健康調査票
The General Health
Questionnaire
→ p.228 キーワード集

か問う（**ロールシャッハ・テスト**）」、「イラスト場面の空白の吹き出しが描かれている人物の発言を記入する（**P-F スタディ**）」、「実のなる木の絵を描く（**バウムテスト**）」などの検査に代表されるように、抽象的な質問や課題にクライエント独自の意味づけをさせることによって、その人の無意識や深層心理の特徴を調べる。

　作業法とは、数字の加算作業（**内田クレペリン精神検査**）や幾何学図形の模写（**ベンダー・ゲシュタルト・テスト**）などの単純な作業を行わせ、一定時間内の作業量や内容などから、パーソナリティや認知機能などを測定する方法である。

②心理検査の検査対象

　クライエントのどのような側面について検査するかによって、心理検査は大きく以下のように分けられる。まず、**パーソナリティ検査**では、クライエントの欲求、態度、性格などを調べる。次に、**知能検査**は知的能力を調べる検査であり、子どもに限らず幅広い年齢に用いられる。特に、乳幼

表 14-1　心理検査の一例

カテゴリー		検査名
パーソナリティ検査	質問紙法	矢田部ギルフォード性格検査（YG）
		ミネソタ多面的人格目録（MMPI）
	投影法	ロールシャッハ・テスト
		P-F スタディ（絵画欲求不満テスト）
	作業法	内田クレペリン精神検査
知能検査		田中ビネー知能検査Ⅴ
		WISC-Ⅳ知能検査
発達検査		新版 K 式発達検査
		遠城寺式 乳幼児分析的発達診断検査
発達障害に関する検査	自閉スペクトラム症	ADOS-2
	ADHD	CAARS
神経心理学的検査	認知症	MMSE-J 精神状態短時間検査
		長谷川式簡易知能評価スケール（HDS）
心の健康に関する検査		日本版 GHQ 精神健康調査票
		CMI 健康調査票
その他	職業	VPI 職業興味検査
	育児支援	エジンバラ産後うつ病質問票（EPDS）

出典）松本・森田，2018. の表 1-2-1 を参考に著者が作成

児や小学生の発達の問題を早期に発見するための検査を**発達検査**という。発達検査では運動機能なども含め幅広く発達を評価する。また、発達障害に関連する検査もある。そして、**認知症**や高次脳機能障害をもつ患者の診断などのために、記憶力や判断力など、認知能力を測定するための**神経心理学的検査**や、不安や抑うつなど心の健康に関する検査もある。その他に、職業の選択に生かすための検査や、育児や親子関係を支援するための検査などもある。**表14-1** に種類別に代表的な心理検査の一例を示した。

(2) 心理検査の長所と短所

表14-2 に各技法の違いをまとめた。各技法の長所、短所を把握し、収集する情報によって、適切に選択することが重要である。

1つの心理検査で得られる検査は、あくまでもある特定の条件下で得られた結果にすぎず、各心理検査が測定しているものは限定された心理特性である。そのため、心理アセスメント場面では、クライエントを幅広い視点から捉えるために、後述する面接や観察に加えて、複数の心理検査を組み合わせて実施することが推奨される。このような目的で複数の心理検査を組み合わせて実施することを**テスト・バッテリー**と呼ぶ。複数の心理検査を行う場合は、クライエントの心理的、時間的、経済的負担に配慮することを忘れてはならない。

認知症
major neurocognitive disorder
記憶障害をはじめとする認知機能の障害。認知症の代表的なスクリーニング検査として、MMSE（Mini-Mental State Examination）、改訂 長谷川式簡易知能評価スケール（HDS-R）がある。第12章も参照されたい。
➡ p.237 キーワード集、p.59「味嗅覚の異常」の項、p.120 参照。

神経心理学的検査
neuropsychological test
高次脳機能を評価するための検査。

テスト・バッテリー
test battery
テスト・バッテリーの例として、クライエントの心の内面を調べるために、たとえば、質問紙法である「矢田部ギルフォード性格検査（YG）」と投影法の「バウムテスト」を用いることが考えられる。

表14-2　心理検査の各方法の違い

	質問紙法	投影法	作業法
検査時間	短い	長い	短い
検査の対象	集団の検査が可能	集団での検査に向いていない	集団の検査が可能
結果の信頼性	歪曲が生じやすい	歪曲が生じにくい	歪曲が生じにくい
回答の操作	反応の操作がしやすい	意図的な操作がしにくい	意図的な操作がしにくい
深層心理の分析	向いていない	向いている	向いていない
検査者の熟練	必要ない	必要	必要

出典）松原，2010，p.114・下山，2012，p.57 をもとに著者が作成

[2] 面接法

面接法とは、面接者が対象者と対面し、会話における相互的コミュニケーションを通してデータを収集する手法である。面接では、言語的なコミュニケーションだけでなく、目線や表情、うなずき、ジェスチャーなどの非言語コミュニケーションからも対象者の情報を得る。面接法は会話を基

面接法
interview method
研究における面接法については第2章参照。
➡ p.242 キーワード集、p.20、p.100 参照。

ラポール
rapport
面接者である治療者やカウンセラーとクライエントの間の信頼関係・心理的つながりを指す。
➡ p.178 参照。

臨床的面接
clinical interview

構造化面接
structured interview

半構造化面接
semi-structured interview

非構造化面接
unstructured interview
➡ p.20 参照。

面接者の技能
➡ p.175「心理的支援の基本的技法」の節 参照。

本とする手法であるため、対象者との間に**ラポール**を形成することが重要である。たとえば、面接開始時に面接者は挨拶や自己紹介をしたり、会話では、適度にうなずいたり視線をあわせたりすることなどによって、対象者が安心感をもって、話しやすい環境を整える。対象者とのラポールが形成されれば、対象者が安心して話をすることができ、より多くの情報を得ることが可能となる。

(1) 面接法の種類

面接法はその目的によって、臨床的面接と調査的面接に分類される。**臨床的面接**は語り手である対象者の生活や心の状態の改善を目的になされる面接のことをさす。一方、**調査的面接**は、何らかの現象を解明するために、データの収集を目的になされる研究目的のための面接である。

また、面接法は尋ねる質問の自由度によって、**構造化面接、半構造化面接、非構造化面接**の３つに大きく分けられる。①構造化面接では、あらかじめ決められた質問の順序や質問項目、言葉遣いで、全ての対象者に同じ内容を同じように質問する方法である。面接法の中でも、最も自由度が低い面接方法である。社会調査や世論調査において用いられることが多い。また、精神科診断において、たとえば、うつ病などの基準の定められた精神疾患を把握するために用いられる。②半構造化面接では、質問項目は大まかに決められているが、順序や言葉遣いなどはその場の状況に応じて柔軟に変更でき、また、話の流れによって深く掘り下げることもできる。臨床場面の**インテーク面接**や医師による診察前に行われる予備的な問診（予診）などで用いられる。③非構造化面接は、会話のきっかけとなる質問項目をいくつか準備するが、クライエントに自由に話してもらう方法である。面接法の中でも、最も自由度が高い面接方法である。

(2) 面接法の長所と短所

面接法の特徴についてみていく。長所は、より豊かで深い情報を引き出すことができ、対象者の感情や価値観などの内的側面を理解する情報を得ることができることである。一方、限界点として、言語によるコミュニケーションが必要とされるため、言語発達が十分でない子どもや外国人から豊かなデータを得ることは難しいという制約がある。さらに、面接は面接者と対象者の相互作用によって成立するため、面接者の影響が及びやすいことがあげられる。たとえば、対象者が面接者の期待に応えるような返答をしてしまう場合や、面接者に対する信頼感などによって面接で語られる内容が変わってくる可能性がある。このように、面接法によって適切なデータを収集するためには、面接者の技能が必要とされる点も面接法の難しさであるといえる。

[3] 観察法

観察法とは、対象の行動を注意深く見ることによって情報収集する方法である。心理アセスメントの場面では、面接時のクライエントの表情、態度、発言などや、プレイルームでの遊びの様子を観察し、情報を収集する。

(1) 観察法の種類

観察の種類の区分として、①どのような場面で観察を行うのかという観察場面と、②どのようにかかわるのかという観察形態による区分がある。

①の観察場面による区分では、自然の状況下で対象の行動をありのままに観察する**自然観察法**と、観察したい対象行動が生じるようにその環境や状況を観察者側で設定し、その中で起こる対象行動を観察する**実験的観察法**がある。②の観察形態による区分では、観察者が対象者と関わりながら観察する**参加観察法**（参与観察法）と、関わりをもたずに観察する**非参加観察法**がある。一般的な心理面接で対象者の行動を観察する場合は参加観察法に、ワンウェイミラー（マジックミラー）などを通して対象者に気づかれない状況で観察する場合は非参加観察法に分類される。

(2) 観察法の長所と短所

観察法の特徴について、長所と短所をみていく。長所として、①対象者の自然な行動を対象にできること、特に、自然観察の場合は高い**生態学的妥当性**があること、②言語を必要とする面接法や心理検査と異なり、乳幼児や障害のある方など言語を理解する能力や言語表現が十分でない対象者でも実施できること、③クライエントの負担が少ないことがある。一方、限界点として、①プライベートな行動は観察できないなど、観察可能な行動に限界があること、②観察の視点やその解釈が主観的になりやすく、観察者のバイアスや偏見の影響を受けること、③集められる情報が多い分、記録や分析に手間がかかることがあげられる。

2. 心理アセスメントのプロセス

A. 心理アセスメントのプロセスとは

心理アセスメントのプロセスやその段階については研究者によってさまざまである。**図14-2**に心理アセスメントの流れを示した。**図14-2**は新井・庄司（2014）がアセスメントのプロセスについて言及した文献を整理

観察法
observation method
行動観察法と呼ばれる場合もある。
研究における観察法については第2章参照。
➡ p.224 キーワード集、p.18 参照。

自然観察法
naturalistic observational method
自然観察法の具体例として、観察者であるスクールカウンセラーが教室に行ってクライエントである児童の授業中の様子を観察するといったことがあげられる。

実験的観察法
experimental observational method
実験的観察法の具体例としては、子どもの愛着を測定するために行われたエインズワース（Ainsworth）らが行ったストレンジシチュエーション法（Strange Situation Procedure）があげられる。実験では、母親が実験室から退出し、乳幼児が見知らぬ人と過ごす状況を実験的に設定する。母親との分離時・再会時の乳幼児の反応を観察する。
➡ p.124「ストレンジ・シチュエーション法」参照。

生態学的妥当性
ecological validity
研究や心理アセスメントに用いる刺激や実験状況が人間の通常生活する環境に照らし合わせたときに意味のあるものになっている程度のこと。
➡ p.18、p.21「生態学的心理学」の項 参照。

し、3段階に集約したものである。①「事例に関する情報の収集段階」では、心理アセスメントの目的を明確にし、後述するインテーク面接を含め、心理検査、面接法や観察法などの方法を用いて、クライエントの情報を収集する。②「情報の解釈・援助方針の計画段階」では、①で収集された情報をふまえて、クライエントを統合的に理解し、問題は何かを明らかにする。つまり、問題が起きているメカニズムの仮説を立て、援助方針を定める。③「事例の変化・改善把握の段階」では、援助や介入の後、クライエントの変化や進展具合、改善の程度を把握する。また、援助・介入の効果を検討したり、クライエントの理解と援助目的の修正が必要かどうかを判断したりする。さらに、心理アセスメントはクライエントの抱える問題に関する仮説の生成・仮説の検証を繰り返す作業であるため、①から③が循環的に繰り返されながら、介入・援助が行われる。

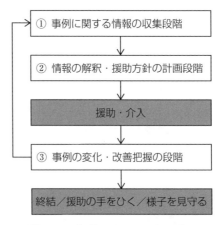

図14-2　心理アセスメントの流れ
出典）　新井・庄司, 2014. のFig.1をもとに筆者が作成

B. 事例に基づいて心理アセスメントについて考える

　本項では、心理アセスメントのプロセスについて、特に重要とされるインテーク面接とケース・フォーミュレーションを取り上げる。以下では架空の事例を取り上げながら、理解を深めることとする。

［1］インテーク面接

　クライエントに対して最初に行われる面接のことを**インテーク面接**という。**図14-2**の心理アセスメントの流れの①「事例に関する情報の収集段階」にあたる。インテーク面接の主な目的は、まず、問題を明確化するた

インテーク面接
intake interview
受理面接ともいわれる。初回面接と同義に用いられる場合もあるが、インテーク面接は相談機関側がクライエントを受け入れるという意味合いが含まれている。
➡ p.221 キーワード集、p.194「インテーク」参照。

めにクライエントに関する情報を体系的に収集することである。**主訴**をはじめとして、来談の経緯や経路、家族関係、生育歴、相談・治療への要望・期待を尋ねていく。また、インテーク面接時にクライエントの表情や話し方、服装や髪型などの外見的・行動的特徴などのクライエントの印象も記録する。次に、クライエントとの**ラポール**を形成することである。ラポールの形成はインテーク面接において非常に重要である。そもそも、ラポールが形成されないと、クライエントは次回以降来談しなくなってしまう。今後の治療・支援関係を好ましいものにするためには、ラポールが形成されるような態度が面接者には求められる。また、ラポールが形成されてくると、クライエントは安心して自分自身について話すことができる。さらに、そのことによって得られる情報の精度が向上していくという好循環が期待される。以下はインテーク面接の事例である。

事例：Ａさんは29歳の独身女性。数か月前から、気分が沈み、不眠が続いているため、心療内科を受診したところ、医師から**うつ病**と診断された。主治医の勧めで、**認知行動療法**を導入することになったため、カウンセリングルームＢに来室した。インテーク面接では、**インテーカー**は自己紹介とインフォームド・コンセントの後、Ａさんの主訴について尋ねた。インテーク面接の概要は以下の通りである。

〔主訴〕
仕事のことで落ち込むことが多く、頭痛、動悸、めまい、倦怠感などがある。不眠が続いており、疲れがとれない。職場では、上司にダメな部下と思われている気がする。仕事を休むかどうか悩んでいるが、仕事を上手くできないと彼から嫌われると思っている。
〔家族構成・家族歴〕
本人、父親、母親。現在は一人暮らしであるが、婚約中の彼と近々同居する予定。
〔面接時の様子〕
うつむき加減で話をし、時折涙ぐむことが多くあった。
〔現在の生活状況〕
婚約中の彼がおり、Ａさんの体調を気遣ってくれたり、家事を手伝ってくれたり、Ａさんを支えてくれている。それが申し訳なくて、自分を責めてしまう。職業については、大学卒業後、大手メーカーに営業職として勤務。半年前に、複数の同僚が育休に入り、彼女達の仕事を一手に引き受け、結婚に向けての準備の時期と重なり、非常に忙しい日が続いている。その頃から、残業することが多くなり、仕事に集中することが難しくなる。しかしながら、仕事が溜まっていくことが心配で、早く出勤したり、残業を続けたりしていた。

主訴
chief complaint
クライエントの主要な訴え。クライエントが困っていることや悩んでいること。インテーク面接では、問題や症状の始まりがどうであったかを明確にする。また、その問題や症状を生じさせたり、誘発したりしたと思われる出来事や状況について尋ねる。

うつ病
depressive disorder
➡ p.222 キーワード集

認知行動療法
cognitive behavior therapy
クライエントが抱えている問題に対して、考え方や行動などの変えやすい部分から少しずつ変えていくことで、問題の解決をめざす心理療法。第16章も参照されたい。
➡ p.184 参照。

インテーカー
インテーク面接を行う面接者のこと。

ケース・フォーミュレー
ション
case formulation
事例定式化、または事例
の定式化ともいう。
ケース・フォーミュレー
ションの定義やプロセス
は、用いられる心理療法
の種類によって異なって
くる部分もある。しかし
ながら、①クライエント
の個別性に注目する、②
問題の発生や維持に関す
る要因やメカニズムにつ
いての仮説を立てる、③
仮説に基づく介入を行
う、④クライエントと支
援者・治療者との協同的
な営みである点はどの心
理療法でも共通する特徴
である（橋本・酒井,
2019）。
➡ p.225 キーワード集

GHQ28
GHQ 精神健康調査（The
General Health Ques-
tionnaire）の短縮版で、
28 項目からなる。GHQ
28 は、①身体症状、②
不安と不眠、③社会的活
動障害、④うつ傾向に関
する 4 つの因子から構成
されている。

BDI-Ⅱ:
Beck Depression
Inventory-Second
Edition
過去 2 週間の状態につい
ての 21 項目の質問によ
り、抑うつ症状の重症度
を評価する。

［2］ケース・フォーミュレーション

ケース・フォーミュレーション（**事例定式化**）とは、クライエントやその関係者から得られた情報に基づき、クライエントが抱えている問題の発生・維持に関する悪循環について仮説を立てるプロセスのことである。ケース・フォーミュレーションに基づき、その後の心理支援の方針を決定する。**図 14-2** の心理アセスメントの流れの②「情報の解釈・援助方針の計画段階」にあたる。ケース・フォーミュレーションでは、介入・支援中に新しい情報が得られたり、治療の効果がみられなかったりする場合は、その仮説は修正されうる。

ここでは、A さんの事例を取り上げ、ケース・フォーミュレーションについて具体的にみていく。インテーク面接の後、2 回目の面接と、GHQ28、BDI-Ⅱ などの心理検査を行った。GHQ28 では、身体的症状、不安と不眠、うつ傾向が重症のレベルであり、BDI-Ⅱのスコアは 30 であり、重症のレベルであった。そこで得られた情報を総合して、**図 14-3** のようなケース・フォーミュレーションを仮定した。うつ症状のきっかけは仕事量の増加であり、思うように仕事が進まないことが多くなったことで、「どうせ上手くいかない」「上司は私を無能だと思っている」といった考えが浮かぶようになり、気分の落ち込みや身体症状が生じ、そのことによりさらに仕事のパフォーマンスの低下につながっていると推察される。また、このような悪循環の背景には、A さんの上司も忙しく A さんとコミュニケーションをとることが少ないことや、これまでサポートを受けていた同僚が育児休業のため、同僚からのサポートを得ることが難しいことなどの職場でのサポート不足があると考えられた。A さんは、今後の方針として、この悪循環を断ち切るために認知行動療法を行っていくことに同意した。カウンセリングの目標として、A さんは「落ち込んで仕事ができなくなること」に自分で対処できるようになることを設定し、認知行動療法の技法をカウンセリングの中で練習し、実生活でも実践していった。

このように、ケース・フォーミュレーションは、治療者・支援者にとって、クライエントの問題について整理できるという利点があるだけでなく、当事者にとっても、自分の中で何が起こっているのかを理解し、自己理解が深まり、治療への動機づけが高まるという利点がある（下山, 2017）。さらに、治療者・支援者以外の医療関係者や教育関係者などと連携を行う際に、共通理解のもと、協働して支援できるという利点がある。

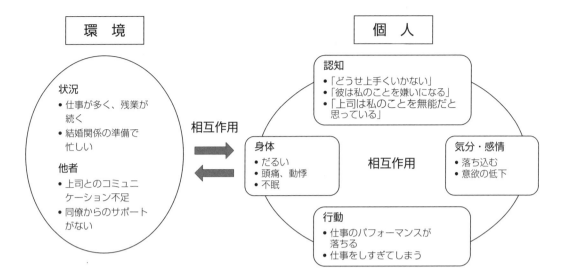

図14-3　Aさんの問題に対するケース・フォーミュレーション

出典）伊藤，2010.の図 1.2 をもとに筆者が作成

▌**理解を深めるための参考文献**

● 高瀬由嗣・関山徹・武藤翔太（編著）『心理アセスメントの理論と実践—テスト・観察・面接の基礎から治療的活用まで』岩崎学術出版社，2020.
　心理アセスメントの理論と具体的な実践例の両方を学ぶことできる。

● 伊藤絵美（著）『認知行動療法実践ワークショップ I　ケースフォーミュレーション編（1）インテーク面接・初回セッション・応急処置』清和書店，2010.
　認知行動療法におけるインテーク面接、初回セッションなどでケース・フォーミュレーションのやり方について具体的に解説されている。

SCT
Sentence Completion
Test：文章完成法
「子供の頃、私は」など
文章の短い書き出し（刺
激文）を提示し、その後
に思いつくことを自由に
記述してもらう（反応
文）形式の投影法の心理
検査。

フィン
Finn, Stephen Edward
1956–

　心理アセスメントにおいて、心理検査の結果は重要な指標の1つとなる。小川（2011）の調査によれば、日本での心理検査の使用頻度は、1位バウムテスト（投影法：描画）、2位 WISC-4（知能検査）、3位 SCT（投影法：質問紙）であった。投影法である、バウムテストも SCT もトップ3に位置するものの、利用率は以前より減少傾向である。さらに、ロールシャッハテストの使用頻度が大幅に下がっていた。

　これらの背景には、投影法の問題点が影響している。投影法は曖昧な刺激を用いるため、被検査者の心理的負担が大きい。病態が思わしくないと、かえって症状が重くなる場合もあり、実施には慎重な判断が必要である。また、標準的な実施・採点方法がなく、信頼性（繰り返し行った時、同様の結果が得られるか）と妥当性（測定したい内容をきちんと捉えきれるか）が担保されていないものも多い。一方で、投影法には、他の検査法にない強みもある。被検査者の比較的自由な反応を対象とするため、隠された心的内容を理解できる可能性や、曖昧な刺激を用いるからこそ虚偽の報告がしづらいことである。また、描画による投影法は、ラポール（信頼関係）を形成する手段ともなりうるうえ、カタルシス（対処困難な衝動・欲求・感情を表出し発散することで、症状や問題行動が消失する）を促すこともある。

　フィンは、心理アセスメントを通じて、誰しもが持つ「理解され、受け入れられたい」という基本的欲求を満たすことによって、治療的効果が得られると述べた（Finn, 2009）。さらに、心理アセスメントの中核には、共感があるとしている。共感には、①情報を収集しクライエントの内的世界を理解する道具としての側面、②被検査者と検査者が、被検査者の体験の重要な点について言語化することを助け合う協同の側面、③関係性における癒しの側面、という3つの側面がある（Finn, 2009）。特に、治療的効果を生む②と③の側面は、投影法の実施において、より効果的に働くのではないだろうか。

　投影法の実施・採点および結果の解釈には、相当な熟練が必要なため、敬遠されやすいのが現状である。しかし、被検査者が示す反応に対して丁寧に共感することで、治療につながる可能性があるという点で、投影法はクライエントを「真の意味で」理解するための一助となるものであろう。

第15章 心理的支援の基本的技法

ソーシャルワークにおいて、心理的支援は主な働きの1つである。社会資源の利用について対象の生活状況を把握し、情報提供や助言を行う過程で、心理的支援を行うことが求められる。本章では、ソーシャルワークの対象となる心理社会的問題とその支援に関して、分野ごとに整理を行う。さらに、ソーシャルワークにおいて心理的支援に携わるうえで求められる、支援者としての姿勢（態度や振る舞い）や、基礎的技法についても説明する。

1

ソーシャルワークと心理的支援の重なり、ソーシャルワークにおける心理的支援の特徴（他の職種との連携、倫理的配慮など）と意義について、理解する。

2

児童福祉、高齢者福祉、障害児・者福祉の分野において、ソーシャルワークの対象となる心理社会的問題や、必要とされる心理的支援について、理解する。

3

ソーシャルワークに従事するうえで、必要とされる心理的援助の基礎的技法（支持的精神療法、マイクロカウンセリング、動機づけ面接）を知り、心理的支援で求められる姿勢について、理解する。

1. ソーシャルワークにおける心理的支援

A. ソーシャルワークとは

ソーシャルワーク
social work
➡ p.233 キーワード集

　ソーシャルワークは、社会福祉サービスを実際に利用者に提供する際に必要となる社会福祉援助技術のことである。そのような援助を行う人はソーシャルワーカーと呼ばれ、国家資格である社会福祉士や精神保健福祉士を持つ人を指す場合が多いが、必ずしも資格が必要というわけではない。ソーシャルワークにおいては、個人と社会の相互関連性に注目し、人々が生活していくうえでの問題を解決・緩和することによって、質の高い生活を支援し、個人のウェルビーイング（幸福）の状態を高めることを目指す。

国際ソーシャルワーカー
連盟
IFSW: International
Federation of Social
Workers

国際ソーシャルワーク学
校連盟
IASSW: International
Association Of Schools
Of Social Work

　2014 年、**国際ソーシャルワーカー連盟（IFSW）**総会および**国際ソーシャルワーク学校連盟（IASSW）**総会にて採択された、ソーシャルワークの最新定義は、以下の通りである。

ソーシャルワーク専門職のグローバル定義
（社会福祉専門職団体協議会，2014）

　ソーシャルワークは、社会変革と社会開発、社会的結束、および人々のエンパワメントと解放を促進する、実践に基づいた専門職であり学問である。社会正義、人権、集団的責任、および多様性尊重の諸原理は、ソーシャルワークの中核をなす。ソーシャルワークの理論、社会科学、人文学、および地域・民族固有の知を基盤として、ソーシャルワークは、生活課題に取り組みウェルビーイングを高めるよう、人々やさまざまな構造に働きかける。
　この定義は、各国および世界の各地域で展開してもよい。

　日本におけるソーシャルワークは，独自の文化や制度に欧米から学んだソーシャルワークを融合させて発展してきた。現在、少子高齢社会をはじめとし、多発する自然災害や環境破壊へのさらなる対応が求められる中で、日本では以下の取り組みを重要視するべきであるとされている（社会福祉専門職団体協議会・日本社会福祉教育学校連盟，2016）。①ソーシャルワークは、人々と環境とその相互作用する接点に働きかけ、日本に住むすべての人々の健康で文化的な最低限度の生活を営む権利を実現し、ウェルビーイングを増進する、②ソーシャルワークは、差別や抑圧の歴史を認識し、多様な文化を尊重した実践を展開しながら、平和を希求する、③ソーシャ

ルワークは、人権を尊重し、年齢、性、障がいの有無、宗教、国籍等にかかわらず、生活課題を有する人々がつながりを実感できる社会への変革と社会的包摂の実現に向けて関連する人々や組織と協働する、④ソーシャルワークは、すべての人々が自己決定に基づく生活を送れるよう権利を擁護し、予防的な対応を含め、必要な支援が切れ目なく利用できるシステムを構築する、の4つであり、上記の日本における展開は、ソーシャルワーク専門職のグローバル定義およびアジア太平洋地域における展開を継承し、特に日本において強調すべき点をまとめたものである。

B. ソーシャルワークにおける心理的支援の位置づけ

ソーシャルワークと心理的支援
➡ p.198「表 17-1」参照。

　ソーシャルワークにおいて、生活援助と心理的援助は不可分であるが、生活援助をソーシャルワーカーが行う第一義に捉え、その周辺的援助の1つに心理的支援があると考えられる（仲村，2003）。心理的支援に関連する概念として、**カウンセリングと心理療法**（➡第16章 参照）がある（**表15-1**）。ソーシャルワークは、外在化する問題へのアプローチにより対象の心身の安定と、社会環境の変容を目的とするのに対し、カウンセリングや心理療法は、クライエントの内面に働きかけることにより、社会への適応を目指すものである。ソーシャルワーク、カウンセリング、心理療法は、各々独立した異なる部分をもちながらも、心理的支援を主たる働きの1つとしているといえる。

　図15-1の通り、ソーシャルワークとカウンセリングには、重なりがみられる。**アプテカー**によれば、ソーシャルワークとカウンセリングは一致

アプテカー
Aptekar, Herbert H.
1915-2003

表15-1　カウンセリングと心理療法

カウンセリング	心理療法
• 主として、言語的やりとりである。 • 現実的な問題を主題とした助言的な治療を行う（性格や病理に関するものではなく、実生活での他者や社会とのかかわりに関する日常的な問題が扱われる）。 • 行為（具体的な「振る舞い方」）に関する助言を与える（「考え方」や「感じ方」は扱わず、助言は他者と競合的な関係をもつことをやめ、協力的な関係をもつことを奨励する方向に行われる）。	• 神経症的行動「わかっているけどできない、やめられない」に対し、「どうしてか」を説明する、種々の理論をもとに行われる。 • 目的は、①心身症状の除去・治療、②症状の背景にある人格を問題にし、究極的に自己実現をはかる、③こころというより、たましいへの接触をはかり、たましいの救済を考える、である。 • 言語を主に使うものから、夢や箱庭、音楽や絵画、遊びやイメージなど、さまざまな手段が用いられる。

出典）氏原他，2004. をもとに筆者作成

171

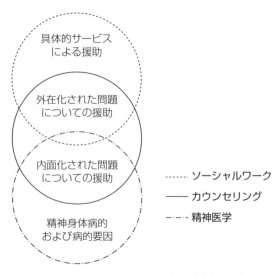

図 15-1　ソーシャルワークと心理的支援の重なり

出典）Aptekar, 1955. を筆者が一部改変

する部分が多い一方で、具体的サービスの有無がその差異であると考えられる（Aptekar, 1955）。つまり、カウンセリングが面接室という限られた場で心理的問題を扱うのとは異なり、ソーシャルワークでは社会資源の利用について、対象の生活状況を把握したうえで情報提供や助言を行うことに留まらない。必要があれば、代行を含む相談および活動をも担うため、活動の範囲は面接室のみならず、外出の付き添いなどを行う場合もある。各種の社会資源にアクセスし、さまざまなネットワークの中に対象を結び付けることによって支えていくのがソーシャルワークであり、その過程の中で心理的支援を行うことが求められる。

C. ソーシャルワークにおける心理的支援の特徴

　ソーシャルワークにおける心理的支援を行うにあたって、重要なことの1つに**多職種連携**（➡ p.199 第17章）がある。ソーシャルワークでは、社会福祉士、精神保健福祉士といったソーシャルワーカーだけでなく、医療を担う医師や看護師、生活支援を担う介護福祉士や保育士、リハビリテーション等を担う理学療法士や作業療法士、言語聴覚士など多くの専門職が協働する。心理的支援は可視化しにくく、援助効果も見えにくいうえ、対象の生命や生活に関わることを踏まえた業務優先順位を考慮すると、ソーシャルワークで心理的支援を実践することは困難であろう。しかし、各々の専門性を活かし、尊重するなかで、それぞれが描く対象者像の「ず

多職種連携
interdisciplinary
approach
➡ p.234 キーワード集

れ」を調整しつつ、ソーシャルワークで望まれる心理的支援についても共通理解しておく必要がある。

　また、心理的支援を行う際は、**守秘義務**（秘密保持義務）を心得ておくことが不可欠である（➡ p.202 第17章）。他者には言えないような悩みや困難といった個人的・内面的問題を扱うため、支援を通じて知り得た情報を他者に漏らさないことは、人々が支援を受けるために欠かせない、最低限の条件といえるからである。一方で、条件によっては対象の秘密を例外的に他者に伝えることが認められる。金沢（2018）によれば、①明確で差し迫った生命の危険があり、攻撃される相手が特定されている場合、②自殺など、自分自身に対して深刻な危害を加えるおそれのある緊急事態の場合、③虐待が疑われる場合、④対象のケアなど直接関わっている専門職間で話し合う場合（ケース・カンファレンス等）が例外状況に相当する。特に、ソーシャルワークにおいては専門職間での情報共有が望まれるが、対象本人にその理由や目的を伝えて同意を得ること、提供する情報はその目的のために必要な情報に限定し、提供する相手も当該の問題・対応に明らかに関係している人に限定すること、提供される内容と提供する相手について同意を得ること（＝**インフォームド・コンセント**）が必須となる。専門職間で共有することにより情報が漏れることのないよう、情報の取り扱いに関する明確かつ具体的なルールを作り、互いに共通認識をもっておくことが重要であろう。

D. ソーシャルワークの対象となる心理社会的問題と必要な心理的支援

　本項では、ソーシャルワークの対象となる主な心理社会的問題やその心理的支援について、分野別に概説する。

[1] 児童福祉

　児童福祉における主な心理社会的問題として、**児童虐待**や発達のつまずきがある。児童虐待は、身体的虐待、性的虐待、ネグレクト、心理的虐待の4つに分類される。また、児童の目の前で配偶者に対する暴力が行われるなど、直接児童に向けられた行為でなくても、児童に著しい心理的外傷を与えるものであれば、児童虐待に含まれる。被虐待児（虐待の疑いがある場合も含む）や、発達につまずきがあるため家庭生活が難しい子ども、保護者の都合により養護を必要とする子どもなどに対し、**児童相談所**、**乳児院**や**児童養護施設**等の児童福祉施設において、基本的な生活習慣の定着から、**愛着**の形成までさまざまな面で支援を行う。

インフォームド・コンセント
informed consent
治療や支援等の目的、内容、結果（生じる可能性のある利益および不利益も含む）について対象に「説明」し、「理解」してもらい、「合意」を得ること。対象が自身で判断することが困難（たとえば、子どもや障害者、認知症患者）の場合は、家族などの代諾者への説明も行う必要がある。
➡ p.202 参照。

児童相談所
child consultation center
児童の養育に関する相談、指導などを行う。

乳児院
infant home
乳児（孤児）を入院させて養育し、退院した者についても相談その他の援助を行う。

児童養護施設
foster home
保護者のない児童・虐待されている児童・その他環境上養護を必要とする児童を入所させて養護し、あわせて退所した者に対する相談や、その他の自立のための援助を行う。

愛着
attachment
➡ p.220 キーワード集、p.124 参照。

児童福祉における心理的支援の対象は、子どもだけでなく、保護者も含む。子どもは家庭での生活が前提であり、虐待などの不適切な養育につながる要因を防ぐため、保護者への支援も並行して実施することが望まれる。

[2] 高齢者福祉

高齢になると身体機能や認知機能の低下により、介護が必要となることもある。近年では施設への入所、通所に加え、在宅での支援も増えている。高齢期の心の問題として、**認知症**が挙げられる（➡ p.142 第 12 章）。認知症とは、脳の病気や障害などさまざまな原因により、認知機能が低下し、日常生活全般に支障が出てくる状態を指す。これに伴う**行動・心理症状**（**BPSD**）として、不安・抑うつ、妄想や幻覚、他者への暴力・暴言などが挙げられる。

行動・心理症状
BPSD: Behavioral and
Psychological Sympt-
oms of Dementia
➡ p.120 参照。

高齢者本人に対しては、介護状態を受け入れて生活を継続できる関わりや、生活環境に適応可能なよう変化により生じる心理的影響への配慮が求められる。他方、今まで当たり前のようにしていたことができなくなる本人の姿を目の当たりにして、どのように接するべきか戸惑う家族への心理的支援も必要となる。

[3] 障害児・者福祉

障害児・者福祉分野では、本人がいかに社会の中で自立した生活を送ることができるかが大きな課題となる。そのために必要なのは、障害特性や問題となる状況の把握（**心理アセスメント**）、自立や就学・就労に際しての環境調整、家族や地域住民の理解を得ることである。

心理アセスメント
psychological assess-
ment
➡ p.231 キーワード集、
p.158 参照。

また、不慮の事故や疾患により身体機能を喪失した場合、あるいは精神疾患の場合、本人および家族の**障害受容**や（➡ p.156 第 13 章コラム）、本人の自己理解に向けた心理的支援も並行していくことが必須となる。

他に、精神疾患などで休職した人に対する**職場復帰（リワーク）**の支援や（➡ p.144 第 12 章コラム）、入所・通所施設における余暇支援なども障害児・者福祉における心理的支援の対象である。

その他の心理社会的問題として、青年期、成人期に起こりやすい、**ひきこもり**がある。ひきこもりは医学的診断名ではなく、6 ヶ月以上、自宅にひきこもって社会参加しない状態が持続しており、他の精神障害がその第一の原因とは考えにくいものを指す（斎藤, 1998）。対人関係上の困難や、失敗経験の積み重ねが引き金となって起こりやすく、発達のつまずきや精神疾患を背景とする場合も多い。現状では、ひきこもりの期間が 7 年以上のケースが半数を占めており（内閣府, 2019）、背景にある発現・維持要因

を検討しつつ、生物学的・心理的・社会的側面からの支援が必要とされる。

　他に、学校での心理的支援に関して、個人の内面に焦点を当て、その変容をもって解決しようとするのがスクールカウンセリングであるといえる。これに対し、**スクールソーシャルワーク**では、対象の子どもを、支援の実施者である**スクールソーシャルワーカー**（以下、**SSW**）と対等な存在とみなし、個人と周囲の環境的要素との絡み合いによって問題が生じると考える。文部科学省（2013）によれば、SSW の職務内容として、①問題を抱える児童生徒が置かれた環境への働き掛け、②関係機関等とのネットワークの構築、連携・調整、③学校内におけるチーム体制の構築、支援、④保護者、教職員等に対する支援・相談・情報提供、⑤教職員等への研修活動などが挙げられる。SSW は導入されたばかりであるが、いじめや不登校などさまざまな心理的問題への対応も期待される（山下，2003）。

スクールソーシャルワーカー
SSW: School Social Worker
→ p.231 キーワード集、p.199 参照。

2. 心理的支援の基本的技法

　本節では、心理的支援を行う人を**セラピスト**、心理的支援を受ける人を**クライエント**と表記する。以下では、心理的支援で必要な基本姿勢や心構えを含む、4 つの主な心理的支援の基本的技法について説明を行う。

A. クライエント中心療法

　ロジャーズは、非指示的カウンセリングを提唱し、**クライエント中心療法**（来談者中心療法）を創始した。不適応状態は、自己概念と経験の不一致によって生じると捉えられる（Rogers, 1961）。たとえば、「自分は人前で話すのが得意だ」という**自己概念**をもつ人が、実際に人前でのスピーチに失敗するという経験をすると、それにより不安や恐怖が生じて不適応感を招くということである。また、理想自己（あるべき自分）と現実自己（実際に経験する自分）との乖離によっても、不適応状態に陥りやすい。クライエント中心療法は、クライエントの自己概念を変化させる（思い通りにならないありのままの自分を受け入れる、理想と現実を近づける）ことを目指すものである。

　ロジャーズの言うセラピストに求められる態度は、クライエントを尊重すること、すなわちクライエントによる自己決定が肯定的で成長的である

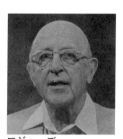

ロジャーズ
Rogers, Carl Ransom
1902–1987
→ p.243 キーワード集、p.135 参照。

自己概念
self consept
自分で自分を捉えたときのイメージ、自己像のことであり、今までの経験や認識してきた事柄によって形成される。
→ p.135「ロジャーズの自己理論」の項 参照。

と認識することである。この態度をより具体化したものが**セラピストの3条件**であり、クライエント中心療法においてセラピストに必要な態度を指す（Rogers, 1951）。3条件とは、①**無条件の肯定的配慮**（自身の価値観や常識にとらわれず、クライエントのありのままを理解し、受容する）、②**共感的理解**（クライエントの世界をあたかも自分のことのように感じる）、③**自己一致**（クライエントの体験や感情を偽ることなく理解して、伝え返すことができる）である。クライエント中心療法では、このようなセラピストの態度がクライエントのパーソナリティ変化に影響を及ぼすと考える。

ロジャーズの学説が日本で展開していく中で、**カウンセリングマインド**という言葉が生まれた。カウンセリングマインドは和製英語であり、ロジャーズの3条件に基づき、他者に温かく接することを指す。つまり、心理的支援に限らず、クライエント中心療法が重んじるセラピストの態度をそのまま取り入れた人間関係の持ち方であり、これにより他者理解を深めようとするものである。カウンセリングマインドは、保育、教育の現場でも子どもや保護者と関わるうえで、幅広く取り入れられている。

B. 支持的精神療法

支持的精神療法をどのように捉えるかについては定まっておらず、定義も学派や臨床家により異なる。本項では、支持的精神療法とは、心理的支援の基盤や土台となる、セラピストの態度や振る舞いなどと捉え、説明を行う。青木（1999）は、セラピストの態度や雰囲気など言語化しづらいものや、治療観、人間観、人生観などといった技法以前のものである土台の上に技法が乗っているのであり、土台抜きでは技法を語り得ないとしたうえで、支持的精神療法を、人柄と技法の間を埋めるものと表現した。以上を踏まえると、支持的精神療法とは、心理的支援の土台となり、セラピストの人柄と技法をつなぐものであり、人として当たり前の行為であると考えられる。また曖昧でわかりづらいため、治療目的や治療技法などは言語化・定式化できず、態度など非言語的な側面を多く含むものであるといえる。

C. マイクロカウンセリング

アイビーは、数多くの実証的研究に基づき、カウンセリングや人間関係の中から抽出した12の技法を階層表（**図15-2**）として作り上げ、**マイクロカウンセリング**を開発した。マイクロカウンセリングは心理的支援の技法として用いられるだけでなく、あらゆる場面で人間関係の改善やコミュ

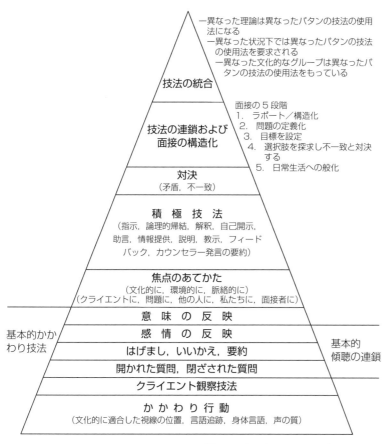

図15-2　マイクロ技法の階層表

出典）Ivey, 1983. より抜粋

ニケーションの促進に役立つものとしても活用されている。

　福原（2007）は、マイクロカウンセリングの特徴として、次のように述べている。①**傾聴**は、クライエントがどのような世界で生きてきたのか、今どのような問題を抱え、その問題をどのように捉え、どのように感じ、どうしたいと思っているのかなどを理解するために話を引き出すのに有用である。②**肯定的資質**は、マイクロカウンセリングの根底にある肯定的な人間観であり、個人の可能性や潜在能力に目を向けることを指す。③**関係性**は、個人の文化的背景（言語、ジェンダー、年齢、身体的問題、社会経済地位等）はさまざまであり、それぞれ異なることに配慮した関わりが行われるということである。④**意図性**は、個人の状況に応じて、その場その場で適切な応答を柔軟に見出せることを指す。⑤**トレーニング**は、1つ1つの技法を、技法の説明を聞く→モデルを見て技法に気づく→文献を読む→練習（ロールプレイ）→日常生活への適用について考える、という一連の流れに沿って習得する、の5点である。

ラポール
rapport（仏）
カウンセラーとクライエ
ントの間に存在する信頼
関係。
➡ p.162 参照。

ここでは、階層表における**基本的かかわり技法**に絞って説明を行う。ま
ず、最下層に位置する**かかわり行動**は、クライエントとラポールを形成す
るうえで非常に重要である。かかわり行動には、視線の合わせ方（凝視で
はなく、聴いていることが伝わる視線）、身体言語（表情や姿勢）、声の調
子（話すスピードや声のトーン）、言語的追跡（相手が少し前あるいは直
前に話したことについていく）が含まれる。次に、「今、ここ」で起きて
いることへの手がかりを得るための、**クライエント観察技法**がある。さら
に、**基本的傾聴技法**として、**開かれた質問**（「どのように」、「なぜ」など
自由に答えられる質問）や、**閉ざされた質問**（「はい」、「いいえ」だけで
答えられる質問）の上に、共感の基礎となり、クライエントの状況や気持
ち、ものの見方を明確にする、はげまし、いいかえ、要約がある。感情の
反映、意味の反映は、クライエントが自身の感情やその意味に気づくこと
のできるように伝え返すことを指す。

D. 動機づけ面接

動機づけ面接
MI: Motivational Inter-
viewing
➡ p.236 キーワード集

ミラー
Miller, William Richard
1947–

ロルニック
Rollnick, Stephen
1952–

　動機づけ面接とは、ミラーとロルニックが開発した対人援助理論で、変
化に対するその人自身への**動機づけ**（➡ p.43 第4章）とコミットメント
（参加、関与）を強めるための協働的な会話スタイルを指す。動機づけ面
接では、クライエントとの会話を通じて、行動変容に伴う両価性（変わり
たい、一方で、変わりたくない）の気持ちを引き出し、標的とする行動や
変化に関する発言を強化することで、クライエント自らが気づき、行動に
つなげる過程を支える（Miller & Rollnick, 1991）。動機づけ面接は、当初
アルコールや薬物の依存症の臨床で導入されたが、徐々に他の精神疾患や
健康・保健行動（禁煙や食生活の是正など）といったさまざまな領域で活
用されるようになった。

　動機づけ面接では、**チェンジトーク**（行動の変化に向かって自ら語られ
たクライエントの発言）を認識し、引き出し、応答することを重視する。
チェンジトークの例として、「そろそろお酒をやめてみようかな」、「お酒
は身体に良くないとわかってはいるのですが…」が挙げられる。このチェ
ンジトークは、さらに増やしたり、内容をより具体化したりする（先ほど
の例でいえば、「もしお酒をやめたら、どのようなよいことがあるでしょ
うか？」、「お酒は身体に悪いとは、たとえばどのようなことでしょう
か？」）ことが望ましい。すなわち、クライエントが自らの言葉によって
行動し、変化への努力を継続するのを、セラピストが支援していくという
ことである。

また、動機づけ面接では、セラピストの望ましい話し方としてOARS
が掲げられている（表15-2）。これまでも心理的支援においては当然のよ
うに用いられているものであるが、動機づけ面接においては、明確な目的
のもとで使用されることが特徴といえる。動機づけ面接で重要なのは、ク
ライエントの反応をよく観察して見極め、何に反応し、何に反応しないの
かということを状況に応じて効果的に選択することである。面接の中で
OARSもうまく用いながら、クライエントの変化へのニーズや、変わる
ことができるという見通しを強めていくことを目指す。

表15-2 動機づけ面接における具体的な話し方（OARS）

O：開かれた質問 （open ended question）	クライエントがさまざまな応え方ができる質問のこと。 例：「どのような気持ちですか？」、「何がしたいです か？」 回答が難しそうであれば、選択肢を提示し確認していく。
A：是認 （affirm）	クライエントとの話の中で認められるもの、使えるも の、と思えるものを聴き返して確認していくこと。 例：「調子が思わしくない中、よく来談しましたね。」
R：聞き返し （reflective listening）	クライエントの言葉をそのまま聞き返したり、示唆され た気持ちを聞き返したりする単純なものから、クライエ ントの話を極端に増強して聞き返したり、裏の意味を取 って聞き返したりする戦略的なものまである。 例：語尾を下げて、「それは○○と思ってらっしゃる。」
S：要約する （summarize）	聞き返しの1つの形であり、クライエントの発言をまと めて返すことで、矛盾することやクライエントの態度や 感情、うまくいっていることを「集める」。そして、話 をまとめる中で、クライエントが変化したい方向とは矛 盾している行動・考え方への気づきに「つなげる」こと で、良い方向に変わりたいという動機へと「移る」。

出典）Miller & Rollnick, 1991. をもとに筆者作成

▌理解を深めるための参考文献

● 河合隼雄（著）『カウンセリングの実際問題』誠信書房，1970.
　事例も交えつつ、カウンセリングとは何か、カウンセラーとして必要な姿勢などが書
　かれており、心理的支援を行ううえでは必読の文献である。
● 永田雅子・野村あすか（編）『福祉心理臨床実践─心の専門家養成講座9「つながり」
　の中で「くらし」「いのち」を支える』ナカニシヤ出版，2021.
　福祉分野における心理支援の知識・技法とともに、最新の制度や法律も多く取り上げ
　られている。

コラム　夢

REM 睡眠
REM sleep
急速眼球運動（Rapid Eye Movement）の頭文字から命名された。感覚からの情報は低減され、脳内は活性化するが、骨格筋は麻痺して動けない。このため逆説睡眠とも呼ばれる。

ホブソン
Hobson, John Allan
1933–2021
アメリカの睡眠研究者、精神科医。

活性化合成理論
activation-synthesis theory
夢は REM 睡眠時に現れると考え、そのメカニズムを明らかにすれば夢を見る仕組みも分かると考えた。REM 睡眠になると大脳の視覚野をランダムに活性化させるような脳波が現れ、それが視覚的なイメージを生成し、高次の機能が後付けで解釈したものが夢であると考える説。

夢見の神経認知理論
neurocognitive dream theory
夢の体験の基礎にある仕組みは覚醒時と変わることはなく、夢が覚醒時と異なるのは睡眠時に外部からの刺激がほとんどなくなるために内的に生成される内容が優位になるからに過ぎないと考える説。

夢は睡眠時に体験される精神活動であり、**変性意識状態**の 1 つとして位置づく。眼球運動を伴って睡眠中に定期的に脳が活性化する **REM 睡眠**時に覚醒させると、80％以上の確率で鮮明な夢体験が報告されるが、REM でない睡眠（NREM 睡眠）にも 10％から 50％報告されることから REM 睡眠の時にだけ夢を見るとはいえない。

夢見の仕組みについては大きく 3 つの学説がある。1. フロイトの精神分析　フロイトは無意識に抑圧された内容が夢として現れると考えた。その内容はネガティブなものであるためそのまま夢で上演はされず、検閲の働きによって真の意味が分からなくなるように変形され、奇怪で不思議なものになると考えた。夢には隠された意味があり、精神分析によって明らかにされると主張した。2. **ホブソンの活性化合成理論**　ホブソンは REM 睡眠時に夢を見ると捉え、その脳内メカニズムを解明することで夢を見る理由が説明できると考えた。彼の説によれば REM 睡眠になると大脳の視覚野をランダムに活性化させるような脳波が脳幹から現れ、それが視覚的なイメージを生成し、高次の機能が後付けで解釈したものが夢であるという。ランダムな波が起源なので、夢には隠れた意味などはないと論じた。3. **夢見の神経認知理論**　普通の人の日常の夢を大量に集めたデータによれば、精神分析、活性化合成理論が準拠する現実離れした夢が現れることは稀で、夢の大半は覚醒時の知覚・感情・思考を反映しているものが殆どである。このような事実から夢の基礎にある仕組みは覚醒時と同様で、認知や感情状態を反映するものであるので、大半の夢には隠れた意味はないがランダムでもないと考える。3 つの夢についての理論を比較すると多量のデータに基づく神経認知理論が最も妥当性が高いと見られている。

夢あるいは REM 睡眠時に記憶の整理をしているという説は、根拠とされた動物実験には問題が多かったこと、REM 睡眠のみがはく奪された人に記憶障害は生じないことなどの理由から、1990 年代には棄却された。しかし近年の研究では NREM 睡眠時に手続き的記憶の処理がなされているなど睡眠が記憶の成績と関連することを示す報告もあり、議論が活性化している。

第16章 心理療法

19世紀後半に誕生した心理療法は、その後、数多くの学派・アプローチを生み出し、発展してきている。本章では、精神分析、認知行動療法をはじめとする心理療法について取り上げ、各アプローチにおける問題の理解や基本的な技法について理解していく。

1

フロイトが創始した精神分析について、症状の理解と基本的な介入技法を理解したうえで、フロイト以降の発展について理解する。

2

認知行動療法について、その背景にある行動療法、認知変数を組み込んだ狭義の認知行動療法に関する基礎的知識を理解したうえで、両アプローチの限界に対する解決策として発展してきた第3世代の認知行動療法について理解する。

3

短期療法、対人関係療法、遊戯療法、家族療法など、精神分析、認知行動療法以外にもさまざまなアプローチがあることを知り、その特徴や基本的な技法を理解する。

1. 精神分析

A. 精神分析における問題の理解

精神分析
psychoanalysis
➡ p.232 キーワード集、
p.134 参照。

フロイト
Freud, Sigmund
1856–1939

ヒステリー
hysteria
➡ p.134 側注 参照。

自我
ego

超自我
super-ego

エス
es
イド (id) とも呼ばれる。

小児性欲
infantile sexuality

リビドー
libido
➡ p.112 参照。

口唇期
oral phase

肛門期
anal phase

男根期
phallic phase

エディプス・コンプレックス
oedipus complex
乗り越えるためには、同性の親に対し「いつかこうなりたい」といった同一化が起こる必要がある。

潜伏期
latency period

性器期
genital phase

　精神分析は、**フロイト**が**ヒステリー**患者への治療過程において発見した、人間の心の理解と治療のための理論体系である。精神分析においては、人間の心の働きの理解のために**自我**、**超自我**、**エス**の3つからなる心の構造を仮定し（詳細は第12章を参照）、クライエントの呈する症状の背景には乳幼児期における諸体験があると理解する。

　フロイトは、人間には幼児期から性欲があると考えた（**小児性欲**）。この性欲とは身体のある部位により快感を得ようとする活動であり、**リビドー**と呼ばれる性的欲動のエネルギーにより生じる。フロイトはリビドーが心的活動の源であると仮定し、人間の精神発達を5つの心理性的発達段階に区分し、各時期に特に敏感な身体部位と関連づけ命名した（**表16-1**）。

　乳幼児期の親子関係において、各時期の欲求が十分に満たされなかった

表16-1　心理性的発達段階

発達段階	特徴
口唇期 （〜1歳半頃）	口唇や口腔の粘膜の感覚（吸うことや噛むといった口唇部位の活動）により快感を得ようとする時期。母親との二者関係の中で基本的な信頼感を獲得していく。
肛門期 （1歳半〜3歳頃）	肛門の活動（排泄物を溜める、排出すること）が快につながる時期。好きな時に排泄したい欲求と、特定の時間・場所で排泄できるようにとする親との間で葛藤が生じ、葛藤を処理するための自我が育つ。
男根期 （3歳〜5歳頃）	性器への関心が高くなる時期。異性の親に対し性的願望を抱き、同性の親への敵意と処罰の恐怖から葛藤が生じる（**エディプス・コンプレックス**）。また、この時期に親の態度や規範が超自我となり子どもの内面に取り入れられる。
潜伏期 （6歳〜12歳頃）	一時的に性欲動が不活発になる時期。子どもの関心は、外界へ向かい、社会的規範やさまざまな知識や技術を学ぶことが生活の中心となる。比較的安定した時期であり、この頃に自我機能が発達する。
性器期 （12歳頃〜）	性器を用いた性的活動を志向するようになる時期。性器的性欲と愛情とを統合していく。

出典）Freud, 1905・小此木, 1987・生地, 2000. を参考に作成

り、逆に過剰に満たされてしまい葛藤や不安が残った場合に、リビドーの**固着**と呼ばれる現象が起きる。後に何かしら心理的葛藤が強くなる経験をした際に固着した時期まで退行し、その場に相応しくない防衛機制が用いられ、不適切な**防衛機制**が頻繁に生じると神経症等の症状が現れる。

　したがって、クライエントが自分の**無意識**の中に抑圧されたものを想起したり、自分の無意識の心理過程を理解するといった洞察を深めることにより症状が治癒されるものという考えのもと、治療が行われる。

B. 精神分析の技法

　精神分析で基本的技法である**自由連想法**において、クライエントは、頭に浮かんだ考えやイメージを、恥ずかしかったり不愉快なものも、無意味だと思えるようなものも、すべて隠すことなくありのままに話すよう要請される。セラピストはそこで語られた内容、言いよどみ、話題の急展開等に注目し、クライエントがどのように特定の話を避けようとしたのかを分析し、**解釈**を行う。その他に**明確化**や**直面化**といった技法も用いられる。

　また、クライエントがセラピーの中で夢を報告した場合、**夢分析**が行われる。夢は、無意識に抑圧された願望を充足するために、最近の出来事や身体感覚といった前意識に存在するものと合成されて形成されたものであるとされる（Freud, 1900）。夢分析では、夢を構成する各要素についての自由連想と、それに対する解釈を通して無意識の内容を明らかにしていく。

　こうした自由連想と解釈のやりとりの中において、**抵抗**や**転移**が生じてくる。症状を形成する無意識の意識化には恐怖や不安が伴うために抵抗が生じる。したがって抵抗に解釈を行い、クライエントが抵抗を乗り越えられるよう援助する。転移は、クライエントが過去に重要な他者に向けた態度や感情を、セラピストに対して移しかえて体験しているものとされる（Freud, 1912）。セラピストは転移についても解釈を行う。幼少期に経験した重要な他者との感情交流を面接場面で生々しく体験することは、抑圧された過去を思い出すなど洞察を深める。なお、一度無意識の洞察が生じても、再度抑圧され変化が生じないため、洞察された葛藤をさまざまな角度から繰り返し見つめ直す作業（**徹底操作**）が行われる（Freud, 1914）。

　また、セラピーにおいては**逆転移**が生じる場合がある。セラピストが自分自身に生じている逆転移に目を向けることで、クライエントの深い理解やより適した解釈につながり、治療が進展すると捉えられている。

　正式な精神分析は、週に4～5回、1回45～50分、寝椅子を用いて実施される。その際、クライエントがよりリラックスした状態になるようセ

固着
fixation
精神エネルギーがある段階に停滞していること。

防衛機制
defense mechanisms
不快な感情体験をした時に、心理的な安定性を保つために用いられるさまざまな心理的作用。
→ p.134 参照。

無意識
the unconscious

自由連想法
free association

解釈
interpretation
無意識の葛藤や不安を言葉にして伝える介入。

明確化
clarification
語られた内容の主な要素を明快な表現で返すこと。

直面化
confrontation
回避している考えや感情を言語化して伝えること。

夢分析
dream analysis
→ p.180 コラム 参照。

抵抗
resistance
無意識への到達を妨げるような、クライエント自身のすべての言動。

転移
transference
幼児期から親などに向けてきた感情などをセラピストに向けること。

徹底操作
working through

逆転移
countertransference
セラピストがクライエントに特別な感情を持つこと。

ラピストはクライエントの背後（見えない位置）に座る。セラピーが1、2年で終結することは珍しく、通常、より長期間実施される。しかし実際には、時間的、経済的にもこの形態での実施は難しく、現在は、週1回程度、寝椅子を使わず対面で行う**精神分析的心理療法**が一般的に行われている。

C. フロイト以降の発展

フロイト以降、フロイトの考えや観点を修正、拡大する形で、さまざまな学派が誕生した。中でも**A. フロイト**や**ハルトマン**らが研究した自我心理学と、**クライン**による対象関係論はフロイトの理論の構成要素を継承し、エディプス・コンプレックスよりも早期の母子関係のあり方を解明することによりパーソナリティ障害などの神経症よりも深い病理をもつ患者の理解がなされ、精神分析の適応範囲が拡大されていった（福井，2000）。

自我心理学では、外的環境への適応や自我と外的環境との相互作用を重視する。自我には自分を守りながら、外的な現実と妥協して現実に適応していく機能があり、こうした自我の機能や、自我を守る適応機制がうまく働いていないことにより不適応が生じると捉え、セラピーにおいては自我機能を高めることに重点を置く。

クラインは乳幼児の深層心理の分析を通して、客観的な現実がどうであるかということではなく、子どもの心的世界（主観的幻想世界）における自我と対象との関係が、人間のパーソナリティ形成に影響を及ぼすという**対象関係論**を構築した。特に、生後約1年の間の心的世界を**妄想分裂ポジション**と**抑うつポジション**という概念で説明し、それを基盤としてその人の人生の構え（ポジション）が形成されると考えた。

2. 認知行動療法

広義の**認知行動療法**は、学習理論に基づく行動療法と情報処理理論に基づく認知的アプローチが融合した心理療法である。行動療法（第1世代）、狭義の認知行動療法（第2世代）について説明したうえで、新たな流れとして発展してきた第3世代の認知行動療法について説明していく。

A. フロイト
Freud, Anna
1895–1982

ハルトマン
Hartmann, Heinz
1894–1970

クライン
Klein, Melanie
1882–1960
➡ p.225 キーワード集

自我心理学
ego psychology

対象関係論
object relations theory
➡ p.234 キーワード集

妄想分裂ポジション
schizoid-paranoid
position
離乳期以前の精神状態。自我が、愛情を求めるよい自分と攻撃・破壊してしまう悪い自分に分割し、それを対象（乳房、母親）に投影し心的世界の安定を保とうとする。

抑うつポジション
depressive position
離乳期の精神状態。分割されていた自分や対象が1つに統合され、これまで自分が攻撃してきた対象が自分に愛情を与えてくれた対象と同一であることを知り、対象への罪悪感を抱くようになる。

認知行動療法
cognitive behavioral
therapy
➡ p.237 キーワード集

A. 行動療法

　行動療法は、学習理論（詳細は第6章を参照）の応用として開発された行動変容技法である。人が抱える問題を「行動」として捉え、**レスポンデント条件づけ**又は**オペラント条件づけ**という環境要因との随伴関係により学習され、維持されていると理解し、介入する。

[1] レスポンデント条件づけを用いた介入技法

　まず**ウォルピ**により、**逆制止**に基づく介入方法として**系統的脱感作法**が開発された。漸進的筋弛緩法、腹式呼吸法、注意集中訓練などを通してクライエントがリラクゼーション法を習得後、恐怖・不安刺激に関連する場面を恐怖・不安の低い順から階層化した**不安階層表**を作成する。作成後は不安階層表に従って、恐怖・不安の低い場面から順にイメージしながらリラクゼーション状態を維持していく。実際に恐怖・不安を誘発する刺激に少しずつ近づいたり触れたりする場合には**現実脱感作法**とよばれる。

　その後の実証研究により、リラクゼーション法なしでも、クライエントが恐怖・不安刺激に曝されるだけで効果があることが示され、**エクスポージャー**が開発された。恐怖・不安の低い場面から段階的に刺激に触れていく**段階的エクスポージャー**と、急激に強い刺激に触れていく**フラッディング**に大別される。また、実際に刺激に触れる場合には**現実エクスポージャー**、イメージ上で触れる場合には**イメージ・エクスポージャー**、自分の内部で生じる刺激（主に身体感覚）に触れる場合には**内部感覚エクスポージャー**と呼ばれる。さらに、エクスポージャーにクライエントが回避行動をしないように促す技法を組み合わせた**暴露反応妨害法**も開発されている。

[2] オペラント条件づけを用いた介入技法

(1) 応用行動分析

　応用行動分析（ABA）は、**スキナー**により創始された実験的行動分析により明らかにされた行動の法則を、現実のさまざまな問題の解決に適用する研究・実践である。ABAにおいてはオペラント行動のメカニズムを、「先行事象→行動→後続事象」という**三項随伴性**の枠組みでとらえる（詳細は第6章を参照）。介入によりクライエントが生活の中で正の強化を受ける機会を拡大することを目的としており、そのためにセラピストがクライエントを変えようとするのではなく、クライエントの環境としてのセラピスト自身をマネジメントする方法論と考えられている（武藤, 2007）。

　クライエントをめぐる問題は、適応行動の未獲得、不適応行動の獲得に

行動療法
behavior therapy

レスポンデント条件づけ
respondent conditioning
古典的条件づけとも呼ぶ。

オペラント条件づけ
operant conditioning
道具的条件づけとも呼ぶ。
→ p.66 参照。

ウォルピ
Wolpe, Joseph
1915-1997

逆制止
reciprocal inhibition
恐怖・不安を誘発する刺激場面で、恐怖・不安反応と同時には成立しない拮抗反応の条件づけを行い、反応を軽減する方法。

系統的脱感作法
systematic desensitization
→ p.65 参照。

エクスポージャー
exposure

暴露反応妨害法
exposure and response prevention

応用行動分析
ABA: Applied Behavioral Approach
→ p.223 キーワード集、p.66「道具的条件づけの原理」の項 参照。

スキナー
Skinner, Burrhus Frederic
1904-1990

三項随伴性
three-term contingency
→ p.66 参照。

より生じる。介入においては、まず**標的行動**を同定し、適応行動の形成あるいは不適応行動の低減のための手続きをとる。

①適応行動の形成：適応行動を獲得していない場合には、適応行動の形成のための介入を行う必要がある。主な技法としては、シェイピング、チェイニングがある。**シェイピング**は、それまでに生起したことのない標的行動を形成するための技法である。その人がその時点でできる単純な行動を起点として、スモールステップで標的行動により近い行動を**分化強化**していく。このプロセスを、標的行動を示すようになるまで続ける。**チェイニング**は、複雑な行動を形成する際に有効な技法である。標的行動の要素を細分化し、各要素をつなぎ合わせて標的行動を形成していく。併せて、**プロンプト**の提示や**トークンエコノミー**等、適応行動の生起率を高めるための行動の前後の環境への介入も重要となる。

②不適応行動の低減：行動療法では不適応行動も、それが機能的に働くから維持されていると捉える。したがって、まず不適応行動の機能を特定するために**機能分析**を行う。機能が同定されたら、不適応行動の**消去**と、不適応行動と同じ機能を持つ適応行動の**分化強化**を行う。さらに、不適応行動を生じさせやすい先行刺激を撤去したり、適応行動が生じやすくなるような先行刺激の提示といった先行子操作も重要となる。

(2) ソーシャルスキルトレーニング

ソーシャルスキルトレーニング（SST）は、他者と関係を形成したり維持するスキルである社会的スキルの習得や遂行を援助する技法である。SST では、①適切な行動やそれを実施することが望まれる状況を具体的に説明する「教示」、②正しい行動の手本をやってみせる「モデル提示」、③対象者が標的行動をシミュレーション場面で練習する「リハーサル」、④対象者のリハーサルに対する即時的な「フィードバック」の4つの要素からなる。SST の目標は、対象者が訓練以外の必要な場面でそのスキルを発揮することであるため、訓練以外の場面でそのスキルが強化される環境を整えるなど、日常場面へのスキルの**般化**を促す工夫が必要となる。

B. 狭義の認知行動療法

　学習理論で説明がつかないことや、扱える対象に限界があるといった行動療法の限界を補う形で、認知的変数をより積極的に取り込んだ**認知行動療法**が展開された（嶋田，2000）。代表的なものに、**ベックの認知療法、エリスの論理情動行動療法**がある。いずれも精神分析出身ではありながら、心理的問題が無意識ではなく意識における不適切な認知により生じると捉

え、そうした不適切な認知の変化を目指す治療理論を構築した。

[1] ベックの認知療法

　ベックによる**認知療法**は、1960年代にうつ病への治療法として提唱され、発展してきた心理療法である。ベック以降にさまざまな認知療法が発展し、うつ病だけでなくさまざまな症状に適用されるようになってきている。

　ベックの認知療法では、心理的問題は認知の歪みにより生じる、つまり出来事や体験に対して歪んだ捉え方をするために生じると捉える（Beck, 1976）。認知の歪みは**自動思考**とその背景にある**スキーマ**により生じる。

　認知療法においては、行動的技法と認知的技法が用いられる。行動的技法では、現実エクスポージャーなど行動療法の技法を用いる。認知的技法では、①認知の存在に気づかせる、②一般的に認知が感情や行動に影響を及ぼすことを気づかせる、③クライエントの経験したエピソードから認知と行動間に関連があることを気づかせる、④クライエントの中にある自動思考に気づかせる、⑤歪んだ自動思考をモニターする、⑥歪んだ自動思考に当てはまる、あるいは反する証拠を調べる、⑦歪んだ自動思考をより現実的な説明に置き換える、というプロセスをたどりながら、クライエントが自分の認知を変容できるよう学習体験を与える（坂野，1995）。

[2] エリスの論理情動行動療法

　論理情動行動療法（REBT）では、ネガティブな感情や行動上の問題はその人が経験する出来事により生じるのではなく、出来事とその人の持つ非合理な信念体系との相互作用により生じると捉える。したがって、治療においてはクライエントの持つ**非合理な信念**を合理的なものに変えることを目指す（Ellis & Harper, 1975）。

　REBTでは、セラピストがクライエントの非合理な信念に対して徹底的に反論を行う。加えて、イメージによる刺激場面の提示、あえて望ましい行動を行わせる「行動課題」、モデリング、ロールプレイング、スキル強化の随伴などを組み合わせたトレーニングを実施し、クライエントが新しい合理的な信念体系を獲得することを援助する（坂野・上里，1990）。

C. 第3世代の認知行動療法

　1990年前後から、行動療法が認知や言語の問題を積極的に取り入れるようになり、他方で認知の内容を扱っていた狭義の認知行動療法が認知の機能に注目するようになり、第3世代の認知行動療法という新しい流れが

認知療法
cognitive therapy

認知の歪み
cognitive distortions
近年では非機能的認知とも呼ばれる。

自動思考
automatic thought
ある出来事に直面した時に瞬時に浮かぶ考えやイメージ。普段意識化されないことが多いが、注意を向ければ意識化できるようになる。

スキーマ
schema
個人の持つルールや信念とよべるようなもの。「人から愛されなければ存在価値はない」「私は絶対に無能だ」といった形をとる。

エリス
Ellis, Albert
1913–2007
➡ p.223 キーワード集、p.138 参照。

論理情動行動療法
REBT: Rational Emotive
Behavior Therapy
論理療法（rational therapy）や理性感情療法（rational emotive therapy）と呼ばれることもある。エリス自身が1994年に論理情動行動療法と名称を修正した（Ellis, 1994）。

非合理な信念
irrational belief

マインドフルネス
mindfulness
今の瞬間の現実に常に注
意を向け、あるがままに
知覚し、思考や感情には
囚われないでいる状態。

アクセプタンス
acceptance
不快な感情等の嫌悪的な
私的事象を回避せず、そ
れを抱えたまま行動を起
こすことを選択すること。

ロジャーズ
Rogers, Carl Ransom
1902-1987

クライエント中心療法
client-centered therapy
➡ p.175 参照。

実現傾向
actualizing tendency
人間が生まれながらにし
てもつ、自分自身をよい
方向に導こう、自分の可
能性を実現しようとする
基本的傾向。

自己一致
congruence
セラピストが、セラピー
において自分が体験して
いるさまざまな感情に気
づき、それを十分に受け
止めており、必要があれ
ばそれを表現できる状
態にあること。純粋性
（genuinness）と呼ばれ
ることもある。

無条件の肯定的配慮
unconditional positive
regard
クライエントを価値ある
存在として認め、どのよ
うな感情・行動をあらわ
にしてもクライエントを
受容すること。

共感的理解
emphathic understan-
ding
クライエントの私的な世
界をあたかも自分自身の
ものであるかのように感
じ取り、さらに「あたか
も」という性格を失わな
いこと。

生まれた（熊野，2012）。具体的には、マインドフルネス認知療法、メタ認知療法、行動活性化療法、弁証法的行動療法、アクセプタンス＆コミットメント・セラピーなどが含まれる。

第3世代の認知行動療法には、**マインドフルネスとアクセプタンス**という治療要素を重視するという共通点がある（熊野，2012）。これら2つの治療要素により、体験を通して、認知が感情や行動に与える影響を変化させ、間接的に症状の改善を図る。

3. その他の心理療法

A. クライエント中心療法

ロジャーズにより創始された**クライエント中心療法**では、人間は本来的に**実現傾向**を持っていると捉え、セラピストがその潜在的な力を尊重することが重要視される。ロジャーズは、クライエントの建設的なパーソナリティ変化が起こるためのセラピストの態度の必要条件として①**自己一致**（セラピストが、セラピーにおいて自分が体験しているさまざまな感情に気づき、それを十分に受け止めており、必要があればそれを表現できる状態にあること）、②**無条件の肯定的配慮**（クライエントを価値ある存在として認め、どのような感情・行動をあらわにしてもクライエントを受容すること）、③**共感的理解**（クライエントの私的な世界をあたかも自分自身のものであるかのように感じ取り、さらに「あたかも」という性格を失わないこと）の3つを挙げた（Rogers, 1957）。この理論は、カウンセリングの代名詞となっていた時期もあったが、現在ではあらゆるアプローチの基礎として位置づけられる（沢崎，2000）。

B. 対人関係療法

対人関係療法（IPT）は**クラーマン、ワイスマン**夫妻により創始された、うつ病に対する短期精神療法である。治療において症状は治療焦点とはされず、現在の対人関係だけが介入対象とされる。対人関係の改善を通して結果的に症状が改善されることを目指す。

現在の対人関係における問題を、複雑性悲哀（死別による重要な他者の

喪失に対して否認→絶望→脱愛着という適切な悲嘆の感情処理が滞った状態）、役割期待のずれによる不和（重要な他者との間に役割期待の不一致があって解決していない状態）、役割変化への行き詰まり（ライフイベントにおける役割移行がうまくいっていない状態）、対人関係の欠如（孤立状態）の４つの問題領域に分け、問題に合わせた介入が行われる（Weissman, Markowitz, & Klerman, 2000）。IPT独自の技法は特定化されておらず、対人関係改善のために他の療法の技法が適宜利用される。

対人関係療法
IPT: interpersonal
psychotherapy
➡ p.234 キーワード集

クラーマン
Klerman, Gerald L.
1928-1992

ワイスマン
Weissman, Myrna
Milgram
1935-

C. 遊戯療法

　言語能力の未熟な子どもに対して遊びを通じて行われる**遊戯療法**は、精神分析の流れをくむ**A. フロイト**や**クライン**により創始された。**精神分析的遊戯療法**には、子どもとの間で生じる転移に注目し、言語的な関わりを通じて子どもに洞察を促すことを重視するという特徴が見られる。

　その後、クライエント中心療法の流れをくむアクスラインの**子ども中心遊戯療法**が誕生した。**アクスライン**は遊戯療法における８つの原則を次のように示した（Axline, V., 1947）。①子どもとのあたたかい親密な関係を成立させる。②あるがままに受容する。③許容的雰囲気を作る。④子どもが洞察を得られるような情緒的反射を行う。⑤子どもに自信と責任をもたせる。⑥非指示的態度をとり、セラピストは子どもの後に従う。⑦治療はゆっくりと進む過程であるから、じっくり待つ。⑧必要な制限を与える。その他、遊びを通して子どもがより適応的な認知と行動を得られるように関わる**認知行動遊戯療法**も誕生している。

遊戯療法
play therapy

子ども中心遊戯療法
children-centered play
therapy

アクスライン
Axline, Virginia
1911-1988

認知行動遊戯療法
cognitive behavioral
play therapy

D. 家族療法

　家族療法は、特定の個人を対象とするのではなく、家族を対象として行う心理療法である。根底には、家族は複数の人の単なる寄せ集めではなく、互いに影響し合う１つのシステムであるとの認識がある。

　家族療法においては、問題があると思われている人をクライエントではなく**IP**と呼び、IP個人内に問題があるのではなく、家族の相互作用パターンに問題があり、そうした家族の問題をその人が表現しているだけだと捉える。したがって家族療法では、IPと他の家族との相互作用が観察対象となる。具体的には、家族構成員の発言内容、ある家族構成員の発言に対する他の家族構成員の反応、着席位置などさまざまな情報から、家族の中で繰り返されてきた相互作用のパターンを理解していく。

家族療法
family therapy
➡ p.223 キーワード集

IP: Identified Patient

代表的な技法としては、**リフレーミング**と**逆説的介入**がある。セラピストが治療関係の中で、問題を維持しようとする一見矛盾したメッセージを発することにより、家族構成員間にこれまでとは異なる相互作用が生じ、それにより新たな家族関係が構築されていく（亀口，2004）。

E. ブリーフ・セラピー

催眠療法家の**エリクソン**の考え方や技法から発展した治療法であり、クライエントとセラピストによる協力関係の中で、短期間に、効率的かつ効果的に問題解決を図る方法である。なお、短期精神療法とは区別される。

ブリーフ・セラピーには、戦略派、MRI（Mental Research Institute）、**解決志向**（**SFBT**）といったさまざまなモデルが含まれる。戦略派や MRI は問題を持続させる家族内の相互作用パターンを変化させて解決を導き出すが、**ドシェーザー**や**キム・バーグ**らを中心に発展してきた SFBT では問題に焦点をあてるのではなく、既に存在する適応的な側面（問題に対する「例外」）に焦点をあて、それを拡大していき解決を導き出す（長谷川，2004）。

SFBT においては、①もしうまくいっているのなら、それを変えなくてよい、②もし一度でもうまくいったのなら、またそれをせよ、③もしもうまくいかないのなら、別のことをせよ、という基本原則に基づき援助が行われる。問題に対する「例外」を探索するためには、クライエントの話を傾聴しながら比較的問題が軽い時や問題が生じていない時がないかを尋ねる「マイクロスコーピング」、最悪な状況を 10 として、現在の状況が数字でいうとどの程度かを尋ねる「スケーリング・クエスチョン」、問題にどのような対処をして切り抜けてきたのか、どのように生き延びてきたのかを尋ねる「サバイバル・クエスチョン」、問題が解決している状況をイメージしてもらい、解決している状態と現在の状況との差異を尋ねる「ミラクル・クエスチョン」等のさまざまな質問技法が用いられる。

F. 日本で独自に発展を遂げた心理療法

[1] 森田療法

森田正馬により創始された心理療法であり、不安を「よりよく生きたい」という欲求（生の欲望）と表裏一体の自然な存在と捉える。神経症患者は不安を排除しようとし、それによりかえって不安にとらわれた状態になるという悪循環に陥る。治療においては、一貫して症状そのものに焦点を当

てたり、その意味内容を探求するといったことはせず、不安や症状に対する態度に焦点を当てる。すなわち、不安も欲求もあるがままに受けとめ、悪循環を打破し、欲求に従って生活を送れるようにすることが目指される。

森田療法は原則的に入院で行われ、次の4期から構成される。絶対臥褥期（約1週間）には、隔離された状態で生理生活以外の活動は禁止され、安静臥褥が命じられる。軽作業期（4日〜1週間）は、昼間は外界の観察や軽作業を行う。不安や症状を抱えながら目の前の作業に取り組み、他者のいる生活の場で過ごすことが指導される。また、この時期から日記指導が開始される。重作業期（約1〜3ヵ月）には、他のクライエントとともに日常生活に即したさまざまな作業（動物の世話、園芸、料理等）に取り組む。社会復帰期（1週間〜1ヵ月）には、外出や外泊を行いながら社会復帰の準備を行っていく。不安なまま必要とされる行動をとることが指導される。

なお近年は、通院・通所形式の外来森田療法が主流になってきており、ガイドライン（中村他, 2009）が示されている。

[2] 内観療法

内観療法は、**吉本伊信**により宗教的精神修養法である「見調べ」をもとに開発された。研修所や病院に1週間留まって行う**集中内観**と、日常生活を送りながら1人で行う**日常内観**がある。

幼少期から現在までにおける、身近で親密度の高い人（親、パートナー、子など）との関わりを想起する。具体的には、その人に対して①してもらったこと、②して返したこと、③迷惑をかけたこと、の3つのテーマに関する客観的な事実を繰り返し思い出していく。こうした作業を通して、自分や周囲の人に対する洞察が深まり、自己に対する価値観や人生観などの変化が生じ、症状改善や行動変容が生じると考えられている（高橋, 2019）。

内観療法
naikan therapy
➡ p.5「内観法」参照。

吉本伊信
1916-1988

▌理解を深めるための参考文献

● 下山晴彦（編集主幹）／伊藤絵美・黒田美保・鈴木伸一・松田修（編）『公認心理士技法ガイド―臨床の場で役立つ実践のすべて』文光堂, 2019.
心理療法のアプローチ、各種技法が詳しく解説されている。さらに、疾患・問題別の専門技法の解説、アセスメント技法や多職種連携なども解説されており、メンタルヘルスにかかる活動をする上で必要となる知識と技法を体系的に理解できる。

● 三田村仰（著）『はじめてまなぶ行動療法』金剛出版, 2017.
行動療法の基本的な知識と発想について、具体例を挙げながらわかりやすく解説されている。行動療法、第3世代の認知行動療法について、原理だけでなく応用についても学ぶことができる。初学者がまず手に取るべき一冊。

皆さんは怖い夢を見て目が覚めることはどのくらいあるだろうか。大学生の場合、年に数回程度ならばごく普通であるが週に1、2回見るようであれば上位4％程度に入る高頻度となる（岡田・松田, 2013）。**悪夢**は夢の一種であるが日常的に体験するような少し怖い夢から、PTSD で体験されるような最も恐ろしいシーンが鮮明に表れるため怖くて眠ないというようにさまざまなレベルがある。悪夢に対処する方法に関する科学的な研究は 1970 年代初頭にベトナム戦争からの帰還兵が**フラッシュバック**を伴う悪夢を訴えたことから本格的に行われるようになった。悪夢を抑制できる薬物の研究は行われているが、未だにそのような薬は開発できていない。現在、最も有効な治療法は心理療法、とりわけ**認知行動療法**である（Aurora, et al., 2010）。一般に認知行動療法ではものの見方に気づき、変えることを目指す認知療法と行動の変容を目指す行動療法がよく知られているが、悪夢への対応に使われる方法は、悪夢のイメージに慣れる、その筋書きをイメージの中で変える、夢の中で夢であることに気づきその内容を変容させるように知覚的な側面に焦点を当てる点に特色がある。

繰り返す悪夢に慣れることを目指す方法が**暴露療法**である。参加者には自分の見た悪夢を書き記し、そのイメージを喚起して再体験するように求められる。最初はごく短時間耐えられる範囲で行い、慣れるにしたがってイメージの時間を徐々に長くしていく**系統的脱感作**の手順が用いられる。体験した悪夢のストーリーを安全なものに作り替えそれを繰り返しイメージする方法が**イメージリハーサルセラピー**である。参加者は繰り返す悪夢を自分が望むような筋書に変えたイメージを生成し、心の中で繰り返す。**PTSD** の症状を示す人を対象とした場合、主観的な睡眠の質と PTSD の重症度が改善され、18 〜 30 か月間効果は持続するという報告がある。夢を見ているときに、それが夢であることに気づいた夢を**明晰夢**という。悪夢が現れたらそれが夢であることに気づけば逃げたりストーリーを作り替えたりなどの対処が可能になる。悪夢から逃れようとすることで夢だと気付けるようになり、逃げたり筋書きを変えたりできるようになる人も少なくないようである。

フラッシュバック
flashbacks
➡ p.142 参照。

PTSD
➡ p.142 参照。

第17章 心理の専門職

心理の専門職はどのように業務にあたっているのだろうか。この章では、心理専門職のなかでも近年になって制度化された公認心理師という専門職を中心に取り上げ、その業務について解説する。またその専門性を踏まえた地域での実際の働き方や、専門職としての倫理という問題について触れていく。

1

心理の専門職である公認心理師とはどのような資格であり、どのような業務を行うこととされているのか、その概要を理解する。

2

公認心理師の実際の業務について、コミュニティ心理学という観点からの理解を深めるとともに、心理職が地域の中でどのように働いているか、その実際を理解する。

3

心理の専門職が順守すべき倫理規範について、特に公認心理師における倫理規範のポイントを把握し、それらの意味と実際の業務における倫理的問題について理解する。

1. 公認心理師

A. 公認心理師とは

公認心理師
certified public psycho-
logist
➡ p.226 キーワード集

臨床心理士
certified clinical psycho-
logist
➡ p.242 キーワード集

　公認心理師とは、我が国で初めての心理専門職としての国家資格である。これまで、心理に関する支援は**臨床心理士**など民間資格保持者が担っており一定の社会的信用もあったが、それでも民間資格に変わりはなく、心理専門職の国家資格を望む声が専門家と国民の双方からあった。しかし、各関係機関の間での意見調整や社会情勢の関係で、なかなか法案としてまとまらない経緯があった。その後、粘り強い議論や調整の結果、2015 年 9 月 9 日に公認心理師法が成立、同 9 月 16 日に公布された。これに基づき 2016 年 3 月 15 日に指定試験機関に係る規定が施行され、2017 年 9 月 15 日をもって本法は全面施行となった。公認心理師の定義は下記の通りである。

公認心理師法　第 2 条

「公認心理師」とは、第 28 条の登録を受け、公認心理師の名称を用いて、保健医療、福祉、教育その他の分野において、心理学に関する専門的知識及び技術をもって、次に掲げる行為を行うことを業とする者をいう。

一　心理に関する支援を要する者の心理状態を観察し、その結果を分析すること。
二　心理に関する支援を要する者に対し、その心理に関する相談に応じ、助言、指導その他の援助を行うこと。
三　心理に関する支援を要する者の関係者に対し、その相談に応じ、助言、指導その他の援助を行うこと。
四　心の健康に関する知識の普及を図るための教育及び情報の提供を行うこと。

B. 公認心理師の業務

　以下、心理の専門職の業務をみていくために、公認心理師法第二条をもう少し具体的に掘り下げて説明していく。

[1] 要支援者の心理状態の観察と結果の分析

インテーク
➡ p.164「インテーク面接」参照。

　これは、いわゆる**インテーク**と**アセスメント**にあたる（アセスメントについては第 14 章参照）。クライエントに対する面接や検査などを通して、本人の不適応がどのようにして起こっているかを明らかにする。たとえば、

精神科やクリニックで**気分障害**がある人の支援にあたるのであれば、その症状の背景、発症の時期、症状が維持されている要因を面接で詳しく調べていく。必要であれば、**心理検査**や**知能検査**などを行いその問題の背景に本人の性格や知能がどのように影響しているのかまで検討していく。

　ここで大切な事は、単にその人の状態だけでなくその人の地域での暮らしを踏まえた上での全体像を描き出す事である。人は地域で生まれ、育ち、働き、暮らしていくので、この「地域で」という視点は公認心理師であっても欠かせないものとなる。

［2］要支援者への心理に関する相談、援助

　ここでは、**インテーク**と**アセスメント**に基づいて描き出したクライエントの全体像を元に、必要な支援を提案していく。生活リズムを整えるだけで相当の改善が見込まれるケースや**認知行動療法**などの技法を用いて症状が改善するケースもあるし、これらを併せて行う必要があるケースも珍しくない。どのような支援を行うにせよ、その人が地域で適応的に暮らしている姿をイメージする事や本人と話し合って共有する事が強く推奨される。

［3］関係者への相談、助言、援助

　前述の通り、人は地域で生まれ、育ち、働き、暮らしていくため、心理的な問題で困っている人には必ずと言っていいほど関係する人々や組織が存在する。子どもであれば幼稚園や保育所、また学校などがあるし、成人であれば職場がある人も多い。何かしらの支援を受けている人であれば行政や医療機関などがある。また、そうした人には多くの場合家族がいる。公認心理師はそういった本人と関わりのある人々からの相談を受ける事がある。そこで心理的な問題を抱えた人にどのような関わり方をすれば本人だけでなく周りの人々も暮らしやすくなるのかを提案していく。

　ここで大切な事は、困っている人とその関係する人々のどちらか一方に負担を強いるのではなく、双方にメリットのある提案をする必要があるということである。そのためには、単に疾患に対するマニュアル的な対応ではなく、家庭や学校、職場などでの本人と関係者の間における相互作用を踏まえて対応していく事が大切になる。

　たとえば**発達障害**がある子どもの場合、障害の知識を提供する事も大切だが、［1］でのインテークとアセスメントに基づき、日常生活で保護者が行える具体的な対応を伝える事も重要になる。また 2012 年に児童福祉法の改正に伴い**児童発達支援**や**放課後等デイサービス**等の福祉サービスが創設されたが、こうした地域で利用可能な資源についても情報提供を行って

気分障害
mood disorder
うつ病、双極性障害などを含む疾患概念。アメリカ精神医学会の DSM-IV ではこの区分であったが、DSM-5 ではうつ病と双極性障害は別の疾患カテゴリーとして記載される。

知能検査
intelligence test
➡ p.86 参照。

認知行動療法
CBT: Cognitive Behavioral Therapy
認知行動療法とは、認知、感情、行動、身体反応が相互に関連し合って症状を作り出していると考え、それらを段階的に変容する事で適応状態を目指す心理療法の1つである。セラピストなどが一方的に治療を行うのではなく、最終的には本人が自分の認知の癖などを把握し、セルフマネジメント出来る事を目指す共同作業である。
➡ p.237 キーワード集、p.184 参照。

発達障害
➡ p.130 参照。

児童発達支援・放課後等デイサービス
2012 年の児童福祉法改正において、障害のある子どもが身近な地域で適切な支援が受けられるように、従来の障害種別に分かれていた施設体系が一元化された。児童発達支援は、主に未就学の、放課後等デイサービスは主に就学後の障害またはその疑いのある子どもを対象に発達支援を提供する。

いく。

　企業等の場合は職場内の管理監督者に対して、部下である労働者のストレスを低減できるように、勤務形態や業務量をはじめとした調整を行っていく。この際にも、労働者と企業の双方にメリットのある提案をする必要があり、[1]でのインテークとアセスメントに基づき、日常生活で管理監督者が行える具体的な対応を伝えていく事が重要になる。企業におけるメンタルヘルスケアについては厚生労働省による「**労働者の心の健康の保持増進のための指針**を参照されたい。

企業におけるメンタルヘルスケア
➡ p.144 コラム 参照。

労働者の心の健康の保持増進のための指針
企業におけるメンタルヘルスの増進のために、ストレスの要因を把握し、それらに自分で気づき対処していく「セルフケア」、管理監督者がストレス要因を軽減する「ラインによるケア」、またこれらセルフケア、ラインによるケアが円滑に行われるように労働者及び管理監督者に対する支援を行う「事業場内産業保健スタッフ等によるケア」並びに「事業場外資源によるケア」の４つを継続的かつ計画的に行う事が重要とされている。

[4] 心の健康に関する知識の普及、教育、情報提供

　[1]〜[3]で述べてきた業務内容には、支援を必要としている人やその人に関わる地域の人々や組織など対象はさまざまだが公認心理師の直接的な関わりが多かった。しかし、公認心理師にはそのような直接的な関わりだけではなく情報発信や啓発活動などの間接的な働きも期待される。

　たとえば、地域住民に向けた子育てや精神疾患、発達障害に関する講演会、企業の管理監督者を対象としたメンタルヘルスケアに関するセミナーやワークショップなどがある。これらは公認心理師法が成立する前から臨床心理士等の専門職によって行われてきたが、公認心理師法の施行により明文化されたため、今後はより一層必要となってくる。

　2020年1月15日に新型コロナウイルス感染症が我が国で確認されて以降、感染症対策の一環としてオンラインセミナーなどが増えているため今後はより多様で積極的な活動が可能となってくるだろう。また、SNS等の普及に伴いエビデンスが十分に確認されていない情報や、いわゆるデマも流布しやすくなっておりそういった社会背景の中で公認心理師が正しい情報を発信していく必要性はより高まっているといえる。

C. 既存の民間資格との違い

　従来、このような心理的な支援の役割は臨床心理士等の民間資格を持つ専門職が担ってきた。ここでは、公認心理師と臨床心理士の違いについて考えていく。公認心理師と臨床心理士は業務内容が非常に似ているが、臨床心理士においては公認心理師における[4]に代わって研究が業務の1つとして挙げられる事や資格試験を受けるためには公益財団法人日本臨床心理士資格認定協会の定める大学院（指定校という）を修了する必要があるといった特徴がある。これに対し、公認心理師においては学部で定められた科目を履修した上で、大学院での科目も履修する必要がある事、クラ

イエントに主治医がいる場合には医師の指示を仰ぐ必要がある事が規定されている。このように、両資格には制度上の違いがある。

しかしながら、公認心理師の多くが臨床心理士資格を有しており、第1回目の資格試験も2019年に行われたばかりで歴史も浅く実質的な差異はこれから実践を重ね制度として運用されていく過程で明確になっていくものと思われる。強いていえば、臨床心理士の背景となる臨床心理学は、人の心に関するさまざまな理論や技法を取り込みながら発展した学問ではあるが、歴史的に見ても精神分析学や精神医学などの影響を受けている。そのため臨床心理士はどちらかというとクライエントの個別性をとりわけ尊重する姿勢をとることがある。このように臨床心理士はその業務を行うにあたり個の内面と個別性に比重を置くのに対し、公認心理師は、国民の心の健康の保持増進に寄与することを目的として我が国の制度として成立したものである。そのため、個人のみに着目するのではなく社会や制度の中で動いていく心理専門職である事が求められている。

とはいえ、地域で生まれ、育ち、働き、暮らす人々の心の問題を支援するという意味ではいずれも本質的には変わらず、決して2つの資格の依って立つ価値観や立場が相反するものではないことは銘記すべきであろう。

D. 既存の国家資格との違い

対人援助に関する国家資格は、**社会福祉士**（昭和62年）や**精神保健福祉士**（平成9年）などが以前から存在し国民に貢献してきた。ここではこれらの違いを確認する。いずれの資格も個人の尊厳を守り、守秘義務を尊守するといった基本的な事柄は共有しつつ次のような特徴と違いがある。

まず**社会福祉士**についてであるが、その歴史や目指すところは全ての人の社会参加や社会正義の追求であろう。そのため、社会福祉士は単に心身の障害のみならず生活の広範囲における相談を受け、助言や指導、社会資源との調整を行う事が特徴として挙げられる。

次に**精神保健福祉士**は、社会福祉士とは異なりその目指すところは社会的復権であろう。社会福祉士があるにもかかわらず、精神保健福祉士法が成立したのは精神医療において長期入院や社会的入院といった課題が長らく放置されてきた歴史的背景がある。そのため精神保健福祉士は、医療施設において医療を受けていたり社会復帰を目指している精神障害のある人々をサポートする事が特徴として挙げられる。

最後に公認心理師であるが、その目指すところは広く人々の心理及び行動上の問題に対する援助を行う事である。そのため、精神保健福祉士が対

社会福祉士の定義
社会福祉士は、社会福祉士及び介護福祉士法に基づく名称独占の国家資格であり、社会福祉士の名称を用いて、専門的知識及び技術をもって、身体上若しくは精神上の障害があること又は環境上の理由により日常生活を営むのに支障がある者の福祉に関する相談に応じ、助言、指導、福祉サービスを提供する者又は医師その他の保健医療サービスを提供する者その他の関係者との連絡及び調整その他の援助を行うことを業とする者をいう。
（厚生労働省ウェブサイト「社会福祉士・介護福祉士等」より引用）
➡ p.170「ソーシャルワークとは」参照。

精神保健福祉士の定義
精神保健福祉士は、精神保健福祉法に基づく名称独占の資格であり、精神保健福祉士の名称を用いて、専門的知識及び技術をもって、精神科病院その他の医療施設において精神障害の医療を受け、又は精神障害者の社会復帰の促進を図ることを目的とする施設を利用している者の地域相談支援の利用に関する相談その他の社会復帰に関する相談に応じ、助言、指導、日常生活への適応のために必要な訓練その他の援助を行うことを業とする者をいう。
（厚生労働省ウェブサイト「精神保健福祉士について」より引用）

象とする人々よりももっと幅広く、教育、福祉、産業、司法などをその視野に入れる反面、関係機関と連携をする事はあっても社会福祉士のように社会資源の利用・調整といった事までは規定されていない。また後述するが、これらの違いは各々の資格における倫理規範にもそのまま反映されている。これらを**表17-1**に示す。

表17-1 各国家資格の特徴

資格名	主な対象者	主な職域	主な役割	歴史的背景や重要視する点
社会福祉士	日常生活に支障のある者全般	社会福祉全般	生活上の相談、助言、社会資源の利用調整	社会参加や社会正義
精神保健福祉士	精神障害者	医療	地域移行 医療と社会の中継	社会的復権
公認心理師	心理・行動上の問題がある者全般	医療、教育、福祉、産業、司法等	メンタルヘルスの増進、適応の向上	個別性と技能

出典）筆者が作成

各資格の違い
第15章（p.171）も参照。

　このように3つの資格は明確な違いがあるが、近年の多様性が尊重される社会的文脈の中で実務が職域を超えて一部重なる事もありうる。これについて、20世紀半ばからのコミュニティ心理学の隆盛と絡めて述べる。

2. コミュニティ心理学

A. コミュニティ心理学とは

　公認心理師の支援対象には心理的問題を抱えた人の周囲にいる人々や組織への支援が含まれる。それを行うための基盤になるのがコミュニティ心理学の考え方である。**コミュニティ心理学**とは、面接室の中でクライエント個人に心理療法等を用いて支援を行うだけではなく地域社会における個人と環境の相互作用に重点を置き、心理的な問題や疾患・障害などの改善や治療を目指すというよりは、心理的な問題の予防や地域における適応力の向上を目的とする学問である。

　主な特徴として、前述のように改善、治療よりも予防を重視するが、これには**一次予防と二次予防**がある。一次予防とは、メンタルヘルスに関す

コミュニティ心理学
community psychology
➡ p.227 キーワード集、p.152「ソーシャルサポート」の項 参照。

一次予防・二次予防
primary and secondary prevention
➡ p.221 キーワード集

る情報の発信や啓発活動などにより心理的な問題そのものの発生自体を防ぐことを目的とするものである。二次予防とは、心理的な問題を抱えている人の症状がそれ以上悪化しないようにする事である。また一旦抱えた心理的な問題から二次的な疾患を発症する事もあり、これを二次障害と呼ぶが、それを予防する取り組みを三次予防と呼ぶ。そしてこれらの取り組みのために公認心理師は地域社会に向けた情報発信と地域で働く他の専門職と協働する事がある。これを**多職種連携**と呼ぶ。こうした取り組みの実際について、また地域で働くということについて、以下に事例を挙げて解説する。

多職種連携
interdisciplinary approach
➡ p.234 キーワード集、
p.172 参照。

B. 事例

Aくん 10歳・男児

　気持ちの切り替えが苦手で癇癪を起こしやすいため、通級指導教室を使っている。2歳上の兄、2歳下に妹がいるが、兄は他害（主に母親が対象）と物損が酷く現在は父親と父方の祖父母宅で別居しながら投薬治療中。学校には父親や祖父母が送迎し週に2日だけ出席している。妹は家庭や学校では特に問題はないが、兄には怯えているとの事。

　別居により急場は凌げたが、別居先では落ち着いていた兄の他害が再発してしまった。このままでは家庭崩壊に繋がると考えたAくんの母親が、学校の**スクールソーシャルワーカー**（以下 SSW とする）である公認心理師に「このままでは一家離散するしかない。この事態を黙って見てもいられないが、私では何も出来る事がない。なんとかして欲しい。」と相談してきた。

スクールソーシャルワーカー
SSW: School Social Worker
公認心理師を持っているスクールソーシャルワーカーなので、ソーシャルワーク的な業務も行う。
➡ p.231 キーワード集、
p.175 参照。

　SSW がAくんについて、母親への聞き取りと本人に対するアセスメントを行ったところ、Aくんも兄も視覚的な情報を過剰に取り込んでしまう傾向と衝動性があった。しかし日常会話や学習は問題が無いため、母親もそれに気づいておらず母親は同年齢の集団と同じ生活をさせた事で、本人達にはストレスが過剰にかかっていた。一次予防は、こうした事態に至ることを防ぐ目的でこれよりも早い段階で行うことが望ましい。

一次予防の意義
このような事態を避けるためにも一次予防（発生の防止）が必要となる。

　このような背景の中で、まず最初に変調をきたしたのが兄である。他害、物損など情緒面での問題が浮上し、その結果、母親が兄に操作される形になり、そのストレスでAくんも必要以上に癇癪を起し、母親は心療内科を受診する事となった。その矢先に、兄の他害・物損がいよいよエスカレートし、面談日の2週間前から父親の祖父母の提案で別居となった。

　他害・物損がエスカレートした背景には、母親が本人達の特性を認識し

ておらず、さらに世話焼きなタイプで本人達の訴えに先回りして対応してしまうことが多かった。それゆえ事態を悪化させていた事も分かった。

　この問題を解決するには①Aくん本人の気持ちのコントロール、②母親の対処スキルの向上、③兄の回復・再発防止が目標となる。①と②はAくんに対する2次予防が目的であり、③は兄に対する3次予防が目的である。

　これらの支援のためには、長期的に見て本人達を取り巻く人が入れ替わっても支援が継続できる事が望ましいので、SSWは地域での支援体制を作る事にした。

　まずSSWは、母親に放課後等デイサービスで発達支援を受ける事を勧め、Aくんの気持ちのコントロールについてはそこで定期的に支援を受けられるようにした。次に保護者と管理職の同意の上で児童相談所にも状況を伝え、放課後等デイサービスと児童相談所、そして学校でAくんや兄についての情報と支援の方針を共有する会議を開いた。

　会議が開催されるまでの間、発達支援事業所ではAくんに対して自分の思いを行動ではなく、よく考え言葉で表現できるように言語課題や注意・集中・熟考を狙いとした課題を行っていた。

　母親に対しては、SSWがAくんの癇癪について過剰に反応しないように認知行動療法的な支援を行った。特にAくんには極力言葉で表現させ、母親にはAくんの要求を先読みして対応しない事、Aくんが感情的になったら一旦距離を置く事などAくんへの対応方法を教え実践してもらったところ、Aくんは落ち着き母親も育児に余裕が出るようになったとの事だった。

　母親は兄とはたまに面会をしていたようだが、兄と関わると恐怖心が先に立ち、兄を家に戻すのは考えられないとの事だった。なお父親は、本人達の状態を「ただ甘えているだけ」と言っており協力は見込めず、地域での支援体制としては理想的に機能しているわけではないものの、母親から相談を受けた時よりは関わる機関が増え、家庭内にもAくんの兄の事を除けば穏やかな暮らしが戻った。この事例におけるAくんとその周囲の関係者との関係を**図17-1**に示す。

　当初の目標であった「①Aくん本人の自己コントロール」は達成し「②母親の対処スキル」も徐々に定着してきた。残るは「③兄の回復・再発防止」とそのための父親の関与であるが、SSWのアドバイスに基づき母親が児童相談所と兄の主治医と定期的に相談をしており、児童相談所と主治医の情報共有も可能になった。退院後や一時帰宅時に兄の他害・物損が悪化した場合には、兄に対してはまず警察に介入してもらい再入院、もしく

は A くんと妹を児童相談所が一時預かりをするといったように役割分担が明確になり母親も安心して日々を送っている。

介入初期

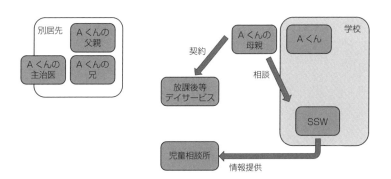

介入後

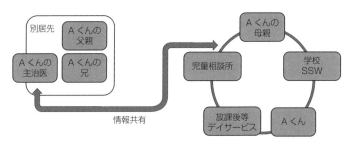

図 17-1　介入初期と介入後の地域における相関図

3. 公認心理師の倫理

A. 倫理とは何か

　公認心理師のみならず、対人援助職全般においては倫理規定が設けられている。それは業務の性質上、どうしてもクライエントから搾取をしたり不利益を与える危険性を孕んでいるからである。これは対人援助職が悪意を持ってクライエントに対し不利益を与えるというよりも、倫理要綱を定め常に留意していないと意図せずクライエントから搾取をしたり不利益を与えてしまい、その法制度の目指すところから外れた活動をしてしまうと

**公認心理師における倫理
規定の現状**
公認心理師の倫理要綱に
ついては、2021年現在、
統一されたものがなく、
一般社団法人公認心理師
協会、一般社団法人東京
公認心理師協会などが
各々独自に定めている。

**インフォームド・コンセ
ント**
informed consent
➡ p.221 キーワード集、
p.173 参照。

守秘義務
confidentiality
➡ p.230 キーワード集、
p.173 参照。

多重関係
multiple relationship

いう意味合いがある。ここでは**公認心理師における倫理規範**の中でも極めて基本的で重要な点を列挙する。

B. 倫理規定の具体的内容

　まずは**インフォームド・コンセント**と**守秘義務**である。インフォームド・コンセントとは、公認心理師がクライエントに対してどのような支援を行っていくかを丁寧に説明し、同意をもらうという事である。これはクライエントの権利として尊重すること自体にも意味があるが、この手続きをたとえば惰性や雰囲気で行わないままでいると、支援やその土台となるクライエントとの関係に大きなリスクを抱えることとなる。たとえば、支援がスムーズに進んでいる間は問題が無いように見えても、想定したように支援が進まない場合や公認心理師側やクライエント側のやむなき事情が生じた場合、また社会情勢などにより想定外の影響を受けたりする事がひとたび生じれば、トラブルに発展しやすくなってしまう。こうした状況の変化は事前に予測が出来ないため、いくら公認心理師とクライエントが信頼に基づいて契約を結んでいてもトラブルになってしまう。

　守秘義務とは、クライエントの情報は法令等の強制力がない限りは第三者に漏らしてはいけないという事である。これは全ての職業に共通する事ではあるが、特に心理支援はその特性上、単なる個人の秘密ではなく個人の感じ方、考え方、時には空想までも含むため、より敏感にならなければならない。守秘義務違反は法的にも罪となることがあり、公認心理師法においては罰則が規定されている。近年におけるインターネットの普及に伴い、対人援助職が個人名は出さないが当事者や関係者が聞けば誰の事か分かる話をしてしまうとった事も散見される。こうした行為は違法ではないものの、倫理的に見て不適切だと言わざるをえないであろう。

　次に**多重関係**が挙げられる。多重関係とは、たとえば公認心理師がクライエントの支援者でもありクライエントの上司や教師といったように、心理職とクライエントとの間に心理的支援以外の関係がある状態の事である。多重関係が発生すると、公認心理師の提供する支援に納得や満足をしていなくてもそれを訴えられなかったり、上司や教師という立場の人間を喜ばせようとして支援の効果が十分に出ていないにもかかわらず効果が出ているように振舞ったりする事がある。また、公認心理師がクライエントに自分の著書を勧めるというのは利益誘導となりこれも倫理違反となる。

C. 倫理規範をめぐる問題

このような倫理的な問題は、故意にそうした行動をすることは論外であるが、「自分は大丈夫」「これくらいなら」という意識から起こってしまうことがむしろ多い。そしてこれらと同様に留意しなければならないのは、倫理の尊守をめぐって手段と目的が逆転してしまう事である。倫理とは、過去に起こったさまざまな問題を元に積み上げられてきたクライエントの権利および利益を守り、同時に支援者をも守る安全装置であって、手段にすぎない。その目的はあくまで公認心理師とクライエント双方を守る事である。それがひいてはクライエントの利益に繋がる。

一方で、さまざまな事情から倫理問題を回避できない場合もある。たとえば、あるクリニックの医師が患者を併設のカウンセリングルームに誘導する事は、厳密には利益誘導となり倫理違反である。しかしそのカウンセリングルームでしか出来ない特殊な技法があり、そのクライエントの症状も一般的な技法のみでは対応できないとした場合、これは倫理違反になるのだろうか。他方、利益誘導を避けるあまりその患者の症状に合わない技法を使っているカウンセリングルームを紹介する事は果たして倫理的なのだろうか。

このように、倫理に従うことを目的にしてしまうとかえってクライエントの利益を損なうことにもなりかねない。そのため何が倫理違反かだけを考えるのではなく、公認心理師の職務は常に搾取や不利益と隣り合わせである事と、何よりクライエントにとっての最善の利益を強く意識する事が大切である。

また同業者が倫理違反やそれに準ずる行為をしていた場合は指摘する必要があるが、ここでも倫理はあくまでもクライエントの利益を守るためのものという点に留意すべきであろう。倫理規範を違反したからといってすぐさま違法であったり重大な過失となったりするとは限らない。倫理は過去の経験に基づく安全装置であるので敢えて間口を広く取っているし、法律ではないためそこに抵触したからといって必ずしも大問題となる訳ではない。しかし倫理は安全装置であるため、違法ではないからといって倫理違反を軽く見る事も適切ではない。

D. 既存の国家資格における倫理規範との違い

第1節 D.（➡ p.197）で述べたように、社会福祉士は全ての人の社会参加や社会正義を、精神保健福祉士は精神障害者の社会的復権を目指してい

る。公認心理師は広く人々の心理及び行動上の問題に対する援助を行う事を目指しているから、その倫理規範において社会参加や社会正義、社会的復権といった事についての言及はない。その一方で心理支援は侵襲性が高いため、技能や技能の範囲と限界を把握しその水準を最良に維持する必要性が書かれている。また心理支援は個別性が高くなるため、インフォームド・コンセントや守秘義務、多重関係の禁止については社会福祉士や精神保健福祉士と同じように記載されているが、心理専門職の文脈ではこれらが非常に重視されている。

▌理解を深めるための参考文献

- ●下山晴彦（編）『よくわかる臨床心理学─改訂新版』ミネルヴァ書房，2009.
  臨床心理学について、基本的な事柄が分かりやすい文章で上手くまとまっている。公認心理師法の成立・施行以前から我が国で心理支援に携わってきた臨床心理士及び臨床心理学について学べるだけでなく、本書とも似通った部分が多く、補完的に利用できる。
- ●コウリー，G.，ジェラルドキャラナン，P.，＆コウリー，M. S.（著）／浦谷計子・殿村直子（訳）『援助専門家のための倫理問題ワークブック』創元社，2004.
  対人援助職の倫理について広く、そして深く学ぶことができる。単なる解説書ではなくワークも充実しており、実際に思考しながら学ぶことができる。
- ●コウリー，M. S.，＆コウリー，G.（著）／下山晴彦（監訳）／堀越勝・堀越あゆみ（訳）『心理援助の専門家になるために─臨床心理士・カウンセラー・PSW を目指す人の基本テキスト』金剛出版，2004.
  心理援助について基本的な事柄を紹介している。初学者や初心者向けではあるが、経験者でも倫理について振り返り自分の知識と経験を整理する事が出来る。

引用・参考文献

（章ごとに著者の姓のアルファベット順に配列した）

第1章

● 今田恵（1962）．心理学史　岩波書店
● Leahey, T. H.（1980）. *A history of psychology: Main currents in psychological thought.* Englewood Cliffs, N. J.: Prentice-Hall Inc.
　（リーヒー，T. H.（著）宇津木保（訳）（1986）．心理学史―心理学的思想の主要な潮流　誠信書房）
【コラム】
● Hergenhahn, B. R.（2005）*An introduction to the history of psychology.*（5th ed.）. CA: Thomson Wadsworth.

第2章

● 安藤寿康（2017）．「心は遺伝する」とどうして言えるのか―ふたご研究のロジックとその先へ　創元社.
● 平石界（2000）．進化心理学：理論と実証研究の紹介. 認知科学, *7*（4），341–356.
● 尾崎由佳・後藤崇志・小林麻衣・沓澤岳（2016）．セルフコントロール尺度短縮版の邦訳および信頼性・妥当性の検討　心理学研究, *87*（2），144–154.
● Searle, A.（1999）. *Introducing research and data in psychology: A guide to methods and analysis.* London: Routledge.
　（サール，A.（著）宮本聡介・渡邊真由美（訳）（2005）．心理学研究法入門　新曜社）
● Wicker, A. W.（1979）. Ecological psychology: Some recent and prospective developments. *American Psychologist, 34*（9），755.
【コラム】
● Coon, D., Mitterer, J. O., & Martini, T.（2018）. *Psychology. Modules for active learning.*（14th ed）. MA: Cengage Learning.
● Kalat, J. W.（2017）. *Introduction to psychology.*（11th ed.）. MA: Cengage Learning.

第3章

● 安藤寿康（2011）．遺伝マインド―遺伝子が織りなす行動と文化　有斐閣
● Avinun, R., Nevo, A., Knodt, A. R., Elliott, M. L., & Hariri, A. R.（2018）. Replication in imaging genetics: the case of threat-related amygdala reactivity. *Biological Psychiatry, 84*, 148–159.
● Bastiaansen, J. A., Servaas, M. N., Marsman, J. B. C., Ormel, J., Nolte, I. M., Riese, H., & Aleman, A.（2014）. Filling the gap: relationship between the serotonin-transporter-linked polymorphic region and amygdala activation. *Psychological Science, 25*, 2058–2066.
● Bear, M. F., Connors, B., W., & Paradiso, M., A.（2007）. *Neuroscience: Exploring the brain.* Pennsylvania: Lippincott Williams & Wilkins
　（ベアー，F. M., コノーズ，B. W., & パラディーソ，M. A.（著）加藤宏司・後藤薫・藤井聡・山崎良彦（監訳）（2012）．神経科学―脳の探求　西村書店）
● Bechara, A., Damasio, H., Tranel, D., & Damasio, A. R.（1997）. Deciding advantageously before knowing the advantageous strategy. *Science, 275*, 1293–1295.
● Bechara, A., Tranel, D., Damasio, H., Adolphs, R., Rockland, C., & Damasio, A. R.（1995）. Double dissociation of conditioning and declarative knowledge relative to the amygdala and hippocampus in humans. *Science, 269*, 1115–1118.
● Belsky, J., & Pluess, M.（2009）. Beyond diathesis stress: differential susceptibility to environmental influences. *Psychological Bulletin, 135*, 885.
● Bradley, M. M., Codispoti, M., Sabatinelli, D., & Lang, P. J.（2001）. Emotion and motivation II: sex differences in picture processing. *Emotion, 1*, 300–319.
● Cannon, W. B.（1932）. *The wisdom of the body.* New York, US: Norton.
● Caspi, A., Sugden, K., Moffitt, T. E., Taylor, A., Craig, I. W., Harrington, H., ... & Poulton, R.

(2003). Influence of life stress on depression: moderation by a polymorphism in the 5-HTT gene. *Science, 301,* 386–389.

● Chabris, C. F., Lee, J. J., Cesarini, D., Benjamin, D. J., & Laibson, D. I. (2015). The fourth law of behavior genetics. *Current Directions in Psychological Science, 24,* 304–312.

● Chalmers, J. A., Quintana, D. S., Abbott, M. J., & Kemp, A. H. (2014). Anxiety disorders are associated with reduced heart rate variability: a meta-analysis. *Frontiers in psychiatry, 5,* 80.

● Chiao, J. Y., & Blizinsky, K. D. (2010). Culture-gene coevolution of individualism-collectivism and the serotonin transporter gene. *Proceedings of the Royal Society B: Biological Sciences, 277,* 529–537.

● Culverhouse, R. C., Saccone, N. L., Horton, A. C., Ma, Y., Anstey, K. J., Banaschewski, T., … & Bierut, L. J. (2018). Collaborative meta-analysis finds no evidence of a strong interaction between stress and 5-HTTLPR genotype contributing to the development of depression. *Molecular Psychiatry, 23,* 133–142.

● Damasio, A. R. (1996). The somatic marker hypothesis and the possible functions of the prefrontal cortex. *Philosophical Transactions of the Royal Society of London. Series B: Biological Sciences, 351,* 1413–1420.

● Damasio, H., Grabowski, T., Frank, R., Galaburda, A. M., & Damasio, A. R. (1994). The return of Phineas Gage: clues about the brain from the skull of a famous patient. *Science, 264,* 1102 –1105.

● Harlow, J. M. (1848). Passage of an iron rod through the head. *The Boston Medical and Surgical Journal, 39,* 389–393.

● Hariri, A. R., Mattay, V. S., Tessitore, A., Kolachana, B., Fera, F., Goldman, D., … & Weinberger, D. R. (2002). Serotonin transporter genetic variation and the response of the human amygdala. *Science, 297,* 400–403.

● 堀忠雄（2014）．生理心理学―人間の行動を整理指標で測る　培風館

● 堀忠雄・尾崎久記（監修）（2017）．生理心理学と精神生理学　北大路書房

● Iacoboni, M., Woods, R. P., Brass, M., Bekkering, H., Mazziotta, J. C., & Rizzolatti, G. (1999). Cortical mechanisms of human imitation. *Science, 286,* 2526–2528.

● Izuma, K., Saito, D., & Sadato, N. (2008). Processing of social and monetary rewards in the human striatum. *Neuron, 58,* 284–294.

● Kandel, E. R., Schwartz, J. H., Jessell, T. M., Siegelbaum, S. A. & Hudspeth, A. J. (2013). *Principles of neural science.* New York: McGraw-hill
（カンデル，E. R.，シュワルツ，J. H.，ジェッセル，T. M.，シーゲルバウム，S. A. & ハズペス，A. J.（著）金澤一郎・宮下保司（監訳）（2014）．カンデル神経科学　メディカル・サイエンス・インターナショナル）

● Kemp, A. H., Quintana, D. S., Gray, M. A., Felmingham, K. L., Brown, K., & Gatt, J. M. (2010). Impact of depression and antidepressant treatment on heart rate variability: a review and meta-analysis. *Biological Psychiatry, 67,* 1067–1074.

● Lesch, K. P., Bengel, D., Heils, A., Sabol, S. Z., Greenberg, B. D., Petri, S., … & Murphy, D. L. (1996). Association of anxiety-related traits with a polymorphism in the serotonin transporter gene regulatory region. *Science, 274,* 1527–1531.

● 宮内哲（2013）．脳を測る―改訂ヒトの脳機能の非侵襲的測定　心理学評論, *56,* 414–454.

● Murphy, S. E., Norbury, R., Godlewska, B. R., Cowen, P. J., Mannie, Z. M., Harmer, C. J., & Munafo, M. R. (2013). The effect of the serotonin transporter polymorphism（5-HTTLPR）on amygdala function: a meta-analysis. *Molecular Psychiatry, 18,* 512–520.

● 日本臨床神経生理学会　脳刺激法に関する委員会（2016）．脳刺激法に関する委員会からの提言―自己治療（do-it-yourself）・素人療法としての経頭蓋電気刺激　臨床神経生理学, *44,* 513–515.

● 日本精神神経学会　新医療機器使用要件等基準策定事業 rTMS 適正使用指針作成ワーキンググループ（2018）．新医療機器使用要件等策定事業（反復経頭蓋磁気刺激装置）事業報告書 https://www.jspn.or.jp/uploads/uploads/files/activity/Guidelines_for_appropriate_use_of_rTMS.pdf

● 小川時洋・松田いづみ・常岡充子（2019）．ポリグラフ検査から見た生理心理学への期待と課題　生理心理学と精神生理学, *37,* 28–37.

● Preston, S. D., & De Waal, F. B. (2002). Empathy: Its ultimate and proximate bases. *Behavioral and Brain Sciences, 25,* 1–20.

● Picton, T. W. (1992). The P300 wave of the human event-related potential. *Journal of Clinical Neurophysiology, 9,* 456–479.

● Rizzolatti, G., Fadiga, L., Gallese, V., & Fogassi, L. (1996). Premotor cortex and the recognition of motor actions. *Cognitive Brain Research, 3,* 131–141.

● Rizzolatti, G., & Fabbri-Destro, M. (2008). The mirror system and its role in social cognition.

Current Opinion in Neurobiology, 18, 179–184.

● Roelofs, K.（2017）. Freeze for action: neurobiological mechanisms in animal and human freezing. *Philosophical Transactions of the Royal Society B: Biological Sciences, 372*, 20160206.

● Scheffer, I. E., Berkovic, S., Capovilla, G., Connolly, M. B., French, J., Guilhoto, L., … & Zuberi, S. M.（2017）. ILAE classification of the epilepsies: position paper of the ILAE Commission for Classification and Terminology. *Epilepsia, 58*, 512–521.
（シェフェール, I. E., ベルコビッチ, S., カポヴィッラ, G., コノリー, M. B., フレンチ, J., ギルホート, L., … ズベリ, S. M.（著）日本てんかん学会分類・用語委員会（訳）（2018）. ILAE てんかん分類：ILAE 分類・用語委員会の公式声明 ILAE 国際抗てんかん連盟　日本語ページ　Retrieved from: https://www.ilae.org/translated-content/japanese（2021 年 10 月 22 日アクセス））

● Scoville, W. B., & Milner, B.（1957）. Loss of recent memory after bilateral hippocampal lesions. *Journal of Neurology, Neurosurgery & Psychiatry, 20*, 11–21.

● Singer, T., Seymour, B., O' doherty, J., Kaube, H., Dolan, R. J., & Frith, C. D.（2004）. Empathy for pain involves the affective but not sensory components of pain. *Science, 303*, 1157–1162.

● Slotema, C. W., Blom, J. D., Hoek, H. W., & Sommer, I. E.（2010）. Should we expand the toolbox of psychiatric treatment methods to include Repetitive Transcranial Magnetic Stimulation（rTMS）? A meta-analysis of the efficacy of rTMS in psychiatric disorders. *The Journal of Clinical Psychiatry, 71*, 873–884.

● Squire, L. R.（2009）. The legacy of patient HM for neuroscience. *Neuron, 61*, 6–9.

● 山脇成人（2016）. 脳科学を応用したうつ病の革新的診断法・治療法開発に向けて　学術の動向, *21*, 56–58.

● Zaki, J., & Ochsner, K. N.（2012）. The neuroscience of empathy: progress, pitfalls and promise. *Nature Neuroscience, 15*, 675–680.

【コラム】

● Baird, B., Smallwood, J., Mrazek, M. D., Kam, J. W. Y., Franklin, M. S., & Schooler, J. W.（2012）.Inspired by distraction: Mind wandering facilitates creative incubation. *Psychological Science, 23*, 1117–22.

● Barron, E., Riby, L. M., Greer, J., & Smallwood, J.（2011）. Absorbed in thought: The effect of mind wandering on the processing of relevant and irrelevant events. *Psychological Science, 22*, 596–601.

● Berman, M. G., Peltier, S., Nee, D. E., Kross, E., Deldin, P. J., & Jonides, J.（2011）. Depression, rumination and the default network. *Social Cognitive and Affective Neuroscience, 6*, 548–55.

● He, J., Becic, E., Lee, Y. C., & McCarley, J. S.（2011）. Mind wandering behind the wheel: Performance and oculomotor correlates. *Human Factors, 53*, 13–21.

● Kajimura, S., Nozaki, Y., Goto, T., & Smallwood, J.（in prep）. Social daydreaming and marital relationship quality: Moderated effects of daydreaming contents and attachment style.

● Killingsworth, M. A. & Gilbert, D. T.（2010）. A wandering mind is an unhappy mind. *Science, 330*, 932.

● McVay, J. C. & Kane, M. J.（2009）. Conducting the train of thought: Working memory capacity, goal neglect, and mind wandering in an executive-control task. *Journal of Experimental Psychology: Learning, Memory, and Cognition, 35*, 196–204.

● Mooneyham, B. W. & Schooler, J. W.（2013）. The costs and benefits of mind-wandering: A review. *Canadian Journal of Experimental Psychology, 67*, 11–18.

● Oettingen, G. & Schwörer, B.（2013）. Mind wandering via mental contrasting as a tool for behavior change. *Frontiers in Psychology, 4*, 1–5.

● Ruby, F. J. M., Smallwood, J., Sackur, J., & Singer, T.（2013）. Is self-generated thought a means of social problem solving? *Frontiers in Psychology, 4*, 1–10.

● Vatansever, D., Karapanagiotidis, T., Margulies, D. S., Jefferies, E., & Smallwood, J.（2020）. Distinct patterns of thought mediate the link between brain functional connectomes and well-being. *Network Neuroscience, 4*, 637–57.

● 阿部恒之（2019）. 感情の理論　内山伊知郎（監修）感情心理学ハンドブック（pp.14-24）北大路書房

● Atkinson, J. W.（1957）. Motivational determinants of risk-taking behavior. *Psychological Review, 64*, 359–372.

● Aviezer, H., Hassin, R. R., Ryan, J., Grady, C., Susskind, J., Anderson, A., … & Bentin, S.（2008）. Angry, disgusted, or afraid? Studies on the malleability of emotion perception. *Psychological*

第4章

Science, 19, 724–732.

● Bandura, A.（1977）. Self-efficacy: toward a unifying theory of behavioral change. *Psychological Review, 84*, 191–215.

● Bower, G. H.（1981）. Mood and memory. *American Psychologist, 36*, 129–148.

● Bradley, M. M., Greenwald, M. K., Petry, M. C., & Lang, P. J.（1992）. Remembering pictures: pleasure and arousal in memory. *Journal of Experimental Psychology: Learning, Memory, and Cognition, 18*, 379–390.

● Breiter, H. C., Aharon, I., Kahneman, D., Dale, A., & Shizgal, P.（2001）. Functional imaging of neural responses to expectancy and experience of monetary gains and losses. *Neuron, 30*, 619–639.

● D'Argembeau, A., Van der Linden, M., Comblain, C., & Etienne, A. M.（2003）. The effects of happy and angry expressions on identity and expression memory for unfamiliar faces. *Cognition and Emotion, 17*, 609–622.

● Damasio, A. R.（1994）. *Decartes'Error: Emotion, reason, and the human brain*. London: Penguin Books.
（ダマシオ，A. R.（著）田中三彦（訳）（2010）. デカルトの誤り―情動、理性、人間の脳　筑摩書房）

● Deci, E. L.（1971）. Effects of externally mediated rewards on intrinsic motivation. *Journal of Personality and Social Psychology, 18*, 105–115

● Deci, E. L., & Ryan, R. M.（1985）. *Intrinsic motivation and self-determination in human behavior*. New York: Plenum.

● Ekman, P.（1992）. An argument for basic emotions. *Cognition and Emotion, 6*, 169–200.

● Ekman, P., & Friesen, W. V.（1971）. Constants across cultures in the face and emotion. *Journal of Personality and Social Psychology, 17*, 124–129.

● Ekman, P., & Friesen, W. V.（1975）. *Unmasking the face*. Englewood Cliffs: Prentice-Hall.
（エクマン，P. &フリーセン，W. V.（著）工藤力（訳編）（1987）. 表情分析入門―表情に隠された意味をさぐる　誠信書房）

● 伊藤　美加（2000）. 気分一致効果を巡る諸問題. 心理学評論, *43*, 368–386.

● Jack, R. E., Blais, C., Scheepers, C., Schyns, P. G., & Caldara, R.（2009）. Cultural confusions show that facial expressions are not universal. *Current Biology, 19*, 1543–1548.

● Maslow, A. H.（1970）. *Motivation and Personality*.（2nd ed.）. New York: Harper & Row.
（マズロー, A. H.（著）小口　忠彦（監訳）（1971）. 人間性の心理学　産業能率大学出版部）

● 西村　多久磨（2019）. 自己決定理論　上淵寿・大芦治（編著）新・動機づけ研究の最前線（pp.45-73）北大路書房

● 目撃者によるストレスフルイベントの記憶―仮説の統合をめざして　犯罪心理学研究, *35*, 49–65.

● Öhman, A., Lundqvist, D., & Esteves, F.（2001）. The face in the crowd revisited: a threat advantage with schematic stimuli. *Journal of Personality and Social Psychology, 80*, 381–396.

● Russell, J. A.（1980）. A circumplex model of affect. *Journal of Personality and Social Psychology, 39*, 1161–1178.

● Sabatinelli, D., Bradley, M. M., Lang, P. J., Costa, V. D., & Versace, F.（2007）. Pleasure rather than salience activates human nucleus accumbens and medial prefrontal cortex. *Journal of Neurophysiology, 98*, 1374–1379.

● 佐藤　弥・魚野　翔太・鈴木　直人（2010）. 情動　村上　郁也（編）イラストレクチャー認知神経科学―心理学と脳科学が解くこころの仕組み―（pp.197-214）オーム社

● Schachter, S., & Singer, J.（1962）. Cognitive, social, and physiological determinants of emotional state. *Psychological Review, 69*, 379–399.

● Schwarz, N., & Clore, G. L.（2007）. Feelings and phenomenal experiences. In A. Kruglanski & E. T. Higgins（Eds.）, *Social psychology: Handbook of basic principles*（2nd ed.）.（pp.385–407）. New York: Guilford

● Seligman, M. E., & Maier, S. F.（1967）. Failure to escape traumatic shock. *Journal of Experimental Psychology, 74*, 1–9.

● Tranel, D., Gullickson, G., Koch, M., & Adolphs, R.（2006）. Altered experience of emotion following bilateral amygdala damage. *Cognitive Neuropsychiatry, 11*, 219–232.

● Weiner, B.（1980）. *Human motivation*. New York: Holt, Rinehart and Winston.
（ワイナー，B.（著）林　保・宮本　美沙子（監訳）（1989）. ヒューマンモチベーション―動機づけの心理学　金子書房）

● Yuki, M., Maddux, W. W., & Masuda, T.（2007）. Are the windows to the soul the same in the East and West? Cultural differences in using the eyes and mouth as cues to recognize emotions in Japan and the United States. *Journal of Experimental Social Psychology, 43*, 303–311.

【コラム】

● Csikszentmihalyi, M.（1990）. *Flow: The psychology of optimal experience*. New York: Harper & Row.
（チクセントミハイ，M.（著）今村浩明（訳）（1996）．フロー体験―喜びの現象学　世界思想社）

第5章

● Allam, M. D. E., Soussignan, R., Patris, R., Marlier, L., & Schaal, B.（2010）. Long-lasting memory for an odor acquired at the mother's breast. *Developmental Science, 13*, 849–863.

● Ayabe-Kanamura, S., Schicker, I., Laska, M., Hudson, R., Distel, H., Kobayakawa, T., & Saito, S.（1998）. Differences in perception of everyday odors: A Japanese-German cross-cultural study. *Chemical Senses, 23*, 31–38.

● Blackwell, L.（1995）. Visual cues and their effects on odour assessment. Nutrition & Foof. *Science, 95*, 24–28.

● Bregman, A.（1990）Auditory Scene Analysis: The Perceptual Organization of Sound. *The Journal of the Acoustical Society of America, 95*（2）.

● Cartoni, C., Yasumatsu, K., Ohkuri, T., Shigemura, N., Yoshida, R., Godinot, N., & Damak, S.（2010）. Taste preference for fatty acids is mediated by GPR40 and GPR120. *Journal of Neuroscience, 30*（25）, 8376–8382.

● Cytowic, R. E.（1993）. *The man who tasted shapes*. New York, NY: J. P. Tarcher.
（シトーウィック，R. E.（著）山下篤子（訳）（2002）．共感覚者の驚くべき日常　草思社）

● Djordjevic, J., Zatorre, R. J., & Jones-Gotman, M.（2004a）. Effects of perceived and imagined odors on taste detection. *Chemical Senses, 29*, 199–208.

● Djordjevic, J., Zatorre, R. J., & Jones-Gotman, M.（2004b）. Odor-induced changes in taste perception. *Experimental Brain Research, 159*, 405–408.

● DuBose, C. N., Cardello, A. V., Maller, O.（1980）. Effects of colorants and flavorants on identification, perceived flavor intensity and hedonic quality of fruit-flavored beverages and cake, *Journal of Food Science, 45*, 1393–415.

● エリック R. カンデルほか（著）金澤一郎・宮下保司（訳）（2014）．カンデル神経科学（第5版）メディカル・サイエンス・インターナショナル

● Harrison, J.,（2001）. *Synaethesia: The strangest thing*. New York: Oxford University Press Inc.
（ジョン・ハリソン（著）松尾香弥子（訳）（2006）．共感覚――もっとも奇妙な知覚世界　新曜社）

● 伊福部達・関喜一・梶井健・田中良広（1993）．盲人の聴覚による障害物知覚機構の仮説　電子科学研究, *1*, 20–25.

● Kakutani, Y., Narumi, T., Kobayakawa, T., Kawai, T., Kusakabe, Y., Kunieda, S., & Wada, Y.（2017）. Taste of breath: the temporal order of taste and smell synchronized with breathing as a determinant for taste and olfactory integration. *Scientific reports, 7*（1）, 1–9.

● Kashino, M.: Phonemic Restoration: The brain creates missing speech sounds. *Acoustical Science and Technology, 27*（6）, 318–321, 2006.

● 小早川達・小川尚（2018）．味覚の神経伝達・脳機能レベル　斉藤幸子・小早川達（編）味嗅覚の科学――人の受容体遺伝子から商品設計まで（pp.87–104）朝倉書店

● Keller, A., Gerkin, R. C., Guan, Y., Dhurandhar, A., Turu, G., Szalai, B., ... & Vens, C.（2017）. Predicting human olfactory perception from chemical features of odor molecules. *Science, 355*, 820–826.

● Maga, J. A.（1974）. Influence of colour on taste thresholds. *Chemical Senses & Flavour, 1*（1）, 115–119.

● Matsui, A., Go, Y., & Niimura, Y.（2010）. Degeneration of olfactory receptor gene repertories in primates: No direct link to full trichromatic vision. *Molecular biology and evolution, 27*, 1192–1200.

● Ohsu, T., Amino, Y., Nagasaki, H., Yamanaka, T., Takeshita, S., Hatanaka, T., Maruyama, Y., Miyamura, N., & Eto, Y.（2010）. Involvement of the calcium-sensing receptor in human taste perception. *Journal of Biological Chemistry, 285*（2）, 1016–1022.

● Poncelet, J., Rinck, F., Ziessel, A., Joussain, P., Thevenet, M., & Rouby, C.（2010）. Semantic knowledge influences prewired hedonic responses to odors, *PLOS ONE, 5*, e1387.

● Schaal, B., Marlier, C., & Soussignan, R.（2000）. Human foetuses learn odours from their pregnant mother's diet. *Chemical Senses, 25*, 729–737.

● Tsushima, Y., Nishino, Y., and Ando, H.（2021）. Olfactory stimulation modulates visual perception without training. *Frontiers in Neuroscience, 15*, 642584.

● Wertheimer, M.（1912）. Experimentelle Studien über das Sehen von Bewegung. *Zeitschrift für Psychologie, 61*, 161–265.

● Wertheimer, M.（1923）. Untersuchungen zur Lehre von der Gestalt II, in *Psycologische*

Forschung, 4, 301–350.

- Zampini, M., & Spence, C. 2004 The role of auditory cues in modulating the perceived crispness and staleness of potato chips. *Journal of Sensory Studies, 19* (5), 347–363.
- Zampini, M., & Spence, C. 2005. Modifying the multisensory perception of a carbonated beverage using auditory cues. *Food Quality and Preference, 16* (7), 632–641.

第6章

- Bandura, A. (1977). *Social Learning Theory.* Englewood Cliffs, NJ: Prentice-Hall.
（バンデュラ，A.（著）原野広太郎（監訳）（1979）．社会的学習理論—人間理解と教育の基礎　金子書房）
- Garcia, J., Ervin, F. R., & Koelling, R. A. (1966). Learning with prolonged delay of reinforcement. *Psychonomic Science, 5* (3), pp.121–122.
- Hayashi, T. & Ararei, M. (1963). Natural conditioned salivary reflex of man alone as well as in a group. In Y. Zotterman（Ed.）*Olfaction and taste*（Vol.1, pp.331–336）. London: Pergamon Press.
- Hess, E. H. (1973). *Imprinting: Early experience and the developmental psychobiology of attachment.* New York: D. Van Nostrand.
- Hull, C. L. (1951) *Essentials of behavior.* New Haven: Yale University Press.
- 金井壽宏・楠見孝（2012）．実践知—エキスパートの知性　有斐閣
- Köhler, W. (1917). *Intelligenzprüfungen an Anthropoiden.* Berlin; Springer.
（ケーラー（著）宮孝一（訳）（1962）．類人猿の知恵試験　岩波書店）
- Layard, R. & Clark, D. M. (2014). *Thrive: The power of evidence-based psychological therapies.*
（レイヤード，R. ＆クラーク，D. M.（著）丹野義彦（監訳）（2017）．心理療法がひらく未来—エビデンスにもとづく幸福改革　ちとせプレス）
- 宮本美沙子・奈須正裕（編）（1995）．達成動機の理論と展開　金子書房
- 明和政子（2012）．まねが育むヒトの心　岩波書店
- 小野浩一（2016）．行動の基礎—豊かな人間理解のために（改訂版）培風館
- Pavlov, I. P. (1927). *Conditioned reflexes.* London: Oxford University Press.
（パヴロフ，I. P.（著）林髞（訳）（1937）．条件反射学—大脳両半球の働きに就ての講義　三省堂）
- 島宗理・吉野俊彦・大久保賢一・奥田健次・杉山尚子・中島貞彦他（2015）．日本行動分析学会「体罰」に反対する声明　行動分析学研究，29, pp. 96–107.
- Thorndike, E. L. (1898). Animal intelligence: An experimental study of the associative processes in animals. *Psychological Review Monograph Supplement, 2*（Suppl. 8）, pp.1–109.
- Tolman, E. C. & Honzik, C. H. (1930). Introduction and removal of reward, and maze performance in rats. *University of California publications in psychology, 4,* pp.257–275.
- Watson, J. B. (1930). *Behaviorism.* Norton & Company, Inc. Revised Ed.
（ワトソン J. B.（著）安田一郎（訳）（1980）．行動主義の心理学　河出書房新社）
- Watson, J. B. & Rayner, R. (1920) Conditioned emotional reactions. *Journal of Experimental Psychology, 3,* pp.1–14.
- 山内祐平（編）（2010）．デジタル教材の教育学　東京大学出版会

第7章

- Atkinson, R. C. & Shiffrin, R. M. (1968). Human memory: A proposed system and its control processes. In K. W. Spence & J. T. Spence（Eds.）, *The psychology of learning and motivation, Vol. 2.* Academic Press. 89–195.
- Baddeley, A. D. (2000). The episodic buffer: A new component of working memory? *Trends in Cognitive Sciences, 4* (11), 417–423.
- Baddeley, A. D. & Hitch, G. J. (1974). Working memory. *Psychology of Learning and Motivation,* 47–89.
- Cave, K. & Bichot, N. (1999). Visuospatial attention: Beyond a spotlight model. *Psychonomic Bulletin and Review, 6,* 204–223.
- Cherry, E. C. (1953). Some experiments on the recognition of speech, with one and with two ears. *Journal of the Acoustical Society of America, 25,* 975–979.
- Ebbinghaus, H. (1885). *Memory: A contribution to experimental psychology.* New York: Teachers College, Columbia University.
- Geiselman, R. E. & Glenny, J. (1977). Effects of imagining speakers'voices on the retention of words presented visually. *Memory and Cognition, 5,* 499–504.
- Godden, D. & Baddeley, A. D. (1980). When does context influence recognition memory? *British Journal of Psychology, 71,* 99–104.
- Kahneman, D. (1973). *Attention and effort. Engle-wood Cliffs.* NJ: Prentice-Hall

- Loftus, E. F. & Pickrell, J. E. (1995). The formation of false memories. *Psychiatric Annals, 25*, 720–725.
- Moray, N. (1959). Attention in dichotic listening: Affective cues and the influence of instructions. *Quarterly Journal of Experimental Psychology, 11*, 56–60.
- Müller, M. M., Malinowski, P., Gruber, T., & Hillyard, S. A. (2003). Sustained division of the attentional spotlight. *Nature, 424* (6946), 309–312.
- Neisser, U. & Becklen, R. (1975). Selective looking: Attending to visually specified events. *Cognitive Psychology, 7*, 480–494.
- Posner, M. I. (1980). Orienting of attention. *Quarterly Journal of Experimental Psychology, 32*, 3–25.
- Raymond, J. E., Shapiro, K. L., & Arnell, K. M. (1992). Temporary suppression of visual processing in an RSVP task: An attentional blink?. *Journal of experimental psychology. Human perception and performance, 18* (3), 849.
- Rosengrant, D., Hearrington, D., & O'Brien, J. (2021). Investigating student sustained attention in a guided inquiry lecture course using an eye tracker. *Educational Psychology Review, 33*, 11–26.
- Simons, D. J. & Chabris, C. F. (1999). Gorillas in our midst: Sustained inattentional blindness for dynamic events. *Perception, 28*, 1059–1074.
- Stroop, J. R. (1935). Studies of interference in serial verbal reactions. *Journal of Experimental Psychology, 18*, 643–662.
- Theeuwes, J. (2010). Top-down and bottom-up control of visual selection. *Acta psychologica, 135* (2), 77–99.
- Treisman, A. (1964). Verbal cue, language and meaning in selective attention. *American Journal of Psychology, 77*, 215–216.
- Warm, J. S., Parasuraman, R., & Matthews, G. (2008). Vigilance requires hard mental work and is stressful. *Human Factors, 50* (3), 433–441.
- Wason, P. C. (1966). Reasoning. In Foss, B. (Ed.), *New horizons in psychology* (pp.135–151). Baltimore: Penguin Books.
- Whorf, B. (1956). *Language, thought, and reality: selected writings of Benjamin Lee Whorf.* Cambridge: MIT press.

【コラム】
- Haber, R. N. (1979). Twenty years of haunting eidetic imagery: Where's the ghost?. *Behavioral and Brain Sciences, 2*, 583–594.
- Luria, A. R. (1968). *The minds of mnemonist.* Moscow: University of Moscow.
  （ルリヤ，A. R.（著）天野　清（訳）(1983)．偉大な記憶力の物語—ある記憶術者の精神生活　文一総合出版）
- 松岡　和生（2001）．直観像—素質者の特性と直観像形成の基礎過程　菱谷晋介（編）イメージの世界（pp.23–47）ナカニシヤ出版

第8章

- Allport, G. W. (1937). *Personality: A psychological interpretation.* New York, NY: Henry Holt and Company.
  （オルポート，G. W.（著）詫摩武俊・青木孝悦・近藤由紀子・堀正（訳）(1982)．パーソナリティ—心理学的解釈　新曜社）
- Allport, G. W., & Odbert, H. S. (1936). Trait-names: A psycho-lexical study. *Psychological Monographs, 47*, 1–171.
- Binet, A & Simon, T. (1905a). Sur la nécessité d'établir un diagnostic scientifique des états inférieurs de l'intelligence. *L'Année psychologique. 11*, 163–190.
- Binet, A & Simon, T. (1905b). Méthodes nouvelles pour le diagnostic du niveau intellectuel des anormaux. *L'Année psychologique. 11*, 191–244.
- Binet, A & Simon, T. (1905c). Application des méthodes nouvelles au diagnostic du niveau intellectuel chez des enfants normaux et anormaux d'hospice et d'école primaire. *L'Année psychologique. 11*, 245–336.
  （ビネー，A., & シモン，T.（著）中野善達・大沢正子（訳）(1982)．知能の発達と評価—知能検査の誕生　福村出版）
- Carroll, J. B. (1993). *Human cognitive abilities: A survey of factor-analytic studies.* New York, NY: Cambridge University Press.
- Cattell, R. B. (1943). The measurement of adult intelligence. *Psychological Bulletin, 40*, 153–193.
- Cattell, R. B. (1965). *The scientific analysis of personality.* Baltimore, MD: Penguin Books.
- Costa, P. T., & McCrae, R. R. (1992). *Revised NEO Personality Inventory (NEO-PI-R) and NEO*

Five-Factor Inventory (NEO-FFI) professional manual. Odessa, FL: Psychological Assessment Resources.

● Eysenck, H. J.（1939）. Primary mental abilities. *British Journal of Educational Psychology, 9*, 270–275.

● Eysenck, H. J.（1947）. *Dimensions of personality.* London: Routledge and Kegan Paul.

● Eysenck H. J., Eysenck S. B. G.（1976）. *Psychoticism as a dimension of personality.* London: Hodder and Stoughton.

● Goldberg, L. R.（1990）. An alternative ″*description of personality*″: The Big-Five factor structure. *Journal of Personality and Social Psychology, 59*, 1216–1229.

● Gottfredson, L. S.（1997）. Mainstream science on intelligence: An editorial with 52 signatories, history and bibliography. *Intelligence, 24*, 13–23.

● Horn, J. L.（1965）. *Fluid and crystallized intelligence: A factor analytic study of the structure among primary mental abilities.* Unpublished doctoral dissertation. University of Illinois at Urbana-Champaign.

● Horn, J. L.（1991）. Measurement of intellectual capabilities: A review of theory. In K. S. McGrew, J. K. Werder, & R. W. Woodcock（Eds.）, *Woodcock-Johnson technical manual* （pp.197–232）. Chicago, IL: Riverside.

● Horn, J. L., & Cattell, R. B.（1967）. Age differences in fluid and crystallized intelligence. *Acta Psychologica, 26*, 107–129.

● Jung, C. G.（1921）. *Psychologische Typen.* Zürich: Rascher Verlag.
（ユング，C. G.（著）林道義（訳）（1987）. タイプ論　みすず書房）

● Krechmer, E.（1955，初版 1921）. *Körperbau und Charakter. Untersuchungen zum Konstitutionsproblem und zur Lehre von den Temperamenten.* Berlin: Springer.
（クレッチマー，E.（著）相馬均（訳）（1960）. 体格と性格―体質の問題および気質の学説によせる研究　文光堂）

● McCrae, R. R., & Costa, P. T.（1987）. Validation of the five-factor model of personality across instruments and observers. *Journal of Personality and Social Psychology, 52*, 81–90.

● McGrew, K. S.（1997）. Analysis of the major intelligence batteries according to a proposed comprehensive Gf-Gc framework. In D. P. Flanagan, J. L. Genshaft, & P. L. Harrison（Eds.）, *Contemporary intellectual assessment: Theories, tests, and issues*（pp.151–179）. New York: The Guilford Press.

● McGrew, K. S.（2009）. CHC theory and the human cognitive abilities project: Standing on the shoulders of the giants of psychometric intelligence research. *Intelligence, 37*, 1–10.

● 村上宣寛（2007）. IQってホントは何なんだ？―知能をめぐる神話と真実　日経 BP 社.

● Nolen-Hoeksema, S., Fredrickson, B., Loftus, G. R., & Lutz, C.（2014）. *Atkinson & Hilgard's introduction to psychology*（16th ed.）. Andover: Cengage Learning.
（ノーレンホークセマ，S.，フレデリックソン，B.，ロフタス，G. R.，& ルッツ，C.（著）内田一成（監訳）（2015）. ヒルガードの心理学　第 16 版　金剛出版）

● 小塩真司（2014）. Progress & Application パーソナリティ心理学　サイエンス社

● Roid, G. H.（2003）. *Stanford-Binet Intelligence Scales, Fifth Edition.* Itasca, IL: Riverside.

● Schneider, W. J., & McGrew, K. S.（2012）. The Cattell-Horn-Carroll model of intelligence. In D. P. Flanagan & P. L. Harrison（Eds.）, *Contemporary intellectual assessment: Theories, tests, and issues*（3rd ed.）,（pp.99–144）. New York: The Guilford Press.

● Sheldon, W. H., & Stevens, S. S.（1942）. *The varieties of temperament: A psychology of constitutional differences.* New York: Harper.

● Spearman, C.（1904）. ″General Intelligence,″ Objectively Determined and Measured. *The American Journal of Psychology. 15*, 201–292

● Stern, W.（1914）*The psychological methods of testing intelligence.*（G. M. Whipple, Trans）. Baltimore, MD: Warwick & York, Inc.（Original work published 1912）

● 鈴木治太郎（1930）. 実際的個別的智能測定法　東洋図書

● 田中寛一（1947）. 田中ビネー式智能検査法　世界社

● Terman, L. M.（1916）. *The measurement of intelligence: An explanation of and a complete guide for the use of the Stanford revision and extension of the Binet-Simon Scale.* Boston, MA: Houghton Mifflin.

● Thurstone, L. L.（1938）. *Primary mental abilities.* Chicago, IL: University of Chicago Press.

● Wechsler, D.（1939）. *The measurement of adult intelligence.* Baltimore, MD: Williams & Wilkins.

● Wechsler, D.（1949）. *Wechsler Intelligence Scale for Children. Manual.* New York: Psychological Corporation.

● Wechsler, D.（1955）. *Manual for the Wechsler Adult Intelligence Scale.* New York: Psychological Corporation.

- Wechsler, D.（1967）. *Manual for the Wechsler Preschool and Primary Scale of Intelligence*. San Antonio, TX: The Psychological Corporation.
- Yoakum, C. S., & Yerkes, R. M.（Eds.）.（1920）. A*rmy mental tests*. New York: Henry Holt and Company.

【コラム】
- Greenwald, A. G., McGhee, D. E., & Schwartz, J. L.（1998）. Measuring individual differences in implicit cognition: The implicit association test. *Journal of Personality and Social Psychology, 74*（6）, 1464–1480.
- Schimmack, U.（2021）. The Implicit Association Test: A method in search of a construct. *Perspectives on Psychological Science, 16*（2）, 396–414.

第9章

- Allport, G. W.（1935）Attitudes. In C. Murchison（Ed.）, *Handbook of Social Psychology*（pp.798–844）, Clark University Press.
- Asch, S. E.（1946）. Forming impressions of personality. *The Journal of Abnormal and Social Psychology, 41*（3）, 258–290.
- Asch, S. E.（1955）. Opinions and social pressure. *Scientific American, 193*（5）, 31–35.
- Bond, R., & Smith, P. B.（1996）. Culture and conformity: A meta-analysis of studies using Asch's（1952b, 1956）line judgment task. *Psychological bulletin, 119*（1）, 111.
- Brewer, M. B.（1988）. A dual process model of impression formation. In RS Wyer & TK Srull.（Eds.）. *Advances in social cognition*, vol. 1, 1–36. Hillsdale, NY: Erlbaum.
- Fenigstein, A., Scheier, M. F., & Buss, A. H.（1975）. Public and private self-consciousness: Assessment and theory. *Journal of consulting and clinical psychology, 43*（4）, 522.
- Fiske, S. T., & Neuberg, S. L.（1990）. A continuum of impression formation, from category-based to individuating processes: Influences of information and motivation on attention and interpretation. *Advances in experimental social psychology, 23*, 1–74.
- Fiske, S. T., & Taylor, S. E.（1991）. *Social cognition*. New York: Mcgraw-Hill Book Company.
- Freedman, J. L., & Fraser, S. C.（1966）. Compliance without pressure: the foot-in-the-door technique. *Journal of personality and social psychology, 4*（2）, 195.
- Gilovich, T., Medvec, V. H., & Savitsky, K.（2000）. The spotlight effect in social judgment: an egocentric bias in estimates of the salience of one's own actions and appearance. *Journal of personality and social psychology, 78*（2）, 211.
- Heider, F.（1958）. *The psychology of interpersonal relations*. New York: Wiley.
  （ハイダー，F.（著）大橋正夫（訳）（1978）. 対人関係の心理学　誠信書房）
- Katz, D., & Braly, K.（1933）. Racial stereotypes of one hundred college students. *The Journal of Abnormal and Social Psychology, 28*（3）, 280.
- Latané, B., Williams, K., & Harkins, S.（1979）. Many hands make light the work: The causes and consequences of social loafing. *Journal of personality and social psychology, 37*（6）, 822.
- Markus, H. R., & Kitayama, S.（1991）. Culture and the self: Implications for cognition, emotion, and motivation. *Psychological review, 98*（2）, 224.
- Milgram, S.（1963）. Behavioral study of obedience. *The Journal of abnormal and social psychology, 67*（4）, 371.
- Milgram, S.（1974）. *Obedience to authority*. New York: Harper & Row.
- Miller, J. G.（1984）. Culture and the development of everyday social explanation. *Journal of personality and social psychology, 46*（5）, 961.
- Myers, D. G., & Bishop, G. D.（1970）. Discussion effects on racial attitudes. *Science, 169*（3947）, 778–779.
- Northoff, G., & Bermpohl, F.（2004）. Cortical midline structures and the self. *Trends in cognitive sciences, 8*（3）, 102–107.
- Pelham, B. W.（1993）. On the highly positive thoughts of the highly depressed. In *Self-Esteem*（pp.183–199）. Springer, Boston, MA.
- Petty, R. E., & Cacioppo, J. T.（1986）. The elaboration likelihood model of persuasion. In *Communication and persuasion*（pp.1–24）. New York, NY: Springer.
- Rosenberg, M.（1965）. *Society and the adolescent self-image*. Princeton, NJ: Princeton. University Press.
- Ross, L.（1977）. The intuitive psychologist and his shortcomings: Distortions in the attribution process. In *Advances in experimental social psychology*（Vol. 10, pp. 173–220）. Academic Press.
- Savitsky, K., & Gilovich, T.（2003）. The illusion of transparency and the alleviation of speech anxiety. *Journal of experimental social psychology, 39*（6）, 618–625.
- 菅原健介.（1984）. 自意識尺度（self-consciousness scale）日本語版作成の試み. 心理学研究, *55*（3）, 184–188.

- 山本真理子，松井豊，＆山成由紀子（1982）．認知された自己の諸側面の構造．教育心理学研究，*30*（1），64–68.
- Zajonc, R. B. (1968). Attitudinal effects of mere exposure. *Journal of Personality and Social Psychology, 9*, 1–27.
- Zimbardo, P. G. (1977). The psychology of imprisonment: Privation, power and pathology. *Contemporary issues in social psychology.*

【コラム】
- Coon, D., Mitterer, J. O., & Martini, T. (2018). *Psychology. Modules for active learning.* (14th ed). MA: Cengage Learning.
- Kalat, J. W. (2017). *Introduction to psychology.* (11th ed.). MA: Cengage Learning.

第10章

- Baltes, B. P. (1987). Theoretical propositions of life-span developmental psychology: On the dynamics between growth and decline. *Developmental Psychology, 23*（5），611–626.
- Bronfenbrenner, U. (1981). *The Ecology of Human Development: Experiments by Nature and Design.* Cambridge, MA: Harvard University Press.
   （ブロンフェンブレンナー，U.（著）磯貝芳郎・福富護（訳）（1996）．人間発達の生態学―発達心理学への挑戦　川島書店）
- Dalton, T. C. (2005). Arnold Gesell and the maturation controversy. *Integrative Physiological & Behavioral Science, 40*（4），182–204.
- Erikson, E. H., & Erikson, T. M. (1997). *The life cycle completed: a review.* Expanded edition New York: Norton.
   （エリクソン，E. H.，＆エリクソン，J. M.（著）村瀬孝雄・近藤邦夫（訳）（2001）．ライフサイクル、その完結【増補版】みすず書房）
- Gesell, A. (1929). Maturation and infant behavior pattern. *Psychological Review, 36*（4），307–319.
- 服部奈緒子・大鐘潤・塩田邦郎（2006）．エピジェネティクス　化学と生物，*44*（*12*），841–850.
- Havighurst, R. J. (1953). *Human development and education.* New York: Longmans. Green, Co.
   （ハヴィガースト，R. J.（著）荘司雅子（監訳）（1995）．人間の発達課題と教育　玉川大学出版部）
- Piaget, J. (1970). *L'épistémologie génétique.* Paris: Presses Universitaires de France.
   （ピアジェ，J.（著）滝沢武久（訳）（1972）．発生的認識論　白水社）
- 齋藤慈子（2018）．生涯発達の視点　開一夫・齋藤慈子（編）ベーシック発達心理学　東京大学出版会，pp.35–52.
- Выготский, Л. С. (1959). Мышление и речь Москва: Издательство Академии педагогических наук РСФСР.
   （ヴィゴツキー，L. S.（著）柴田義松（訳）（2001）．思考と言語―新訳版　新読書社）
- Выготский, Л. С. (1935). *Умственное развитие детей в процессе обучения.* Москва, Ленинград：Государственное учебно―педагогическое издательство.
   （ヴィゴツキー，L. S.（著）土井捷三・神谷英司（訳）（2003）．「発達の最近接領域」の理論―教授・学習過程における子どもの発達　三学出版）
- Watson, J. B. (1924). *Behaviorism.* New York: Peoples Institute.
   （ワトソン，J. B.（著）安田一郎（訳）（2017）．行動主義の心理学　ちとせプレス）

第11章

- Ainsworth, M. D. S., Blehar, M. C., Waters, E. & Wall, S. (1978). *Patterns of attachment: A psychological study of the strange situation.* New York: Lawrence Erlbaum.
- American Psychiatric Association (2013). *Diagnostic and Statistical Manual of Mental Disorders, Fifth Edition*（DSM-5）
   （アメリカ精神医学会　高橋三郎・大野裕（監訳）（2014）．DSM-5 精神疾患の診断・統計マニュアル　医学書院）
- Baron-Cohen, S., Leslie, A. M. & Frith, U. (1985). Does the autistic child have a"theory of mind"? *Cognition, 21*, 37–46.
- Baxter, G. D. & Rarick, C. A. (1987). Education for the moral development of managers: Kohlberg's stages of moral development and integrative education. *Journal of Business Ethics, 6*, 243–248.
- Bowlby, J. (1973). *Attachment and loss: Vol. II: Separation, anxiety and anger.* New York: Basic Books
- Chomsky, N. (1965). *Aspects of the Theory of Syntax.* Cambridge: MIT Press.
- Crick, N. R. & Grotpeter, J. K. (1995). Relational aggression, gender, and social-psychological

adjustment. *Child Development, 66,* 710–722.

● Elkind, D.（1967）. Egocentrism in Adolescence. *Child Development, 38,* 1025–1034.

● 古見文一・小山内秀和・樋口洋子・津田裕之（編）（2019）. はじめての心理学概論―公認心理師への第一歩　ナカニシヤ出版

● Harlow, H. F. & Zimmermann, R. R.（1958）. The development of affective responsiveness in infant monkeys. *Proceedings of the American Philosophical Society, 102,* 501–509.

● 保坂亨・岡村達也（1986）. キャンパス・エンカウンターグループの発達的・治療的意義の検討　心理臨床学研究, *4,* 15–26.

● Kohlberg, L.（1969）. *Stage and sequence: The cognitive development approach to socialization.* In D. A. Goslin（Ed.）. Handbook of socialization theory. Chicago, IL, Rand McNally.

● 子安増生・西垣順子・服部敬子（1998）. 絵本形式による児童期の＜心の理解＞の調査. 京都大学教育学部紀要, *44,* 1–23.

● Marcia, J. E.（1966）. Development and validation of ego-identity status. *Journal of Personality and Social Psychology, 3,* 551–558.

● 森口佑介（2014）. 空想の友達：子どもの特徴と生成メカニズム　心理学評論, *57,* 529–539.

● Piaget, J.（1932）. *The Moral Judgment of the Child.*（translated by M. Gabain, 1965, Free Press.）

● Shaie, K. W.（1980）Intelligence and problem solving In J. E. Birren & R. B. Sloane（Eds.）, *Handbook of Mental Health and Aging.* Prentice-Hall.

● Stephen, F., Fraser, E. & Marcia, J. E.（1992）. Moratorium-achievement（MAMA）cycles in lifespan identity development: Value orientations and reasoning system correlates. *Journal of Adolescence, 15,* 283–300.

● Taylor, M.（1999）. *Imaginary companions and the children who create them.* New York: Oxford University Press.

● Taylor, M. & Carlson, S. M.（1997）. The relation between individual differences in fantasy and theory of mind. *Child Development, 68,* 436–455.

● Trionfi, G. & Reese, E.（2009）. A good story: Children with imaginary companions create richer narratives. *Child Development, 80,* 1301–1313.

● Vygotsky, L. S.（1978）. *Mind in society: The development of higher psychological processes.* Cambridge, MA: Harvard University Press.

● Wellman, H. M., Cross, D. & Watson, J.（2001）. Meta-analysis of theory-of-mind development: the truth about false belief. *Child Development, 72,* 655–684.

● White, S. J., Frith, U., Rellecke, J., Al-Noor, Z. & Gilbert, S. J.（2014）. Autistic adolescents show atypical activation of the brain's mentalizing system even without a prior history of mentalizing problems. *Neuropsychologia, 56,* 17–25.

● Wimmer, H. & Perner, J.（1983）. Beliefs about beliefs: Representation and constraining function of wrong beliefs in young children's understanding deception. *Cognition, 13,* 103–128.

第12章

● American Psychiatric Association.（2013）. *Diagnostic and Statistical Manual of Mental Disorders: DSM-5.* Washington, DC: American Psychiatric Publishing.
（アメリカ精神医学会（著）　日本精神神経学会（日本語版用語監修）髙橋三郎・大野　裕（監訳）染矢俊幸・神庭重信・尾崎紀夫・三村　將・村井俊哉（訳）（2014）. DSM-5 精神疾患の診断・統計マニュアル　医学書院）

● Ebert, A., & Bär, K. J.（2010）. Emil Kraepelin: A pioneer of scientific understanding of psychiatry and psychopharmacology. *Indian Journal of Psychiatry, 52*（2）, 191–192. http://dx.doi.org/10.4103/0019-5545.64591

● Ellis, A.（1957）. Rational psychotherapy and individual psychology. *Journal of individual psychology, 13*（1）, 38–44.

● Freud, S.（1933）. New introductory lectures on psychoanalysis（1932–1936）（Lecture XXXI-The Dissection of the Psychical Personality）. In *The Standard Edition of the Complete Psychological Works of Sigmund Freud,* Vol. XXII, pp. 57–80.（J. Strachey, A. Freud, A. Strachey & A. Tyson, Trans.）. London: The Hogarth Press.

● Freudenberger, H. J.（1974）. Staff burn-out. *Journal of social issues, 30*（1）, 159–165.

● Kline, P.（2004）. A Critical Perspective on Defense Mechanisms. In U. Hentschel, G. Smith, J. G. Draguns, & W. Ehlers（Eds.）, *Advances in Psychology,* Vol.136, pp.43–54. North-Holland: Elsevier. https://doi.org/10.1016/S0166-4115（04）80027-X

● 厚生労働省政策統括官統計・情報政策担当（編）（2021）. ICD の ABC 国際疾病分類（ICD-10（2013 年版）準拠）の有効活用を目指して　疾病, 傷害及び死因の統計分類のよりよい理解のために　令和 3 年度版　厚生労働統計協会

● 厚生労働省社会・援護局障害保健福祉部企画課（2002）．「国際生活機能分類―国際障害分類改訂版―」（日本語版）の厚生労働省ホームページ掲載について　厚生労働省　平成2002年8月5日〈https://www.mhlw.go.jp/houdou/2002/08/h0805-1.html〉（2021年8月6日）

● Lazarus, R. S.（1966）. *Psychological stress and the coping process*. New York: McGraw-Hill.

● Lazarus, R. S.（1999）. *Stress and emotion: A new synthesis*. New York: Springer Publishing Co.（ラザルス，R. S.（著）本明寛（監訳）小川浩・野口京子・八尋華那雄（共訳）（2004）．ストレスと情動の心理学―ナラティブ研究の視点から　実務教育出版）

● Maslach, C., & Jackson, S. E.（1981）. The measurement of experienced burnout. *Journal of organizational behavior, 2*（2）, 99–113.

● Pavlov, Ivan（1903）. The Experimental Psychology and Psychopathology of Animals. *The 14th International Medical Congress, Madrid*, Spain, April 23–30.

● Perls, F., Hefferline, R. F., & Goodman, P.（1951）. *Gestalt Therapy: Excitement and Growth in the Human Personality*. Gouldsboro: The Gestalt Journal Press, Inc.

● Rogers, C. R.（1951）. *Client-centered therapy: its current practice, implications, and theory*. Boston: Houghton Mifflin.

● Selye, H.（1936）. A syndrome produced by diverse nocuous agents. *Nature, 138*（3479）, 32–32.

● Selye, H.（1946）. The general adaptation syndrome and the diseases of adaptation. *Journal of Clinical Endocrinology and Metabolism, 6*, 117–230.

● Selye, H.（1974）. *Stress without Distress*. Philadelphia: J. B. Lippincott Co.

● Skinner, B. F.（1938）. *The behavior of organisms: an experimental analysis*. Appleton-Century.

● Watson, J. B., & Rayner, R.（1920）. Conditioned emotional reactions. *Journal of Experimental Psychology, 3*（1）, 1–14. https://doi.org/10.1037/h0069608

● World Health Organization.（1992）. *The ICD-10 classification of mental and behavioural disorders: clinical descriptions and diagnostic guidelines*. Geneva: World Health Organization.（世界保健機関　融道男・中根允文・小見山実・岡崎祐士・大久保善朗（監訳）（2005）．ICD-10 精神および行動の障害：臨床記述と診断ガイドライン新訂版　医学書院）

● Zubin, J., & Spring, B.（1977）. Vulnerability: a new view of schizophrenia. *Journal of abnormal psychology, 86*（2）, 103–126.

第13章

● Antonovsky, A.（1987）. *Unraveling the mystery of health: How people manage stress and stay well*. San Francisco: Jossey-Bass Inc., Publishers.（アントノフスキー，A.（著）山崎喜比古・吉井清子（訳）（2001）．健康の謎を解く―ストレス対処と健康保持のメカニズム　有信堂高文社）

● Caplan, G.（1961）. *An approach to community mental health*. New York: Grune & Stratton.（カプラン，G.（著）山本和郎（訳）加藤正明（監修）（1968）．地域精神衛生の理論と実際　医学書院）

● Caplan, G.（1974）. *Support systems and community mental health*. New York: Behavioral Publications.（カプラン，G.（著）近藤喬一・増野肇・宮田洋三（訳）（1979）．地域ぐるみの精神衛生　星和書店）

● Diener, E.（1984）. Subjective well-being. *Psychological Bulletin, 95*, pp. 542–575.

● Friedman, M., & Rosenman, R.（1959）. Association of specific overt behaviour pattern with blood and cardiovascular findings. *Journal of the American Medical Association, 169*, 12, pp. 1286–1296.

● Holmes, T. H., & Rahe, R. H.（1967）. The social readjustment rating scale. *Journal of Psychosomatic Research, 11*, pp. 213–218.

● 平野真理（2010）．レジリエンスの資質的要因・獲得的要因の分類の試み―二次元レジリエンス要因尺度（BRS）の作成　パーソナリティ研究, *19*, 94–106.

● 久田満（1987）．ソーシャル・サポート研究の動向と今後の課題．看護研究, 20, 170–179.

● Kobasa, S. C.（1979）. Stressful life events, personality, and health: An inquiry into hardiness. *Journal of Personality and Social Psychology, 37*, pp. 1–11.

● Kobasa, S. C., & Puccetti, M. C.（1983）. Personality and social resources in stress resistance. *Journal of Personality and Social Psychology, 45*, pp. 839–850.

● Lazarus, R. S., & Folkman, S.（1984）. *Stress, appraisal, and coping*. New York: Springer Publishing Company.（ラザルス R. S. ＆フォルクマン，S.（著）本明寛・春木豊・織田正美（監訳）（1991）．ストレスの心理学―認知的評価と対処の研究　実務教育出版）

● Masten, A. S., Best, K. M., & Garmezy, N.（1990）. Resilience and development: Contributions from the study of children who overcome adversity. *Development and*

Psychopathology, 2, pp. 425–444.
- Selye. H.（1936）. A syndrome produced by diverse nocuous agents. *Nature, 138*, 32.
- Seligman, M. E. P.（1998）. Building human strength: Psychology's forgotten mission. *APA Monitor, 29*, January, 2.
- 浦光博（1992）. 支え合う人と人—ソーシャル・サポートの社会心理学　サイエンス社.

【コラム】
- 上田敏（1983）. リハビリテーションを考える—障害者の全人間的復権　青木書店.

第14章

- 新井雅・庄司一子（2014）. 心理専門職によるアセスメントのプロセスに関する展望—児童・青年期の臨床事例を中心に—. カウンセリング研究, *47*（1）, 11-19.
- 橋本忠行・酒井佳永（編）（2019）. 心理的アセスメント　野島一彦・岡村達也（監修）公認心理師　実践ガイダンス1　木立の文庫
- 伊藤絵美（2010）. 認知行動療法実践ワークショップⅠ　ケースフォーミュレーション編（1）インテーク面接・初回セッション・応急処置　清和書店
- 松原達哉（編）（2010）. 史上最強カラー図解—臨床心理学のすべてがわかる本　ナツメ社
- 松本真理子・森田美弥子（編）（2018）. 心理アセスメント　心理検査のミニマム・エッセンス　森田美弥子・松本真理子・金井篤子（監修）心の専門家養成講座3　ナカニシヤ出版
- 下山晴彦（監修）（2012）. 面白いほどよくわかる！臨床心理学　西東社
- 下山晴彦（2017）. 臨床心理フロンティアシリーズ認知行動療法入門　講談社
- VandenBos, G. R.（2007）. *APA dictionary of psychology*. Washington, DC: American Psychological Association USA.
  （ファンデンボス, G. R.（監修）繁桝算男・四本裕子（監訳）（2013）. APA心理学大辞典　培風館）

【コラム】
- Finn, S. E.（2009）. The many facts of empathy in experiential, person-centered, collaborative assessment. *Journal of Personality Assessment, 91*, 20–23.
- 小川俊樹（2011）.「心理臨床に必要な心理査定教育に関する調査研究」報告　日本臨床心理士養成大学院協議会報, *7*（2）, 3.

第15章

- 青木省三（1999）.「支持的精神療法」をめぐって　こころの科学, *83*, 16-21.
- Aptekar, H. H.（1955）. *The dynamics of casework and counseling*. Boston: Houghton Mifflin Company.
  （アプテカー, H. H.（著）坪上宏（訳）（1964）. ケースワークとカウンセリング　誠信書房）
- 福原真知子（監修）（2007）. マイクロカウンセリング—事例場面から学ぶ　風間書房
- Ivey, A. E.（1983）. *Intentional Interviewing and Counseling*. California: Brooks/Cole Publishing Company.
  （アイビイ, A. E.（著）福原真知子・椙山喜代子・國分久子・楡木満生（訳編）（1985）. マイクロカウンセリング　川島書店）
- 金沢吉展（2018）. 1章4守秘義務と情報共有の適切性　福島哲夫（編）公認心理師必携テキスト（pp.25-31）学研メディカル秀潤社
- Miller, W. R., & Rollnick, S.（1991）. *Motivational interviewing: Preparing people to change addictive behavior.* New York: Guilford Press.
  （ミラー, W. R., &ロルニック, S.（著）松島義博・後藤　恵（訳）（2007）. 動機づけ面接法—基礎・実践編　星和書店）
- 文部科学省（2013）. スクールソーシャルワーカー活用事業実施要領等 Retrieved from http://www.mext.go.jp/a_menu/shotou/seitoshidou/__icsFiles/afieldfile/2013/10/21/1340480_05.pdf（2021年7月10日）
- 内閣府（2019）. 生活状況に関する調査報告書 Retrieved from https://www8.cao.go.jp/youth/kenkyu/life/h30/pdf-index.html（2021年7月9日）
- 仲村優一（2003）. 仲村優一社会福祉著作集第三巻　社会福祉の方法—ケースワーク論　旬報社
- Rogers, C.（1951）. *Client-centered therapy.* Boston: Houghton Mifflin.
- Rogers, C.（1961）. *On Becoming a Person.* Boston: Houghton-Mifflin.
- 斎藤環（1998）. 社会的ひきこもり　PHP新書
- 社会福祉専門職団体協議会（2014）. ソーシャルワークにおけるグローバル定義（日本語訳）Reprieved from http://jfsw.org/definition/global_definition/（2021年7月6日）
- 社会福祉専門職団体協議会・日本社会福祉教育学校連盟（2016）. ソーシャルワーク専門職のグローバル定義の日本における展開 Reprieved from http://jfsw.org/definition/japan/（2021年7月6日）

● 氏原寛・亀口憲治・成田善弘・東山紘久・山中康裕（2004）．心理臨床大辞典（改訂版）　培風館
● 山下英三郎（2003）．スクールソーシャルワーク―学校における新たな子ども支援システム　学苑社
【コラム】
● 岡田斉（2011）．「夢」の認知心理学　勁草書房

第16章

● Axline, V. (1947). *Play therapy.* New York: Houghton-Mifflin.
　（アクスライン，V. M.（著）小林正治（訳）（1965）．遊戯療法　岩崎書店）
● Ellis, A. (1994). *Reason and Emotion in Psychotherapy. Revised and Updated.* New York: Institute for Rational-Emotive Therapy.
　（エリス，A.（著）野口京子（訳）（1999）．理性感情行動療法　金子書房）
● Ellis, A. & Harper, R. A. (1975). *A new guide to rational living.* New Jersey: Prentice Hall.
　（エリス，A. &ハーパー，R. A.（著）伊藤　順康・國分康孝（監訳）（1981）．論理療法　川島書店）
● Freud, S (1900). *Die Traumdeutung.*
　（フロイト，S（著）高橋義孝（訳）（1968）．フロイト著作集第2巻　夢診断　人文書院）
● Freud, S (1905). *Drei Abhandlungen zur Sexualtheorie.*
　（フロイト，S（著）懸田克躬・吉村博次（訳）（1969）．性欲論三篇　懸田克躬・高橋義孝ほか（訳）フロイト著作集第5巻（pp.7-94）人文書院）
● Freud, S (1912). *Zur Dynamik der Übertragung.*
　（フロイト，S.（著）小此木啓吾（訳）（1983）．転移の力動性について　フロイト著作集第9巻（pp.68-77）人文書院）
● Freud, S (1914). *Erinnen, Wiederholen und Durcharbeiten.*
　（フロイト，S.（著）小此木啓吾（訳）（1983）．想起、反復、徹底操作　井村　恒郎・小此木啓吾ほか（訳）フロイト著作集第6巻（pp.49-58）人文書院）
● 福井敏（2000）．フロイト以降の発展　牛島定信（編著）現代精神分析学（pp.117-136）　放送大学教育振興会
● 長谷川啓三（2004）．ソリューション・フォーカスト・アプローチ　大塚義孝・岡堂哲雄・東山紘久・下山晴彦（監修）伊藤良子（編著）臨床心理学全書第8巻　臨床心理面接技法1（pp.201-250）　誠信書房
● 亀口憲治（2004）．家族療法　大塚義孝・岡堂哲雄・東山紘久・下山晴彦（監修）亀口憲治（編著）臨床心理学全書第10巻　臨床心理面接技法3（pp.1-70）　誠信書房
● 熊野宏明（2012）．新世代の認知行動療法　日本評論社
● 武藤崇（2007）．子どもの応用行動分析―子どもと保護者と教師とみんなのために　大河内浩人・武藤　崇（編著）心理療法プリマシリーズ（pp.59-68）行動分析
● 中村敬・北西憲二・丸山晋・石山一舟・伊藤克人・立松一徳・黒木俊秀・久保田幹子・橋本和幸・市川光洋（2009）．外来森田療法のガイドライン　日本森田療法学会雑誌, *20*, 91-103.
● 生地新（2000）．性欲論　牛島定信（編著）現代精神分析学（pp.37-45）　放送大学教育振興会
● 小此木啓吾（1987）．フロイトの性欲論　小此木啓吾・岩崎徹也・橋本雅雄・皆川邦直（編著）精神分析セミナーIVフロイトの精神病理学理論（pp.263-297）　岩崎学術出版
● Rogers, C. R. (1957). The Necessary and Sufficient Conditions of Therapeutic Personality Change. *Journal of Consulting Psychology, 21,* 95-103.
● 坂野雄二・上里一郎（1990）．行動療法と認知行動療法　小此木啓吾・成瀬悟策・福島章（編著）臨床心理学大系第7巻　心理療法①（pp.201-238）　金子書房
● 沢崎達夫（2000）．来談者中心療法　坂野雄二（編著）臨床心理学キーワード（pp.66-67）　有斐閣
● 嶋田洋徳（2000）．認知行動理論　坂野雄二（編著）臨床心理学キーワード（pp.8-9）　有斐閣
● 高橋　美保（2019）．内観療法　下山晴彦（編集主幹）伊藤絵美・黒田美保・鈴木伸一・松田修（編）公認心理士技法ガイド―臨床の場で役立つ実践のすべて（pp.341-344）　文光堂
● Weissman, M., Markowitz, John. C., & Klerman. Gerald. L. (2000). *Comprehensive Guide to Interpersonal Psychotherapy.* The United States: the Perseus Bools Group.
　（ワイスマン，M. M., マーコウィック，J. C., &クラーマン，G. L.（著）水島広子（訳）（2009）．対人関係療法総合ガイド　岩崎学術出版）
【コラム】
● Standards of Practice Committee, Aurora, R. N., Zak, R. S., Auerbach, S. H., Casey, K. R., Chowdhuri, S., ⋯& Morgenthaler, T. I. (2010). Best practice guide for the treatment of nightmare disorder in adults. *Journal of clinical sleep medicine, 6,* 389-401.
● 岡田斉・松田英子. (2014). 女子大学生の体験する悪夢の頻度に関する調査. 人間科学研究,

35, 81-90.

● 一般社団法人東京公認心理師協会　倫理綱領（2021-11-13）
https://www.tsccp.jp/pdf/rinrikoryo_20190113.pdf
● 厚生労働省　児童発達支援ガイドライン
https://www.mhlw.go.jp/file/06-Seisakujouhou-12200000-Shakaiengokyokushougaihokenfuku
shibu/0000171670.pdf（2021-8-30）
● 厚生労働省　公認心理師法概要
https://www.mhlw.go.jp/file/06-Seisakujouhou-12200000-Shakaiengokyokushougaihokenfuku
shibu/0000116068.pdf（2021-8-30）
● 厚生労働省　公認心理師法の施行について
https://www.mhlw.go.jp/file/06-Seisakujouhou-12200000-Shakaiengokyokushougaihokenfuku
shibu/0000181571.pdf（2021-8-30）
● 厚生労働省　労働者の心の健康の保持増進のための指針
https://www.mhlw.go.jp/hourei/doc/kouji/K151130K0020.pdf（2021-8-30）
● 日本公認心理師協会　日本公認心理師協会倫理綱領（2021-8-30）
https://jacpp.or.jp/pdf/jacpp_rinrikoryo20200918.pdf
● 精神保健福祉士について（2021-11-13）
https://www.mhlw.go.jp/stf/seisakunitsuite/bunya/hukushi_kaigo/shougaishahukushi/
seisinhoken/index.html
● 精神保健福祉士に求められる役割について（2021-11-13）
https://www.mhlw.go.jp/content/12200000/000488346.pdf
● 精神保健福祉士倫理綱領（2021-11-13）
https://www.jamhsw.or.jp/syokai/rinri/japsw.htm
● 社会福祉士の倫理綱領（2021-11-13）
https://www.jacsw.or.jp/citizens/rinrikoryo/documents/rinri_koryo.pdf
● 社会福祉士・介護福祉士等（2021-11-13）
https://www.mhlw.go.jp/stf/seisakunitsuite/bunya/hukushi_kaigo/seikatsuhogo/shakai-kai
go-fukushi1/index.html

キーワード集

●解説文中で太字の項目は、「キーワード集」で立項されています。

ICD
〔International Statistical Classification of Diseases and Related Health Problems〕
日本語の正式名称は『疾病及び関連保健問題の国際統計分類』。国際的な病因・死因の分類や分析、解釈及び比較を行うために WHO が定めた診断基準である。1900 年に初めて国際会議で承認され、約 10 年ごとに改訂がなされてきた。2021 年現在の最新版は 2019 年に世界保健総会で承認された第 11 版であり、邦訳が進められている。現在、国内では第 10 版（2013 年版）（ICD-10）が使用されている。

アイデンティティ
〔identity〕
同一性。心理学においては、自分が過去、現在、未来も変わらず自分自身であり他の何者でもないという感覚を指すが、これは正確には自我同一性と呼ばれる。ヤスパース（Jaspers, K. T.）による精神医学的な考察や、**エリクソン**（Erikson, E. H.）の心理社会的発達段階などの理論によって概念化されている。アイデンティティと呼ぶ場合はエリクソンの概念を指すことが多い。

アイビー
〔Ivey, Allen E. 1933-〕
アメリカの心理学者・教育者で、**マイクロカウンセリング**の提唱者。大学で教鞭をとるだけでなく、カウンセリングセンター所長や国際会議における講演者を務めるなど、幅広く活躍している。アイビーのカウンセリングの多重文化性という視点は広く受け入れられており、セラピストは自身の文化的背景の中で、心理学的理論を理解するばかりでなく、個人をその人の文脈からみる必要があるとされる。

アタッチメント
〔attachment〕
アタッチメントとは、日本語では愛着とも言われる特定の養育者との心理的な絆のことであり、**ボウルビィ**（Bowlby, J.）が、アタッチメント理論を提唱した。乳児期の子どもは、養育者に感情の調整を繰り返してもらう中で、誰が自分の欲求を満たし、保護してくれる存在なのかを認識するようになる。そのような特別な存在を認識する中で、養育者とアタッチメントを形成していくのである。

アッシュ
〔Asch, Solomon Eliot 1907-1996〕
ポーランド出身のアメリカの心理学者。ゲシュタルト心理学者から影響を受けた。社会心理学への貢献が大きく、社会的行動に関する実験室実験の手法を開発した。**同調**の実験をはじめ、アッシュの研究は幅広く心理学に影響を与えた。

アフォーダンス
〔affordance〕
ギブソン（Gibson, J. J.）による造語であり、個々の生活体との関係において規定される、環境や事物の意味あるいは環境内の行動可能性・利用可能性を示す記述概念である。良いことであろうと悪いことであろうと、事物が観察者に与える（アフォードする）事柄を指す。

依存症
〔addiction〕
特定の物質の使用を繰り返すことで物質に関連した重大な問題が生じているにもかかわらず使用を続ける状態。依存の種類として精神依存と身体依存があ

る。依存の対象として、アルコールやカフェイン、幻覚薬、大麻、吸引剤、睡眠剤や鎮静薬、タバコなどがある。非物質性の対象としてギャンブルがある。ICD-11ではゲームも依存症の対象とされている。

一次予防・二次予防
〔primary and secondary prevention〕
精神疾患や心理的問題の発生を予防し心理的健康の増進を図るための取り組みを、対象の範囲によって分類したもの。一次予防は健康な人々を広く対象とし、心理的問題などの発生を防ぐことを目的とする。二次予防は、心理的問題を潜在的に抱えている人やそのリスクのある人の早期発見と介入を行い、慢性化や重症化を防ぐことを図る。また、すでに心理的問題を抱えてしまった人々への支援、介入や二次障害の予防などは三次予防と呼ばれる。

遺伝子
〔gene〕
遺伝情報を伝達するために必要な要素であり、染色体内のデオキシリボ核酸（DNA: deoxyribonucleic acid）がそれにあたる。DNAは4つの塩基の配列により、遺伝情報をコードしている。その塩基配列の違いにより、その遺伝子がコードするたんぱく質の質または量に違いが生じ、脳の構造や働きに影響する。脳への影響が結果的に、人の心の働きに影響する。

遺伝説
〔hereditarianism〕
発達を規定する要因として遺伝的な要素が重要だとする立場、学説。初期にはゲゼル（Gesell, A.）らによって主張された。この立場では、遺伝的要因によって発現する成熟が教育や学習などには必要であり、それが発達の基盤となると考える。成熟説、生得説とも呼ばれた。

意味記憶
〔semantic memory〕
言語や歴史、計算の仕方など、一般に知識と呼ばれる記憶のこと。意味記憶における概念は、上位概念（たとえば動物）、下位概念（たとえば鳥）、および

それらの特性（たとえば皮膚、翼）が連結された意味ネットワークモデルを構成していると考えられている。長期記憶のなかでも、意識して思い出すことのできる記憶（宣言的記憶もしくは健在記憶）に含まれる。

印象形成
〔impression formation〕
人が何らかの物や人物、集団について推測したり解釈したりして、理解を深める過程。人に対する印象形成では、（1）その人が属する社会的カテゴリーに基づいた情報処理と、（2）その人物に固有の情報に基づいた情報処理の、2つのモードが働くとする考え方がある。

インテーク面接（受理面接）
〔intake interview〕
心理カウンセリングや心理療法において、クライエントに対して最初に行われる面接。その主な目的は、クライエントが何に困っていて、どうなることを望んでいるのかといった主訴を明確にし、それに対してどのような援助が最適であるかを判断すること、クライエントとのラポールを形成することである。

インフォームド・コンセント
〔informed consent〕
対人援助において、援助を行う専門職が患者や相談者に対して行う支援や介入について十分な説明を行い、その上でそれらの実施について同意を得ること。医療だけでなく福祉、心理、教育などさまざまな場面における援助での不可欠な手続きとなっている。

ヴィゴツキー
〔Vygotsky, Lev Semenovich 1896-1934〕
旧ソヴィエト連邦の心理学者。発達領域だけでなく心理学の幅広い領域において多くの理論的、実験的研究を行った。発達領域においては**発達の最近接領域**や正統的周辺参加などの重要な概念を提唱して発達における社会や文脈の重要性を指摘した。また障害学あるいは障害児教育学においても業績を残している。

ウェクスラー

〔Wechsler, David 1896–1981〕

アメリカで活躍した心理学者。知能を「目的的に行動し、合理的に思考し、効率的に環境を処理する個人の総体的能力」と捉えた。著名な業績として、ウェクスラー成人知能検査（WAIS）、ウェクスラー児童用知能検査（WISC）、ウェクスラー幼児用知能検査（WPPSI）といった、今も改訂を重ねながら世界で広く使われる知能検査を開発した。

うつ病

〔depressive disorder〕

持続的な悲しみ、抑うつ気分、それまでやりがいや楽しみを感じていた活動に対する興味または喜びの欠如を特徴とする。体重の減少や増加、不眠や過眠、疲労感などの身体症状や思考力や集中力の低下などの認知機能の変化もみられる。

ヴント

〔Wundt, Wilhelm Maximilian 1832–1920〕

ドイツの心理学者。ヴントの講義は実験のデモンストレーションを伴うものであったことが伝えられている。精神物理学の影響を受け、**ヘルムホルツ**の助手を務めたこともある。実験心理学の創設者とみなされることが多いが、ヴント自身はフェヒナーの師であるウェーバーを実験心理学の父と呼びたいと回顧録で述べている。

エインズワース

〔Ainsworth, Mary Dinsmore Salter 1913–1999〕

アメリカ出身の発達心理学者。**アタッチメント理論**の発展に寄与した。特に、**ストレンジ・シチュエーション法**を開発し、子どもと養育者とのやりとりを観察して、アタッチメントのタイプを分類し、それぞれのタイプに分類した子どもの養育者との関わり方の特徴を見出した研究が有名である。

エクマン

〔Ekman, Paul 1934–〕

アメリカの心理学者で、表情や感情についての研究を行っている。文化を超えて共通して理解が可能な表情（喜び・怒り・悲しみ・嫌悪・驚き・恐怖）が存在することを実証し、表情は進化的に獲得された人類に普遍的なものであると主張した。

SST（社会生活スキルトレーニング）

〔Social Skills Training〕

対人場面における困難を、客観的に観察可能なスキルの欠如と捉え、他者との交流に要求されるコミュニケーションスキルの獲得を目標とする訓練法。基本的には①教示、②モデル提示、③リハーサル、④フィードバックという手順で進め、日常場面への般化を促す手続きも用いられる。SSTで学ぶスキルは、友情形成スキル、主張性スキル、問題解決スキルに大別される。

ADHD

〔Attention-Deficit/Hyperactivity Disorder〕

注意欠如・多動症／注意欠如・多動性障害と訳される。「不注意」と「多動性・衝動性」のいずれかまたは両方が持続的に生じ、その問題によって、本人に不利益が生じている場合に診断され得る。症状は学校、家庭、職場など複数の状況で存在する。

エピソード記憶

〔episodic memory〕

「昨日は徹夜して勉強をした」、「去年海外旅行に行った」、など、時空間的な拡がりをもつエピソード的な記憶のこと。長期記憶のなかでも、意識して思い出すことのできる記憶（宣言的記憶もしくは健在記憶）に含まれる。

エビングハウス

〔Ebbinghaus, Hermann 1850–1909〕

ドイツの心理学者。自身を対象とした実験によって、忘却曲線をはじめとして記憶に関する多くの重要な発見をし、記憶に関する実験研究の先駆けとなった。主著は1885年初版出版の"Memory: A contribution to Experimental Psychology"（『記憶について – 実験心理学への貢献』）。

MMSE

〔Mini Mental State Examination〕

1975年にフォルスタイン（Folstein, M. F.）らによって精神疾患からせん妄と認知症を鑑別する目的で

作成された簡易的認知機能検査（スクリーニング検査）である。日本では杉下らによって MMSE-J 精神状態短時間検査　改訂日本版が開発されている。見当識、記憶、注意と計算、言語、視覚構成の領域で構成されており、言語性検査課題に加え、動作性検査課題が設定されている。

エリクソン

〔Erikson, Erik Homburger 1902-1994〕

アメリカで活躍した心理学者、精神分析家。アンナ・フロイト（Freud, A.）に師事し、**フロイト**（Freud, S.）の心理性的発達説を元にヒトの心理的発達をライフサイクルすなわち生涯発達の視点から理論化した。中でも青年期を中心とした**アイデンティティ**の重要性を指摘したことで知られる。

エリス

〔Ellis, Albert 1913-2007〕

論理情動行動療法を創始した、アメリカの心理療法家。精神分析の訓練を受け、精神分析のクリニックを開業。その後、精神分析から離れ、行動療法などの影響を受け、独自の心理療法を発展させた。内面で非合理な信念を自分自身に言い聞かせるために感情や行動上の問題が生じると捉え、その信念を変容させることが必要であるとした。

応用行動分析

〔おうようこうどうぶんせき〕

〔applied behavioral approach〕

人間を含む動物の行動を対象として、行動の原理がどのように働くかを研究する学問であり、哲学・実験・応用からなる行動分析学の一側面。**スキナー**（Skinner, B. F.）により創始された。行動分析学の目的は、個体がなぜそのように行動するのかという問いに答えることであり、行動の原因を個体の側ではなく、環境要因に求める。オペラント条件づけが中核をなす。

オルポート, G. W.

〔Allport, Gordon Willard 1897-1967〕

アメリカの心理学者。心理辞書的研究により、**パーソナリティ**を表す言葉の抽出・整理を行い、その後のパーソナリティ研究の発展に大きく貢献した。また、「個人の環境への適応を決定するような心理的身体的な諸々のシステムからなる、個人の中の力動的な組織」というパーソナリティの定義も有名である。

海馬

〔かいば〕

〔hippocampus〕

側頭葉内部に位置し、タツノオトシゴのような形状をしている。海馬は長期記憶と関連しており、海馬とその近辺領域を手術により除去すると、短期記憶や遠い過去の記憶の想起に困難はないものの、新たな長期記憶の形成に問題が生じることが H. M. の症例により明らかにされている。

学習性無力感

〔がくしゅうせいむりょくかん〕

〔learned helplessness〕

行動の結果が伴わず、問題が解決されないという状況を繰り返し経験することで、無力感が学習され、問題解決が可能な場面においても行動することを諦めてしまう現象。**セリグマン**（Seligman, M. E. P.）とメイヤー（Maier, S. F.）によって発見された。

確証バイアス

〔かくしょう〕

〔confirmation bias〕

仮説を裏付ける情報ばかりを集め、それを否定する情報を無視してしまう認知バイアス。たとえば、血液型によって性格が決まると言われると、各血液型の特徴（A 型は几帳面、など）と合致する行動ばかりに注目し、血液型の特徴に合致しない言動（A 型でずぼら、など）を例外として無視することで、あたかも血液型と性格に関連があるように見えてしまう（実際には科学的根拠はないにもかかわらず）。

カクテルパーティ効果

〔こうか〕

〔cocktail party effect〕

騒音下であっても、自分にとって関心のある音声内容に注意が喚起されることで情報処理が促進される効果。カクテルパーティのような騒々しい場面においてみられる効果であることから、このように名づけられた。

家族療法

〔かぞくりょうほう〕

〔family therapy〕

個人の問題を家族との相互作用のなかで捉え、家族

を治療単位として介入を行う。個人を対象とする心理療法の限界を踏まえ創始された。もとは精神分析の流れから生まれたが、その後、さまざまな理論を取り込み、現在では多種多様な理論的枠組をもった治療的アプローチが存在する。

感覚モダリティ
〔sensory modality〕

視覚・聴覚・皮膚感覚・嗅覚・味覚のいわゆる五感（五官）にはそれぞれに外的な環境を知るための情報（適刺激）に反応する受容器がある。それぞれの感覚器を通じて経験する、「見える」「聞こえる」などの固有の性質を感覚モダリティ（感覚様相）と呼ぶ。

環境説
〔environmentalism〕

発達を規定する要因として、環境からの刺激が重要だとする立場、学説。古くはロック（Locke, J.）などの経験論哲学をルーツにもち、心理学では行動主義の立場から主張された。この立場では、ヒトが出生後に経験するさまざまな環境からの学習によって発達が生じると考える。経験説とも呼ばれた。

観察学習
〔observational learning〕

他者（他個体）の行動を観察することによって生じる学習。他個体がある状況でどのように振る舞い、その結果としてどのような事象が生じたかを観察することで、自身が直接その状況で試行錯誤しなくても適切な行動をとれるような変化を生じさせる。模倣学習や代理強化などが観察学習の典型例である。

観察法
〔observation method〕

観察法とは、対象の行動を注意深く見ることによって、情報収集する心理学研究の方法の１つである。観察法は、自然の状況下で対象の行動をありのままに観察する自然観察法と、観察したい対象行動が生じるようにその環境や状況を観察者側で統制し、その中で生起する対象行動を観察する実験的観察法に大別される。

感情の理論
〔theories of emotion〕

感情の生起メカニズムについての理論。代表的なものとして、身体反応が感情の生起をもたらすというジェームズ・ランゲ説や、状況を脳が処理することが感情の生起をもたらすというキャノン・バード説がある。さらに、身体反応だけでなく、その原因の認知も感情の生起に関わるという二要因説も提唱されている。

帰属理論
〔attribution theory〕

他者や自分の行動を観察して、その行動の動機をその人の属性に帰属させるか（属性帰属）、その人が置かれている状況に帰属させるか（状況帰属）の理論。ハイダー（Heider, F.）により提唱され、その後発展した。北米などでは、属性の影響を過剰に見積もり状況の影響を過小評価する傾向（根本的な帰属の誤り）が一般的とされている。

機能主義
〔functionalism〕

心理学の研究目標は意識の適応的機能を明らかにすることにあると考える心理学の学派。内観に基づくアプローチに反対し、心の働き（mental operation）を重視した。機能主義の命名はティチェナー（Tichener, E. B.）によるが、さかのぼって**ジェームズ**（James, W.）にも適用されることがある。

機能的磁気共鳴画像法（fMRI）
〔functional Magnetic Resonance Imaging〕

強力な磁場を発生するMRI装置に参加者の頭部を入れ、非侵襲的に脳血流の変化を測定する方法である。空間分解能の高い手法であり、fMRIを利用することで人の心の働きとそれに関連する脳領域のマッピングが進んだ。脳血流は脳の電気活動よりも緩やかに変化するため、時間分解能は比較的低い手法である。

ギブソン
〔Gibson, James Jerome 1904-1979〕

アメリカの知覚心理学者。それ以前の近刺激と遠刺激の関連から知覚を記述するのではなく、環境と動物（生活体）との相互依存関係として知覚が成り立つと考え、人間をはじめとする生活体の経験する生態学的事象（ecological event）を重視した。

基本感情
〔basic emotion〕
進化の過程で獲得された、人類が共通して普遍的に有しているとされる感情のこと。**エクマン**（Ekman, P.）は、文化にかかわらず認識が可能な表情の存在から、喜び・怒り・悲しみ・嫌悪・驚き・恐怖の6つを基本6感情とした。

QOL
〔Quality of Life〕
生活の質、生命の質、人生の質と訳され、生活満足、幸福感とも表現される。身体面、心理面、自立の程度、社会的つながり、環境面、個人の信条や心の持ち方においてどの程度人間らしく満足した生活を送っているかを評価する概念。経済面や身体面よりも主観的な充実度を重視する。

強化スケジュール
〔schedules of reinforcement〕
道具的条件づけにおいて、行動に対して後続事象である強化子がどのように随伴するかを記述したもの。大きくは行動のたびに必ず強化子が随伴する連続強化と、行動を何回かとった後で強化子が随伴する間欠強化の2つに大別できる。

共有環境・非共有環境
〔shared environment/non-shared environment〕
「行動遺伝学」の項も参照のこと。共有環境は、ふたごがともに経験した生育環境、非共有環境はふたごが個別に経験した環境を指す。もしある行動が、一卵性双生児の間でも二卵性双生児の間でも同程度に類似していたら、共有環境の影響が大きいと推察できる。一方、遺伝子を100％共有する一卵性双生児の間でも行動の類似性が低ければ、その行動には非共有環境の影響が強いと考えられる。

クライン
〔Klein, Melanie 1882–1960〕
ウィーンに生まれ、フロイトの弟子であるアブラハム（Abraham, K.）に教育分析を受けた精神分析家。後にイギリスで活躍し、**対象関係論**を発展させていった。乳幼児の精神分析的治療を行い、遊戯療法の創始者の1人となった。精神分析的遊戯療法をめぐっては、A. フロイトと長い間激しい対立をし、論争を繰り返した。

クレペリン
〔Kraepelin, Emil 1856–1926〕
ドイツ生まれの医学者、精神科医。実験心理学者の**ヴント**（Wundt, W. M.）や神経解剖学者で精神科医のグッデン（Gudden, B.）に師事。精神疾患を早発性痴呆と躁うつ病に分類し、現代精神医学における分類体系の基礎を作った。主著は1883年初版出版の"Compendium der Psychiatrie"（『精神医学教科書』）。

ゲシュタルト心理学
〔gestalt psychology〕
要素よりも全体性を重視する心理学の学派。構成主義的な意識経験を要素に分解するアプローチを否定し、パターンや布置の全体から生じる解釈を重視した。体制化においてはその構成要素に力学的な関係性が働くと考えていた。プレグナンツの法則、図と地による体制化などが有名。

ケース・フォーミュレーション（事例定式化）
〔case formulation〕
介入や支援を行うために、クライエントが抱えている問題が生じた要因やその問題が解決できずに続いている要因に関する仮説を立て、介入や支援を行う際に反映させること。もともとは認知行動療法の実践と研究から発展したものであるが、現在では他の心理療法でも取り入れられている。

健康心理学
〔health psychology〕
健康の増進と維持、疾病の予防と治療などについての原因や対処を心理学の観点から検討し、得られた

知見を、ヘルスケアシステムや健康政策の提案、改善に役立てることを目指した応用心理学の一領域。心の健康と身体の健康の両方を扱う。

言語獲得装置（LAD）
〔Language Acquisition Device〕
言語獲得装置とは、**チョムスキー**（Chomsky, N.）によって提唱された仮説上のモジュールである。言語獲得装置には、普遍文法というあらゆる言語に共通のルールが含まれており、周りの環境（他者の話す言語など）がきっかけとなって、普遍文法が機能し、言語を獲得することができると、チョムスキーは仮説を立てたのである。

言語発達
〔language development〕
言語は、音声や文字によって表され、他者とのコミュニケーションや、自己の思考の整理等に使用される。文法や単語など複雑なシステムを覚える必要があるため、獲得は容易ではないが、子どもには飛躍的な言語発達がみられる。

語彙獲得
〔vocabulary acquisition〕
語彙とは、単語の総体のことを指す。つまり語彙獲得とは、知っている単語が増加することをいう。一般的に、ヒトは1歳半ごろから、語彙が急激に増加する時期を迎える。これを語彙爆発と呼び、個人差はあるが、3歳で1000語前後、6歳で3000語前後の語彙を獲得すると考えられている。

効果の法則
〔laws of effect〕
ある状況の中でとったいくつかの行動の中で好ましい結果をもたらした行動はその状況と強く結びつき、逆に好ましくない結果をもたらした行動はその状況との結びつきを弱めるという法則。問題箱の実験を通じて**ソーンダイク**（Thorndike, E.）が提唱したものであり、後の強化・弱化の概念に繋がった。

構成主義
〔structuralism〕

心理学の研究目標は意識の構成要素を明らかにすることにあると考える心理学の学派。内観法を用いて、意識経験を個々の感覚や感情などの基本的な要素に分解することを基本的な研究手法とした。このような観点は要素主義として批判された。

行動遺伝学
〔behavioral genetics〕
主に一卵性双生児や二卵性双生児を対象とした研究によって、人間の行動に及ぼす遺伝と環境の影響を理解しようとする学問。双生児間の類似性を、一卵性双生児と二卵性双生児で比較することにより、ある行動に対する遺伝と環境の影響の大きさを検証する。

行動主義
〔behaviorism〕
心理学の研究目標は観察可能な刺激と反応の関係を明らかにすることであると考える心理学の学派。その関係を説明する際にも心的概念への言及は忌避される。こうした姿勢を厳格に捉える立場（徹底的行動主義）、あくまで方法論的なものであると捉える立場（方法論的行動主義）、媒介変数を認める立場（新行動主義）などがある。

公認心理師
〔certified public psychologist〕
2017年に制度化された、日本における心理職の国家資格。公認心理師法によって規定される名称独占資格であり、2019年度から運用がスタートした。保健医療、福祉、教育その他の領域において、心理に関する支援を要する者の心理状態の観察と分析、当人やその関係者への心理に関する相談と援助、心の健康に関する知識の普及といったことが業務となっている。

国際生活機能分類（ICF）
〔International Classification of Functioning, Disability and Health〕
人の生活機能と障害を全面的に把握するためにWHOによって作成された。1980年制定の『国際障害分類（ICIDH）』を全面的に改訂したものである。人間の生活機能と障害について「心身機能・身

体構造」「活動」「参加」の３つの次元及び「環境因子」等で構成されている。

心の理論
〔theory of mind〕
自己および他者に心的状態を帰属することができる状態が、心の理論を獲得した状態であると定義されている。つまり、目には見えない心という理論を用いて、目に見える行動等の根拠を推測するための能力が心の理論の能力である。個人差はあるものの、定型発達児では幼児期を通して獲得され、児童期にはほぼ全員が獲得していることがわかっている。

誤信念課題
〔false belief task〕
誤信念課題は、**心の理論**の獲得を測定するために用いられる課題である。心の理論の獲得を確認するためには、心という理論を用いて他者の行動を予測できるかを調べる必要がある。その時、現実に基づいた行動予測だけでは、他者の心的状態を推測しているかがわからないため、他者が、現実とは異なる思い込み（誤信念）を持っていることを理解しているかを確認するために誤信念課題が用いられる。

古典的条件づけ
〔classical conditioning〕
特定の行動（無条件反応）を誘発する刺激Ａ（無条件刺激）と、本来はその行動を誘発しなかったはずの刺激Ｂ（中性刺激）との組み合わせを経験することにより、その行動が刺激Ｂによっても誘発されるようになる現象。条件づけが成立した段階においては、中性刺激であった刺激Ｂは条件刺激へと変わり、誘発される行動は条件反応と呼ばれる。

コーピング
〔coping〕
ストレスフルな状況や、そこから生じた不快な情動を低減することを目的として行う認知的・行動的努力。ストレスコーピング、対処行動ともいう。問題を直接的に解決しようとする「問題焦点型」と、問題によって生じた不快な情動を軽減・調整しようとする「情動焦点型」の２種類に分類される。

コミュニティ心理学
〔community psychology〕
コミュニティすなわち地域社会の視点から、そこに所属する市民の精神保健にアプローチする心理学の一分野。20世紀半ばのアメリカで始まった地域精神保健運動にルーツを持つが、その定義や対象は時代のニーズに応じて変化してきている。心理的問題を抱える個人だけでなく、彼らを取り巻く環境や社会システムへの介入も行い、個人と環境との適合を図ることを重視する。

コールバーグ
〔Kohlberg, Lawrence 1927-1987〕
アメリカ出身の心理学者。**ピアジェ**（Piaget, J.）が行った子どもの**道徳性**の発達に関する研究に影響を受け、子どもの葛藤場面における道徳判断に関する研究を行った。特に、ハインツのジレンマ課題は有名であり、これに基づいて道徳性の発達段階を提唱した。また、学校での道徳教育に向けた応用研究も多く行った。

錯視
〔visual illusion〕
われわれの視知覚は物理的な特徴と必ずしも一致していないが、観察対象の物理的（客観的）な特徴と、知覚（経験）する特徴に大きな差異があるときに、特にその現象を錯視と呼ぶ。

サクセスフル・エイジング
〔successful aging〕
高齢者の生き方のモデル。「幸福な老い」「良い人生を送り天寿をまっとうすること」とも訳される。疾患や障害がないこと、高い認知機能や身体機能を有していること、高い**QOL**、社会参加や社会貢献をしていることなどの要素から構成される。

3色説
〔trichromatic theory〕
ヤング（Young, T.）が1801年に発表した説をもとに**ヘルムホルツ**（Helmholtz, H.）が体系化した色覚に関する理論。3原色説ともいう。網膜上の光を感じる視細胞のうち、色覚と関連している錐体細胞は

3種あり、それぞれが長・中・短波長の光に感度が高い。これら3種それぞれの錐体の興奮の程度の比率によってさまざまな色の感覚が生じるとされる。

GHQ 精神健康調査票
〔The General Health Questionnaire〕
1972年に精神科医のゴールドバーグ（Goldberg, D.）によって、主として神経症者の症状を評価、把握し、診断を行うために開発された60項目からなる質問紙。日本では30項目版・28項目版・12項目版の短縮版も作成されている。臨床場面で活用されているGHQ28は、①身体症状、②不安と不眠、③社会的活動障害、④うつ傾向に関する因子から構成されている。

ジェームズ
〔James, William 1842-1910〕
アメリカの心理学者、哲学者。アメリカの心理学の立役者であり、アメリカ心理学会の会長を務めた。情動の**ジェームズ・ランゲ説**でも知られる。大著『心理学原理』の出版後は哲学に活動の中心を移し『宗教的経験の諸相』『プラグマティズム』『純粋経験の哲学』などを著した。

ジェームズ・ランゲ説
〔James-Lange theory〕
ジェームズ（James, W.）とランゲ（Lange, C.）によって提唱された感情生起についての考え方。「泣くから悲しい」といったように、その状況に応じた身体反応がまず生じ、その身体反応を脳が処理することによって感情は生起するとした。身体反応が感情の源であるという考え方のため、末梢起源説とも言われる。

自己意識
〔self-consciousness〕
自己に注意を向け内省している状態。次の2方向から概念化されている。(1) 公的自己意識：自分の容姿や行動など他者から観察可能な側面への意識、(2) 私的自己意識：感情、動機、思考、態度などの内面的な側面への意識。

思考
〔thinking〕
イメージや言語のように、認識可能な記号ないし意味要素として心的に表象される知識を想起・操作することによって、周囲の状況に応じて必要な情報処理を行う認知的活動。推論や問題解決、意思決定等を含む。

自己決定理論
〔self-determination theory〕
デシ（Deci, E. L.）とライアン（Ryan, R. M.）によって提唱された考え方。外的な目的によってもたらされている外発的動機づけを、行動の自己決定によって区分した。自己決定の程度が高まると、行動の目的が行動自体に内在化されていき、自律的に行動が生じている内発的動機づけへと近づいていくとされる。

自己効力感
〔self-efficacy〕
バンデューラ（Bandura, A.）によって提唱された概念。ある結果をもたらすために必要な行動を、自分自身が適切に実行できるかどうかという確信のことを指す。行動が実行に移されるかどうかに影響するとされ、自己効力感が高い場合の方が、行動は実行されやすくなる。

支持的精神療法
〔supportive psychotherapy〕
心身の症状を改善し、自己評価や自我機能、適応スキルの維持や再獲得、改善などの直接的な手法を用いる治療法。意識できる問題や葛藤を扱い、セラピストが質問するというより、クライエントが常に話せるよう意識する。心理療法の土台となるものであり、セラピストの態度など非言語的な側面を多く含み、技法と人柄をつなぐものといわれている。

事象関連電位 （ERP）
〔Event-Related Potentials〕
参加者の頭部に装着した電極により、ある事象に関連した脳の電気活動の変化を測定する。時間分解能の高い手法であり、事象の生起からどの程度の潜時

でそれにかかわる情報処理が生じるか検討すること
ができる。ただし、空間分解能は比較的低く、その
事象関連電位の発生源を局所的に特定することは難
しい。

自然選択（自然淘汰）
しぜんせんたく　しぜんとうた

〔natural selection〕

「**進化**」の項も参照のこと。ある形質を持つこと
が、その時生息する自然環境に対してたまたま適応
的、すなわち生存や繁殖に有利かどうかにより、遺
伝されやすい形質と遺伝されにくい形質が分かれて
ゆくこと。

自尊感情
じそんかんじょう

〔self-esteem〕

自己を尊重し自分自身を価値ある存在と認識する内
的感覚。自尊心とも呼ばれる。自尊心の測定のため
ローゼンバーグ自尊心尺度が多用されており、そこ
では「（自分は）少なくとも人並みに価値ある人間
である」などの項目への同意の程度で計測する。

失語
しつご

〔aphasia〕

書面または口頭で言語を理解したり表出したりする
能力の障害を特徴とする認知障害。言語を制御する
脳領域への損傷によって引き起こされる。脳卒中、
脳腫瘍、感染症、認知症が言語領域に進行すること
によって失語が引き起こされることもある。

質問紙法
しつもんしほう

〔questionnaire method〕

心理学における調査的研究法の1つであり、対象者
に対し必要な情報について言語的な回答を求める方
法である。質問紙とは、パーソナリティ特性や個人
の心理的状態などを測定するために作成された一連
のリストを用紙に印刷したり画面上に表示したりし
た調査票のことを指す。

自閉スペクトラム症（ASD）
じへい　　　　　　　　　しょう　エーエスディー

〔Autism Spectrum Disorder〕

自閉スペクトラム症とは、発達障害の1つである。
DSM-5では、①複数の状況で社会的コミュニケー
ションおよび対人的相互反応における持続的な欠陥

がある、②行動、興味、または活動の限定された反
復的な様式の両方の特徴を持ち、それらの症状は発
達早期から存在し、現在の機能に臨床的に意味のあ
る障害を引き起こしており、知的能力障害や全般的
発達遅延でうまく説明されない場合に診断される。

社会的学習理論
しゃかいてきがくしゅうりろん

〔social learning theory〕

学習は他者との社会的関係の中で生じるものである
とする理論。**バンデューラ**（Bandura, A.）によっ
て提唱された理論であり、観察学習やセルフコント
ロールのプロセスを記述し、学習・遂行における自
己効力の働きについても論じている。学習主体の認
知に着目した理論であり、後に社会的認知理論へと
発展する。

社会的認知
しゃかいてきにんち

〔social cognition〕

他の人や自分、あるいはそれらを含む社会的事柄に
ついて知覚したり判断したり解釈したりすること。
外から直接観察できない心的処理過程であり、認知
心理学から提出された概念や用語を用いて議論され
ることがある。

主観的幸福感
しゅかんてきこうふくかん

〔subjective well-being〕

幸福感の主観的側面。自己・家族・仕事など特定の
領域に対する満足や人生全般に対する満足を含み、
時間的安定性と状況に対する一貫性をもつ。認知的
側面と感情的側面の2つの領域から構成される。認
知的側面は人生に満足していることを指し、感情的
側面はポジティブ感情が高くネガティブ感情が低い
ことを指す。

首尾一貫感覚（SOC）
しゅびいっかんかんかく　エスオーシー

〔Sense of Coherence〕

自分の生きる生活世界は首尾一貫している、筋道が
通っている、腑に落ちるという感覚。把握可能感
（自分の問題は秩序があり予測・説明が可能だとい
う感覚）、処理可能感（自分の問題に対処する資源
を得られるという感覚）、有意味感（人生における
問題は挑戦であり取り組む価値があるという感覚）
の3つの側面から構成される。

守秘義務
〔confidentiality〕

職務上知り得た他者の秘密を、当人の許可を得ずに第三者に漏らしてはならないという義務。医師や弁護士といった専門職や公務員など広範な職種に適用されており、刑法の秘密漏示罪などさまざまな法令で規定されている。ただし、児童虐待が疑われる場合など必要な情報開示はこの対象にはならないといった例外の規定も設けられている。

馴化・脱馴化
〔habituation/dishabituation〕

ある行動を生起させる刺激に繰り返しさらされていると、次第にその刺激によって生起される行動が小さく弱いものになっていくことを馴化と呼ぶ。馴化が生じた後に、異なる刺激に接触したり、休息期間をあけて刺激に接触したりすることで行動が復活することは脱馴化と呼ばれる。

生涯発達
〔life-span development〕

発達を子どもが大人に変化するプロセスとしてではなく、出生から死に至るまでの生涯にわたる変化のプロセスとして捉える考え方。長寿化などを背景に、近年は生涯発達の概念が定着している。この視点においては、発達とは成長や獲得だけでなく衰退や喪失も含めた個人の変化を意味する。

消去
〔extinction〕

条件づけによって成立した反応を取り除こうと取られる条件づけ手続き、およびその結果。古典的条件づけの消去は条件刺激の単独提示によって行われる。道具的条件づけの消去は行動に対して強化子（罰子）の随伴を中止することによって行われる。

自律神経系
〔autonomic nervous system〕

末梢神経系の一部であり、交感神経系と副交感神経系により構成されている。自律的に内臓活動を制御しており、意図的にその活動を制御することは難しい。しかし、心拍などの身体活動に伴い知覚可能な刺激（例：音刺激）を与えるバイオフィードバックにより、ある程度意図的な制御が促される。バイオフィードバックによる自律神経系の制御は、抑うつの治療に効果があることが示されている。

進化
〔evolution〕

同じ種に属する生物も個体差が存在するが、特定の形質を持つことが、その時生息する自然環境において、たまたま生存や繁殖に有利である場合、その形質が遺伝しやすくなり、世代を経たのちに種全体の形質が変化したり、種が分かれたりすること。

進化心理学的アプローチ
〔evolutionary psychology〕

「**進化**」や「**自然選択（自然淘汰）**」の項も参照のこと。進化論の考え方を心理学に導入し、「心の働き」や行動の傾向も自然選択などによる進化の産物であると考える心理学研究の方法。ヒトに限らず、その他の動物を対象とした研究も多い。

神経科学
〔neuroscience〕

神経系の働き、構造などを研究する学問である。その中には、病理における神経系の変化を検証する領域や、人の認知活動や社会的活動を支える神経系のメカニズムを検証する領域があり、これらは心理学と関連が深い。神経科学的研究と心理学的研究の知見を組み合わせることで、より人の心を理解することが可能になる。

神経細胞
〔neuron〕

神経系は多数の神経細胞から構成されている。ある神経細胞が発火すると電気的活動が生じるが、その活動が他の神経細胞に伝搬することで情報伝達が行われる。神経細胞同士はシナプス（synapse）で接合しており、前シナプスから放出された神経伝達物質が後シナプスにおける受容体により受容されることで、活動が伝搬される。

心身二元論
〔mind-body dualism〕

心と物質はそれぞれ別種の存在であり、異なる法則性にしたがうという考え方。このように考えるのであれば、物質である身体と心がどのような関係にあるのかという問いに答える必要がある。デカルトは脳に心と身体がやり取り（相互作用）する部位があると論じた（心身相関説）。スピノザやライプニッツは心と身体がそれぞれ並行に動作するのみで影響を及ぼしているわけではないと考えた（心身並行説）。

心拍変動（HRV）
〔Heart Rate Variability〕
呼吸などに伴って生じる R-R 間隔のゆらぎをさし、高周波成分（0.15 Hz-0.40 Hz）が副交感神経系の活動を反映している。**ストレス**の生理学的指標とされており、心拍変動とストレスは負の相関関係にある。心拍変動のバイオフィードバックを用いた介入は、ストレス制御に効果があることが示されている。

ジンバルドー
〔Zimbardo, Philip 1933-〕
アメリカの心理学者。スタンフォード模擬刑務所実験で有名。この実験の様子から、人は、不適切な社会的環境に置かれると、極端に屈辱的、支配的になったり、逆に抑うつ的、無気力になったりすることがあるとしている。

心理アセスメント
〔psychological assessment〕
クライエントに対して、最も有効な支援や介入のあり方を模索したり、最適な処遇を判断したりするために、クライエントが抱えている悩みや問題を把握し、それらとパーソナリティの特徴、生活史、クライエントをとりまく家族や社会環境などがどのようにかかわっているかを総合的に理解し、評価すること。その手法として、心理検査、面接法、観察法などがある。

心理学
〔psychology〕
心もしくは行動に関する学問・研究領域であり、一般には 19 世紀後半から 20 世紀初頭にかけて成立し

た経験科学を指す。研究の対象は感覚・知覚、記憶、学習、思考、感情、パーソナリティ、対人行動、発達、健康など多岐にわたり、必ずしも統一的な理論的基盤やアプローチを共有せず、複数の研究領域のゆるやかな集合体とみることができる。

心理検査
〔psychological test〕
心理検査では、一定の条件のもとに、あらかじめ定められた質問項目や問題への回答を求めたり、作業を課したりする。それに対する回答や反応、その成果を所定の観点から一定の標準に照らして質的あるいは量的に記述する組織的方法をさす。心理検査には、知能検査からパーソナリティ検査などさまざまなものがある。

スキナー
〔Skinner, Burrhus Frederic 1904-1990〕
アメリカの心理学者。連合学習の原理を体系的に整理し、徹底的行動主義と呼ばれる立場をとった。スキナー箱と呼ばれる実験装置の開発は、道具的条件づけについての詳細な検討を行うことを可能にした。スキナーの貢献は基礎分野の研究にとどまらず、**応用行動分析**の創始により心理臨床や教育などの応用分野にも影響を与えている。

スクールソーシャルワーカー
〔school social worker〕
学校に通う児童、生徒やその家族などを対象にソーシャルワークを行う専門職。問題を抱えた児童、生徒の周囲にある環境に働きかけたり、関係機関との連携や調整を行ったり、学校内におけるチーム体制の構築を行ったりすることなどが主な業務とされる。日本では文部科学省によって 2008 年度に事業がスタートした。

ストレス
〔stress〕
セリエ（Selye, H.）はストレスを「外界からの刺激よって生じる生体の非特異的反応」と定義し、「ストレスを引き起こす外界からの刺激」をストレッサーと名付けた。ストレッサーに適応しようとして、心理面、身体面、行動面の反応が生じる。長期的な

ストレスは心身の病につながり得る。

ストレンジ・シチュエーション法
〔strange situation〕
ストレンジ・シチュエーション法とは、子どものアタッチメントタイプを観察する方法として、**エインズワース**（Ainsworth, M.）によって開発された手法である。ストレンジ・シチュエーション法では、子どもにとって、新奇な状況である実験室で、アタッチメント行動を誘発するように、8つの場面を設定し、子どもの様子を観察する。

ぜい弱性ストレスモデル
〔stress-vulnerability model〕
ある病気へのかかりやすさをぜい弱性（脆弱性）と言う。ぜい弱性ストレスモデルでは、病気を発症するかどうかはある個人のもつぜい弱性とストレスとなる出来事との組み合わせにより、ストレスが個人の閾値を超えた時に病気を発症すると考える。ストレスぜい弱性モデル、素因ストレスモデルとも呼ばれる。

精神分析
〔psychoanalysis〕
フロイト（Freud, S.）の創始した心理学理論、その理論に基づく心理療法、人間の心の研究方法である。主要な理論として、局所論、構造論、力動論、発生論、適応論がある。フロイト以降さまざまな学派やアプローチが誕生し、発達心理学、パーソナリティ心理学に大きな影響をもたらした。認知行動療法など精神分析批判から創始された心理療法も多く、心理療法全体への影響力も大きい。

生態学的システム理論
〔ecological system theory〕
ブロンフェンブレンナー（Bronfenbrenner, U.）が提唱した子どもの発達に関する理論。子どもを取り巻く環境を生態学的システムとして捉え、システムと環境とが相互に影響を及ぼしあう中で発達が生じると提唱した。

生態学的心理学
〔ecological psychology〕

バーカー（Barker, R. G.）による生態学的心理学と、**ギブソン**（Gibson, J. J.）による生態学的心理学がある。前者は「バーカー」の項を参照のこと。本項では後者について解説する。知覚心理学者であるギブソンはアフォーダンス理論を提唱した。アフォーダンス（affordance）とは、環境が備え、それぞれの生体に対して与える意味や価値などの情報を指す。

精緻化見込みモデル（ELM）
〔Elaboration Likelihood Model〕
態度変容に際して、説得メッセージ内の証拠や議論を注意深く精査するルート（中心的ルート）と、説得メッセージの送り手の魅力度や権威などの偶発的手がかりを用いて判断するルート（周辺的ルート）があると考える。ペティとカシオッポによって最初に提唱された。

説得
〔persuasion〕
ある争点、事柄、人物に関する他者の態度や信念を変えようとすること。言語・非言語的メッセージを用いて行なわれる。説得の技法として、フット・イン・ザ・ドア法（最初に小さな要求を示し、その後、より重要な本来の依頼をする方法）などが有名である。

セラピストの3条件
〔three core conditions〕
ロジャーズ（Rogers, C.）により提唱されたセラピストの態度を指し、クライエントの自己成長に欠かせないとされる。3条件とは、無条件の肯定的配慮（自身の価値観や常識にとらわれずクライエントのありのままを理解し受容する）、共感的理解（クライエントの世界をあたかも自分のことのように感じる）、自己一致（クライエントの体験や感情を偽ることなく理解して伝え返すことができる）である。

セリグマン
〔Seligman, Martin Elias Pete 1942-〕
アメリカの心理学者。**ポジティブ心理学**の創始者の1人である。学習性無力感の研究からうつ病の発症モデルを提案し、うつ病になりにくい特性として楽

観主義の研究を進めた。心理学は人間の強みやポジティブな側面にも注目し、充実した人生に導くことを目標とすべきとした彼の主張がポジティブ心理学のはじまりであるとされる。

潜在学習
〔latent learning〕
学習しようとする意図や自覚、あるいは学習を動機づける強化子がない状態で生じており、遂行の要求や遂行を動機づける報酬がない限りは行動の変化として表出されない学習。

線条体
〔striatum〕
大脳基底核に位置し、ドーパミン経路の一部である。一次報酬（食べ物など）や二次報酬（社会的報酬など）の両者の処理に関与し、モダリティに依存しない。また、報酬に基づいた強化学習にも関与し、特に予測した報酬と実際の報酬の誤差（予測誤差）に関与しているとされている。

選択的注意
〔selective attention〕
特定の情報に対して選択的に注意を向けること。注意を向けた情報処理は促進され、注意が向けられなかった情報処理は抑制される（選択的注意のフィルター理論）。注意資源に余剰がある場合には、無視すべき刺激であっても無意識下において一部処理される（注意の減衰モデル）。

前頭前野（PFC）
〔prefrontal cortex〕
前頭葉前部に位置する脳領域であり、意思決定、実行機能などさまざまな高次認知機能に関与する。前頭前野の損傷により、実行機能を必要とする認知課題の成績が低下するだけでなく、感情制御や他者の視点取得が低下することで社会生活に困難が生じる場合もある。抑うつや統合失調症などの精神疾患において、前頭前野の機能低下がみられている。

相互作用説
〔interactionism〕
発達は遺伝的要因のみ、あるいは環境的要因のみで規定されているのではなく、そのどちらも発達に関与しているという考え方。遺伝と環境の両方を発達の要因としたシュテルン（Stern, W.）の輻輳説や、ジェンセン（Jensen, A. R.）の環境閾値説などさまざまな説が提唱された。現在では、発達のメカニズムには遺伝的要因と環境的要因とが相互に影響を与えあうという複雑な相互作用があると考えられている。

双生児研究
〔twin study〕
「**行動遺伝学**」や「**共有環境・非共有環境**」の項も参照のこと。行動遺伝学では、人間の行動に及ぼす遺伝と環境の影響を理解する上で、一卵性双生児や二卵性双生児などのふたごに注目する。ある行動が、双生児間でどの程度類似しているかを比較することにより、その行動に及ぼす遺伝や共有環境、非共有環境の影響の強さを推定する。

ソーシャルワーク
〔social work〕
社会福祉サービスを実際に利用者に提供する際に必要となる社会福祉援助技術のことで、援助を行う人はソーシャルワーカーと呼ばれる。ソーシャルワークにおいては、個人と社会の相互関連性に注目し、人々が生活していく上での問題を解決・緩和することで、質の高い生活を支援し、個人のウェルビーイング（幸福）の状態を高めることを目指す。

ソマティック・マーカー仮説
〔somatic marker hypothesis〕
感情が意思決定に影響を及ぼしているというダマシオ（Damasio, A. R.）によって提唱された考え方。ソマティック・マーカーとは、過去の経験などをもとに生じる情動的な身体反応であり、意思決定に影響する身体からの信号である。悪い選択肢に直面した際には、それに対しての情動的な身体反応が、その選択肢を避けるよう知らせる信号となり、意思決定を助けているとされる。

ソーンダイク
〔Thorndike, Edward Lee 1874-1949〕
アメリカの心理学者。**ジェイムス**（James, W.）、キ

ャッテル（Cattell, J.）らに師事し、動物の知性について機能主義的な立場からの研究に取り組んだ。ソーンダイクの研究として最もよく知られているのは、**効果の法則**の提唱に繋がった、問題箱を用いた試行錯誤学習に関するものである。

対象関係論
〔object relations theory〕
精神分析の流れをくむ理論の1つで、人間は本来的に対象希求的なものであると捉え、自我と対象との関係のあり方によって人間の精神現象を理解しようとする立場。**クライン**（Klein, M.）やウィニコット（Winnicott, D. W.）らの貢献により発展した。

対人関係療法
〔interpersonal psychotherapy〕
1960年代にアメリカで開発された、うつ病に対する短期精神療法。現在の対人関係を治療対象とし、必要に応じて投薬を併用する。高いエビデンスを有し、米国精神医学会のうつ病治療ガイドラインなどにおいて認知行動療法と並んで有効な治療法として位置づけられている。

態度
〔attitude〕
ある事柄、出来事、人物に対する比較的持続的な評価や感情。**オルポート**（Allport, G. W.）によって、態度はその人の経験を通じて形成され、その人の行動を方向づけると指摘された。また、フット・イン・ザ・ドア法において見られるように、行動によって態度が変わることもある。

大脳皮質
〔cerebral cortex〕
脳表面の組織であり、高次認知に関与する前頭葉、体性感覚や空間認知に関与する頭頂葉、記憶や聴覚に関与する側頭葉、視覚に関与する後頭葉の4つの部位に分かれる。より細かい区分がブロードマン（Brodmann, K.）により行われており、ブロードマンの脳地図では神経細胞の構造に基づき、大脳皮質を52の領野に区分しており、それぞれの領野と心の対応がマッピングされている。

タイプA行動パターン
〔type A behavior pattern〕
心筋梗塞などの虚血性心疾患の発症に関わる一連の行動パターン。性格面では競争心や敵意が強い、野心的、行動面では性急で時間に追われている、大量の仕事を抱えているなどの特徴をもつ。怒りや敵意の感情が交感神経系を活性化させ、血圧や心拍数の上昇などが起こり、虚血性心疾患を起こしやすくなると考えられる。フリードマン（Friedman, M.）とローゼンマン（Rosenman, R.）が提唱した。

多職種連携
〔interdisciplinary approach〕
心理的な問題を抱えた人々への支援において、心理職だけでなく医療、福祉、教育などさまざまな専門職が連携をとり、あるいはチームとなって支援にあたるという考え方。医療現場におけるチーム医療や教育現場におけるチーム学校という取り組みなどが挙げられる。

短期記憶
〔short-term memory〕
感覚器官から入力された情報をごく短時間（数秒間）保持する感覚記憶の中で、必要性や顕著性などから注意を向けたものが、数十秒から数分程度にわたって保持可能な短期記憶として処理されるようになる。アトキンソン（Atkinson, R. C.）とシフリン（Shiffrin, R. M.）によって提案されたが、後に**バドリー**（Baddeley, A.）とヒッチ（Hitch, G.）によって提案されたワーキングメモリに取って代わられる。

知覚
〔perception〕
生活体が、周囲の環境、あるいは自身の状態について、何があり、どのような状況であるかを知ること。外界の対象や、事象・できごとに関する直接経験を指す。

知覚の恒常性
〔perceptual constancy〕
視対象との距離や照明環境等の変化に応じて網膜像

は変化するが、知覚される対象はそれほど変化したように感じない。このように、感覚器に与えられる刺激が変化しても、知覚対象の特徴がそれほど変化しているように感じない（恒常に保たれる）ことを知覚の恒常性と呼ぶ。大きさ、形、明るさ、色、速度の恒常性などが知られている。

知識構造
〔knowledge structure〕
意味記憶において知識を表現していると考えられる、個々の概念のつながりによって構成される構造のこと。個々の概念（動物、鳥、など）が、それぞれのもつ特性（皮膚がある、呼吸する、など）および階層的な関係をもつ概念（上位：動物、下位：鳥、など）と連結して知識を表現するとする意味ネットワーク・モデルを土台として、さまざまなモデルが提案されている。

知的障害
〔intellectual disability〕
「知的機能」と「適応機能」の両方における障害を特徴とする発達障害である。「知的機能」は論理的思考、問題解決、計画、抽象的思考、判断、学校での学習、経験からの学習などから判断される。「適応機能」は、日常生活における自立や社会的責任に関して発達的水準や社会文化的な水準に満たない状態であるとみなされるか否かが診断の基準となる。

知能
〔intelligence〕
統一的な定義は存在せず、含まれる能力の範囲も研究者間で差異があるが、おおまかには、単に学習で覚えた知識や学力ではなく、物事を「理解し」、それに「意味を与え」、何をすべきかを「考え出す」能力のことを指す。「知能検査で測定されたもの」という測定手続きを重視した定義もある。

知能検査
〔intelligence test〕
知能を測定するための検査のこと。ビネー式知能検査やウェクスラー式知能検査をはじめとして、多様な種類の検査が存在する。また、幼児〜成人といった対象者によっても適切な検査の種類は異なる。そ

のため、検査を行う際には、その目的に合わせた検査を実施することが重要である。

知能指数（IQ）
〔Intelligence Quotient〕
知能の水準を測定した検査の結果を表す数値のこと。知能のおおまかな判断基準として、診断や支援に活用される。古典的には「精神年齢÷生活年齢×100」で算出されていたが、近年は、同年齢の集団全体の分布を平均値100、標準偏差15とした時に、個人の得点が同年齢の集団の中でどの位置にあるかを表す指標である偏差知能指数が用いられる。

聴覚説
〔theory of hearing〕
聴覚の適刺激は、大気中を伝わる疎密の繰り返し変化による音波である。聴覚説とは、音波が感覚器である耳に伝わってから知覚するまでの過程を説明する仮説のこと。**ヘルムホルツ**（Helmholtz, H.）による場所説（共鳴説）やラザフォード（Rutherford, W.）による時間説（波形構造時間説）をはじめとし、さまざまな説明やモデルが提唱されている。

長期記憶
〔long-term memory〕
ワーキングメモリによって処理された情報のうち一部が、長期にわたって検索可能な長期記憶として貯蔵される。長期記憶の中でも、意識して思い出すことのできる記憶は宣言的記憶もしくは顕在記憶と呼ばれ、さらなる下位区分として意味記憶とエピソード記憶がある。一方で、自転車の乗り方のように、体で覚えた記憶のことを手続き的記憶もしくは潜在記憶と呼ぶ。

チョムスキー
〔Chomsky, Avram Noam 1928–〕
アメリカ出身の言語学者、哲学者、認知科学者、歴史学者。子どもが、生得的に**言語獲得装置**を持って誕生すると仮定した生成文法理論を提唱した。**スキナー**（Skinner, B.）による言語行動論を批判し、言語に関する認知主義を提唱したことによって、1950年代に始まった認知革命において大きな影響力をもった研究者の1人である。

DSM
〔Diagnostic and Statistical Manual of Mental Disorders〕

日本語の正式名称は『精神疾患の診断・統計マニュアル』。米国精神医学会（APA）によって作成された精神疾患についての診断基準である。1844年にDSMの前身となるものが出版され、1952年にDSMとして初版が出版された。その後の発展と改訂を経て、2021年現在の最新版は2013年刊行、2014年日本語版発行（日本精神神経学会監修）の第5版（DSM-5）である。

投影法
〔projective technique〕

曖昧で多義的な刺激を用いる心理検査法。「インクのしみが何に見えるか（ロールシャッハ・テスト）」、「絵を見て物語を作る（主題統覚検査（TAT））」、「木の絵を描く（バウムテスト）」などの検査に代表されるように、比較的自由度が高く、正誤や優劣のない課題を実施し、その結果からパーソナリティなどを測定する。

動機づけ面接（MI）
〔Motivational Interviewing〕

ミラー（Miller, W. R.）とロルニック（Rollnick, S.）によって開発された対人援助理論。クライエントの内発的動機づけ（内在する「変わりたい」「こうなりたい」という気持ち）を積極的に引き出し、関わることによって、行動変化が生じるようにするカウンセリングアプローチを指す。アルコールや薬物への依存、気分障害や摂食障害等の精神疾患に限らず、生活習慣病や再犯防止にも有効であるとされる。

道具的条件づけ
〔instrumental conditioning〕

特定の状況で自発的に生起した行動に何らかの結果が随伴することによって、その状況での行動頻度が変化する現象。先行している状況（先行事象）と、行動自体、そして行動の結果として生じる事象（後続事象）の随伴関係が学習に関与している。後続事象の変化によって行動の生起頻度が増えるものを強化、行動の生起頻度が減るものを弱化と呼ぶ。

統合失調症
〔schizophrenia〕

妄想、幻聴、解体症状などの陽性症状と情動表出の減少、意欲欠如、無条理、快感消失、非社交性などの陰性症状を特徴とする精神疾患である。注意、処理速度、作動記憶、言語機能などの認知面での障害がみられることもある。

闘争－逃走
〔fight or flight〕

ストレス状況下に置かれた際に生じる身体反応。ストレス状況下においては、その状況への対処として闘争または逃走する必要がある。ストレス状況下では、交感神経系の活動亢進が生じ、心拍・血圧の増加などの身体的変化が生じる。これらの変化は、身体を活動状態にするものであり、闘争－逃走の準備となっている。

同調
〔conformity〕

自分の意見、判断、行動を集団の基準に合うように調整すること。表面上集団と合致しているようであっても、心からそれを受け入れているとは限らない。**アッシュ**（Asch, S. E.）の実験が有名である。自分以外の人がみな同じ意見を言う集団の中にいるときに同調行動が起こりやすい。

道徳性
〔morality〕

道徳性とは、人間としてよりよく生きようとする人格的特性のことであると文部科学省は定義している。心理学の分野では、善悪の判断や、葛藤状況における行動決定が着目されており、**コールバーグ**（Kohlberg, L.）が、3水準6段階からなる道徳性の発達理論を提唱した。

特性論
〔trait theory〕

各人の特徴をいくつかのパラメーターの数字の大小の組み合わせで表すことで、個々人のパーソナリティを理解しようとする理論のこと。各パラメーター

は連続変数で表現されるため、類型論よりもきめ細かく個人のパーソナリティを表現することが可能になる。

トラウマ

〔trauma〕

心的外傷を指す。心的外傷となる出来事として、戦争、災害、事故、犯罪、虐待などの衝撃的な出来事が挙げられる。これらを自分自身が経験するだけでなく、他者が経験しているのを目撃したり近親者や親しい友人に起きたことを耳にしたりすることもトラウマとなり得る。トラウマとなる出来事を経験した後に強い苦痛が持続する場合、PTSD と診断されることがある。

トールマン

〔Tolman, Edward Chace 1886–1959〕

アメリカの心理学者。ハル（Hull, C.）や**スキナー**（Skinner, B.）らとともに新行動主義の立場を創始した研究者として知られる。トールマンは学習・行動の理論に目的や認知地図といった心理概念を取り入れ、必ずしも行動として表出されるとは限らない**潜在学習**が成立することや、報酬は学習の強化子としてだけでなく行動遂行の目的としても機能することなどを論じた。

内発的動機づけ／外発的動機づけ

〔intrinsic motivation/extrinsic motivation〕

内発的動機づけとは、その行動自体が目的となっている動機づけのことであり、行動が完全に自律的に生じている状態とされる。一方で、外発的動機づけとは、外的な報酬や罰によって行動がもたらされている状態を指す。

二要因説

〔two-factor theory〕

シャクター（Schachter, S.）とシンガー（Singer, J. E.）によって提唱された感情生起についての考え方。同様の身体的変化が生じた場合においても、その原因をどのように解釈するかによって、生起する感情が異なるという実験結果をもとに、感情の生起には、身体的な変化とその原因の認知という2つの要因が必要であるとした。

認知行動科学

〔cognitive and behavioral science〕

主に認知心理学など、「心の働き」を脳や神経系によって支えられる情報処理ととらえ、刺激に対するヒトの反応から、内部の情報処理過程を理解しようとする学問。キー押し反応や選択行動など、能動的行動を反応と見なすことが多い。

認知行動療法

〔cognitive behavioral therapy〕

学習理論に基づく行動療法と情報処理理論に基づく認知的アプローチが融合した心理療法。1950 年代に学習理論の応用として開発された行動療法がその起源。1960・70 年代には、思考や信念といった認知的な媒介変数の修正に重点を置く認知療法や論理情動行動療法との統合が進み、認知行動療法という名称が誕生した。その後、認知の内容ではなくその機能の修正を重視する新たな流れが生まれている。

認知症

〔major neurocognitive disorder〕

通常の加齢から想定される以上の認知機能の低下がみられる脳疾患による症候群であり、通常は慢性あるいは進行性である。記憶、思考、見当識、理解、計算、学習能力、言語、判断など多数の高次脳機能の障害からなる。

認知バイアス

〔cognitive bias〕

仮説を裏付けるような情報ばかりを集め、それを否定するような情報を無視してしまう確証バイアスや、行為者の行動の原因をその人自身の能力や性格などに帰属しやすく、状況や環境など外的な要因を無視してしまう対応バイアスなど、情報処理や思考過程において生じる認知的な偏りのこと。

脳波（EEG）

〔electroencephalograph〕

神経細胞間の活動伝搬に伴い生じる電気活動の変化を、脳表面に装着した電極で捉えたものが脳波である。脳波は名前のとおり波を打つように周期的に活動が変化するが、覚醒度の上昇や睡眠深度に伴いそ

の周期が変化する。閉眼時や安静時にはα波（8-13 Hz）が出現し、睡眠深度が深まるとθ波（4-7 Hz）、δ波（0.5-3 Hz）に移行していく。

ハヴィガースト
〔Havighurst, Robert James 1900–1991〕
アメリカの教育学者。学びという観点からヒトの成長、発達を捉え直し、児童期以前から老年期までの生涯にわたる人生のそれぞれの時期に**発達課題**があり、それらに取り組むことによって発達が生じるとする独自の発達段階説を提唱した。

バーカー
〔Barker, Roger G. 1903–1990〕
「生態学的心理学」の項も参照のこと。**レヴィン**（Lewin, K.）の場理論の影響を受け、生態学的心理学を提唱した。バーカーの生態学的心理学では、ヒトの行動を理解するうえで、そのヒトを取り巻く環境を重視する。そのため、日常的環境においてヒトの行動を観察することで、環境と行動の関係について理解を深めようとする。

長谷川式簡易知能評価スケール（HDS）
〔Hasegawa's Dementia rating Scale〕
1974年に長谷川和夫らによって認知症高齢者をスクリーニングする目的で作成された。1991年に時代や文化に左右されない改訂版として、改訂長谷川式簡易知能評価スケール（HDS-R）が作成された。HDS-Rは、年齢、日時の見当識、場所の見当識、3つの言葉の記銘、計算、数字の逆唱、3つの言葉の遅延再生、5つの物品の記銘、言語の流暢性の9つの項目で構成される言語性の検査である。

パーソナリティ
〔personality〕
具体的な定義に関しては研究者間でさまざまな差異があるが、おおまかには、その人らしさを規定する思考・感情・行動の比較的安定した特徴のことを指す。なお、日本語では「人格」とも訳されるが、この人格という用語には「望ましい」というニュアンスがあるため、原語のpersonalityの訳語としては適切ではないという議論がある。そのため、近年はそのまま「パーソナリティ」と訳されることが多

い。

発達課題
〔developmental task〕
健康な発達を遂げるに当たって達成したり解決したりすることが必要な事柄のこと。多くの場合は発達段階の中に位置づけられ、次の発達段階に進むために求められる達成、解決すべき課題として記述される。代表的なものとして、**エリクソン**（Erikson, E. H.）や**ハヴィガースト**（Havighurst, R. J.）が提唱した発達理論がある。

発達段階
〔developmental stage〕
ヒトの発達過程をいくつかの時期、あるいは段階に区分したもの。発達にはあまり変化しない時期と急激に変化する時期があると仮定し、後者の時期で発達段階を区分することで発達の過程を捉えようとする。発達段階の理論にはヒトの発達全体について理論化したものや、認知や道徳性といった特定の心理機能や現象ついての発達を記述する理論がある。

発達の最近接領域
〔zone of proximal development〕
子どもが課題に取り組む時、自力では難しくても周囲からの助けを得たり仲間と協力したりすれば解決することができる課題の範囲。**ヴィゴツキー**（Vygotsky, L. S.）が提唱した概念であり、自力で解決可能な課題水準と周囲の援助や協力を得て解決可能な課題水準の差として定義される。教育、学習においてはこの範囲へ働きかけることが重要とされる。

ハーディネス
〔hardiness〕
高ストレス下で良好な健康を保っている人びとが持つ性格特性。コミットメント（周囲の人々や出来事に自分を関与させる傾向）、コントロール（出来事に影響を及ぼせると信じ行動する傾向）、チャレンジ（人生における変化を脅威でなく挑戦や成長の機会と捉える傾向）の3つの要素で構成されている。

バドリー
〔Baddeley, Alan 1934–〕
イギリスの心理学者。1974 年、ヒッチ（Hitch, G.）とともに、短期記憶が単なる静的な貯蔵庫ではなく、推論や学習、理解といった認知的活動に積極的に働きかける機能をもった記憶であるとする**ワーキングメモリ**モデルを提案した。2000 年には自身のモデルに新たなコンポーネントを加え、記憶研究に多大な影響を与えている。

パブロフ
〔Па́влов, Ива́н Петро́вич（英：Pavlov, Ivan Petrovich）1849–1936〕
ロシアの生理学者。主な研究関心は消化の生理学で、1904 年にはノーベル生理学賞・医学賞を受賞している。心理学分野では、犬の唾液分泌の条件反射に関する実験を行い、**古典的条件づけ**研究の礎を築いたことでよく知られている。

場理論
〔field theory〕
レヴィン（Lewin, K.）が提唱した理論。個人の行動は、その個人のみによって規定されるのではなく、個人をとりまく環境との相互作用の結果として生起する。レヴィンはこの場を生活空間（life space: LS）と呼び、個人の行動（B）は生活空間の関数として生起することを B = f（LS）と表した（同様に、行動は個人（P）と環境（E）の関数であることを B = f（P, E）と表現した）。

反対色説
〔opponent color theory〕
ヘリング（Hering, E.）による色覚に関する理論。3 つの対となる 6 色（赤 − 緑、青 − 黄、白 − 黒）から色覚が生じるとされる。3 色説と反対色説は神経機構の処理段階が異なっており、視細胞レベルでは 3 色説が、その後の神経処理段階では反対色説に相当する処理がなされることが明らかとなっており、これらは両立するものとされている。

バンデューラ
〔Bandura, Albert 1925–2021〕
カナダ・アメリカの心理学者。反社会的行動に関する研究から、**観察学習**の成立過程を明らかにし、自己効力やセルフコントロールなどの知見とともに社会的学習理論として体系化した。学習における、人の認知や社会関係、主体性の役割を重視した理論構築を行った。

反応形成
〔shaping〕
道具的条件づけにより、個体がもともとは行動のレパートリーとしてもっていなかった行動を獲得させる手続き。反応形成の過程においては、獲得を目指す行動がどのような細かい行動の連鎖で生じているかを分析し、緩い基準を設定して比較的とられやすい行動から順に強化していく逐次接近法が使われることが多い。

ピアジェ
〔Piaget, Jean 1896–1980〕
スイスの発達心理学者。特に乳児期から青年期までの認知発達について「シェマ」「同化」「調節」「均衡化」といった重要な概念を提唱して理論化し、さらに独自の**発達段階**理論を構築した。これらの理論はその後批判された点も多いが、発達心理学全体に大きな影響を与えており、心理学における基本的理論の 1 つとなっている。

ビッグ・ファイブ
〔Big Five〕
パーソナリティの個人差を表す主要な次元のモデル。研究者によってやや呼び方は異なるものの、一般的には、外向性、調和性、誠実性、神経症傾向、開放性の 5 つの因子から構成される。5 因子モデルとも呼ばれる。

ビネー
〔Binet, Alfred 1857–1911〕
フランスの心理学者。義務教育の進展に伴い、精神遅滞児への教育の対応方法を検討する必要があり、特に精神遅滞児の診断方法の確立という課題に取りくんだ。この目的の下で、シモン（Simon, D）と共に、現在も世界で広く使われている**知能検査**の原型を初めて作成し、1905 年に発表した。

不安症

〔anxiety disorder〕

不安と恐怖感情が過剰で日常生活に支障をきたす状態。不安は将来の脅威に対する予期であり、将来の危険に対処するための筋緊張と覚醒状態が生じる。恐怖は切迫していると感じる脅威に対する情動反応で、危険が差し迫っているという思考や闘争や逃走に必要な自律神経系の興奮が生じる。さらに細かい分類として、分離不安症、社交不安症、パニック症、全般不安症、限局性恐怖症などがある。

フィニアス・ゲージ

〔Phineas Gage 1823–1860〕

鉄道工事の現場作業員だった彼は、不運な爆発事故により前頭前野を損傷した。命を落とすことはなかったが、事故の後遺症により性格が一変し、粗暴で社会性を欠いた行動が目立つようになった。彼の症例により、前頭前野が感情の制御に重要な役割を担っていることが明らかとなった。

不適応

〔maladaptation〕

生体が社会的環境や自分自身の心的世界など何らかの状況に対してふさわしい感情反応や行動をとることができず、本人や周囲、社会に不利益が生じている状態。具体的には、苦痛を感じたり社会的生活や日常生活を送る上で支障が生じたりする。

ブリーフ・セラピー

〔brief therapy〕

催眠療法家のエリクソン（Erickson, M. H.）の考え方や技法から発展した治療法。さまざまなモデルがあるが共通して、①絶えず変化が起こっていると発想する、②環境との相互作用が問題の背景にあると捉える、③小さな変化が大きな変化を生み出すと捉える、④問題の「例外」に焦点をあてる、⑤一人ひとりの個性に合わせてセラピーが仕立てられる、⑥過去ではなく、現在・未来を志向する、という基本原則を有する。

プレグナンツの法則

〔Law of Prägnanz〕

プレグナンツの傾向、プレグナンツの原理とも呼ばれる。視野が全体として最も簡潔な、最も秩序あるまとまりをなそうとする傾向のこと。知覚体制化が簡潔・単純な方向に向かって起こる傾向のこと。

フロイト

〔Freud, Sigmund 1856–1939〕

オーストリアの精神科医。精神分析の創始者（第1章参照）。ヒステリーの患者の治療に関する研究から、人間には意識の奥底に自らも気付いていない無意識が存在すると主張し、独自の精神分析（第12・16章参照）、夢分析（第15章コラム参照）人格理論（第12章参照）、発達理論（第10章参照）などを体系化したことで有名である。

ベック

〔Beck, Aaron Temkin 1921–2021〕

うつ病に対する認知療法を発展させたアメリカの精神科医。精神分析療法を行っていたが、うつ病に関する研究を通して、体験する出来事に対する認知のあり方が抑うつ的な気分と深く関連していることを明らかにし、不適応的な認知を修正することにより症状の治療を行う認知療法を提唱した。ベック研究所を開設し、認知療法のセラピストとして指導的役割を果たす。

ヘルムホルツ

〔Helmholtz, Hermann Ludwig Ferdinand von 1821–1894〕

ドイツの生理学者、物理学者。その業績は多岐にわたる。エネルギー保存の法則の提唱者の1人であり、熱力学においてギブス・ヘルムホルツの式として知られるエンタルピーと自由エネルギーの関係式を実証した。生理学分野では、神経伝導の速度を測定するために反応時間の実験を行った。色覚の分野では、ヤング・ヘルムホルツの3色説を唱えた。聴覚では、内耳の仕組みについて研究し共鳴説を唱えた。

扁桃体

〔amygdala〕

側頭葉内部に位置し、アーモンドのような形状をした部位。さまざまな感情の処理や条件づけに関与す

る。中でも恐怖などの不快感情の処理に強く関わっているとされる。扁桃体を損傷すると、食べられないものを口にしたり、恐怖を適切に感じられなくなったりするなどのように、対象の評価に障害が生じることが知られている。

忘却
〔forgetting〕
記憶が消失、あるいは検索できなくなること。忘却は時間の経過によって生じるとする減衰説、類似した他の記憶の干渉によって生じるとする干渉説など、忘却は複数の原因によって生じると考えられている。

ボウルビィ
〔Bowlby, John 1907-1990〕
イギリス出身の心理学者、精神科医、精神分析家。子どもは、通常の社会的、情動的発達のためには、少なくとも1人の養育者と関係性を築く必要があるという**アタッチメント（愛着）**理論を提唱したことで有名である。そして、この理論に基づいて、4つのアタッチメント発達段階を想定した。

ポジティブ心理学
〔positive psychology〕
人間のポジティブな感情や特性、強みを科学的に検討し、それらを伸ばすことで、健やかで幸福な充実した人生を送れるようにすることを目指す心理学の動き。**セリグマン**（Seligman, M. E. P.）が、従来の心理学が病理や障害の検討に偏っていることを批判し、人間のポジティブな面にも注目すべきだと主張したことに始まる。楽観性、希望、幸福感などが研究されている。

マイクロカウンセリング
〔micro counseling〕
アイビー（Ivey, A. E.）が数多くの実証的研究に基づいて、カウンセリングや人間関係の中から取り出された12の技法を階層表として作り上げた、カウンセリング技法。カウンセリングや心理療法の領域に留まらず、あらゆる場面で人間関係の改善やコミュニケーションの促進に役立つものとして取り入れられている。

マズロー
〔Maslow, Abraham Harold 1908-1970〕
アメリカの心理学者で、人間性心理学を提唱した1人。人間の欲求を①生理的欲求、②安全欲求、③所属と愛の欲求、④承認欲求、⑤自己実現欲求に分類し、これらは階層構造を成すとした、**欲求階層説**を提唱した。

ミラー・ニューロン・システム
〔mirror neuron system〕
リゾラッティ（Rizzolatti, G.）の研究グループにより発見されたサルの運動野に位置するニューロン群であり、自身の行為遂行だけでなく他者の行為の観察においても発火する。他者の運動表象を共有することで共感に関与するとされており、人にも同様の機能を持つミラー・ニューロン・システムがあるとされている。

ミルグラム
〔Milgram, Stanley 1933-1984〕
アメリカの社会心理学者。**オルポート**（Allport, G. W.）や**アッシュ**（Asch, S. E.）に師事。有名な権威への服従に関する研究は、アッシュの同調の実験に基づいており、人は権威者から命令された場合、他の人に身体的苦痛を与えることを了承することを示した。この実験は研究倫理に関する議論を喚起した。

ミルグラム実験
〔Milgram experiment〕
個人が権威からの命令に従ってしまう傾向に関する**ミルグラム**（Milgram, S.）の実験。この実験では、教師役を務める実験参加者は、生徒役の他の実験参加者（実際はサクラ）に電気ショックを与えるよう実験者に指示された。65％の実験参加者は、生徒役が苦痛や抗議を示しても、（権威ある）実験者に完全に服従することが明らかにされた。

メタ認知
〔metacognition〕
自分自身や他者が行う認知的活動を対象とした認知のこと。下位分類として、「私は論理的思考が苦手

だ」のような知識を含むメタ認知的知識と、「この考え方でよいのか」といった認知状態に関するメタ認知的活動に分けられる。

面接法
〔interview method〕

面接法とは、面接者が対象者と対面して、両者の会話をとおしてデータを収集する手法である。面接法はその目的によって、臨床的面接と調査的面接に分類される。臨床的面接は語り手である対象者の生活や心の状態の改善を目的とした診断および治療・介入のためになされる面接のことをさす。一方、調査的面接では、何らかの現象を解明するために、研究データの収集を目的になされる。

メンデル
〔Mendel, Gregor Johann 1822-1884〕

メンデルはエンドウを人工的に交配させた実験から、親から子へ形質が継承される（つまり遺伝の）仕組みに関する法則を発見した（メンデルの法則）。その中には、遺伝する形質には顕性のものと潜性のものがあり、顕性の形質のみが表現型として出現するという顕性の法則がある。これらの法則を説明するために必要な遺伝子という概念を発見したことも、メンデルの大きな功績である。

燃え尽き症候群
〔burnout〕

仕事や生き方、対人関係などについて、最善であると考え献身的に努力してきたにもかかわらず、期待した結果が得られずに終わったことによって、疲弊や欲求不満が生じた状態。情緒的消耗感、脱人格化、個人的達成感の低下を特徴とする。ICD-10では「Z73 生活管理困難に関連する問題」の「重要な枯渇の状態」（Z73.0）に分類され、障害としてはみなされていない。DSM には記載されていない。

問題解決
〔problem solving〕

目標と現状が一致していない状況を問題とし、現状から目標に至る道筋が不明である場合に、手段を模索し、解決方法を発見する思考活動のこと。問題として、解決方法が一意に定まる良定義問題と、そう

でない不良定義問題がある。日常生活で遭遇する問題（資格試験に合格すること、など）の多くが不良定義問題である。

欲求
〔need〕

ある行動を引き起こす内的状態。渇き・空腹・睡眠などのように生存に不可欠で生得的に備わっている一次的欲求（生理的欲求）と、達成・親和などのように後天的に獲得された二次的欲求（社会的欲求）に分けられる。

欲求階層説
〔need-hierarchy theory〕

マズロー（Maslow, A. H.）によって提唱された考え方。人は自己実現に向かって成長していく存在であるという前提に立ち、人の欲求を①生理的欲求、②安全欲求、③所属と愛の欲求、④承認欲求、⑤自己実現欲求に分類した。これらは階層構造を成しており、より低次な欲求が満たされることで、高次な欲求が生まれるとされている。

両耳分離聴
〔dichotic listening〕

ステレオ・ヘッドフォンで左右の耳に異なる音声刺激（言葉）を同時に聞かせる実験。チェリー（Cherry, E. C.）とブロードベント（Bzroadbent, D. E.）がそれぞれ同時期に当該手法を用いた実験を行い、選択的注意研究の先駆けとなった。

臨床心理士
〔certified clinical psychologist〕

1988年にスタートした、日本における心理職の代表的な資格。文部科学省から認可を受けた公益財団法人日本臨床心理士資格認定協会が、試験および認定を行う民間資格であり、5年ごとの更新制度も設けられている。保健医療、福祉、教育、司法矯正など多岐にわたる領域で専門職として活躍している。

類型論
〔typology〕

多様な人々のパーソナリティを、いくつかの典型的な例にあてはめて分類することで、理解しようとす

る理論のこと。理解しやすい一方で、ある人の特徴がぴったり特定の類型にあてはまることは稀であり、多くの人にとっては、複数の類型の中間型や混合型が、その人のパーソナリティを一番良く言い表すことになる、といった欠点がある。

レヴィン
〔Lewin, Kurt 1890–1947〕

「場理論」の項も参照のこと。ドイツ、アメリカで活躍した心理学者。ヴェルトハイマー（Wertheimer, M.）やケーラー（Köhler, W.）らとともにゲシュタルト心理学を創始した。また、集団力学（グループ・ダイナミクス）の創立にも貢献し、社会心理学の基礎を築いた。

レジリエンス
〔resilience〕

困難で脅威的な状況に直面して一時的に心理的不健康の状態に陥っても、それを克服してうまく適応していく能力や過程、および適応の結果。精神的回復力、心の弾力性とも訳される。近年は誰にでも備わっている能力とみなされている。自尊心やポジティブ感情、ソーシャルサポート等によって高められる。

ロジャーズ
〔Rogers, Carl Ransom 1902–1987〕

アメリカの心理学者・心理臨床家で、クライエント中心療法の提唱者。人間には生まれつき自らを維持し強化し実現する傾向と力を備えていると考え、必要な環境が整っていれば、実現傾向に従って成長すると捉えた。カウンセリングにおいて、来談者を患者ではなくクライエントと称し、面接内容の記録や逐語化を行ったのもロジャーズが最初であり、心理療法研究の創設者の1人である。

ロールシャッハ・テスト
〔Rorschach test〕

スイスの精神医学者であるロールシャッハ（Rorschach, H.）によって考案された投影法に分類される心理検査の代表的な方法のひとつ。インクのしみが印刷された10枚の図版を1枚ずつ見せ、それぞれの図版が何に見えたか、その理由について答えてもらう手法である。その結果を分析することで、パーソナリティの特徴を理解し、症状や問題行動の原因や病態水準を明らかにしようとするもの。

ワーキングメモリ
〔working memory〕

推論や学習、理解といった認知的活動に積極的に働きかける機能をもった、短期的に保持された記憶のこと。**バドリー**（Baddeley, A.）が提唱したモデルは、音韻ループ、視空間スケッチパッド、エピソード・バッファからなる下位システムと、それらを制御する中央実行系によって構成される。

ワトソン
〔Watson, John Broadus 1878–1958〕

アメリカの心理学者。1913年に公刊された「行動主義者の見た心理学」という論文によって行動主義の考え方を広く知らしめた。不倫騒動がもとで1920年に大学の職を辞し、広告業界に移った。その後も心理学に関する著作を発表しており、『行動主義の心理学』『乳幼児の心理学的ケア』などを著した。

執筆者（続き）

執筆分担

野崎優樹　（のざき　ゆうき）　甲南大学文学部　講師………………………………第8章

橋本京子　（はしもと　きょうこ）　日本学術振興会（関西学院大学）………………………第13章

日道俊之　（ひみち　としゆき）　高知工科大学経済・マネジメント学群　講師………………第3章

古見文一　（ふるみ　ふみかず）　静岡大学学術院教育学領域　講師………………第11章、第11章コラム

増田知尋　（ますだ　ともひろ）　文教大学人間科学部　准教授………………第5章、第5章コラム

宮坂まみ　（みやさか　まみ）　名古屋産業大学現代ビジネス学部　特任講師………第12章、第12章コラム

●キーワード集は、本文との関連項目を全員で分担執筆した。

心理学と心理的支援
【新・社会福祉士シリーズ2】

2022（令和4）年2月28日　初　版1刷発行

編　者　岡田　斉・小山内秀和
発行者　鯉渕友南
発行所　株式会社　弘文堂　101-0062　東京都千代田区神田駿河台1の7
　　　　　　　　　　　　　TEL 03（3294）4801　振替 00120-6-53909
　　　　　　　　　　　　　https://www.koubundou.co.jp
装　丁　水木喜美男
印　刷　三美印刷
製　本　井上製本所

ISBN978-4-335-61207-7

新・社会福祉士シリーズ 全22巻

福祉臨床シリーズ編集委員会/編

2021年度からスタートした新たな教育カリキュラムに対応！

新・社会福祉士シリーズ 1
医学概論

シリーズの特徴

社会福祉士の新カリキュラムに合致した科目編成により、社会福祉問題の拡大に対応できるマンパワーの養成に貢献することを目標とするテキストです。

たえず変動し拡大する社会福祉の臨床現場の視点から、対人援助のあり方、地域福祉や社会福祉制度・政策までをトータルに把握し、それらの相互関連を描き出すことによって、社会福祉を学ぶ者が、社会福祉問題の全体関連性を理解できるようになることを意図しています。

◎＝精神保健福祉士と共通科目